# MENSCH

## 365 FRAGEN & ANTWORTEN
## ZU KÖRPER UND GEIST

P.M. Schneller schlau

# MENSCH

## 365 FRAGEN & ANTWORTEN ZU KÖRPER UND GEIST

# Bereit für 365 Abenteuer und spannende Fakten rund um den MENSCH?

Welche **BAHNBRECHENDEN ERFINDUNGEN** wurden von **KINDERN** gemacht?

S. 13

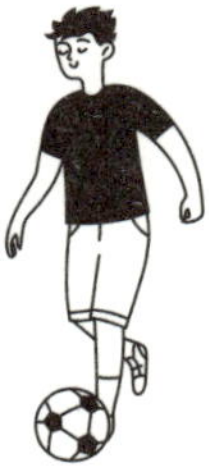

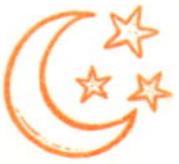

S. 136

Kann man in **TRÄUMEN WERBUNG** schalten?

Sollten wir mit Babys **»VERNÜNFTIG«** sprechen?

S. 64

S. 127

**WANN** ist man **ERWACHSEN?**

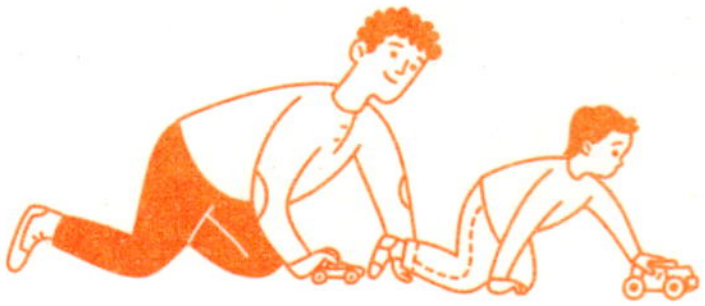

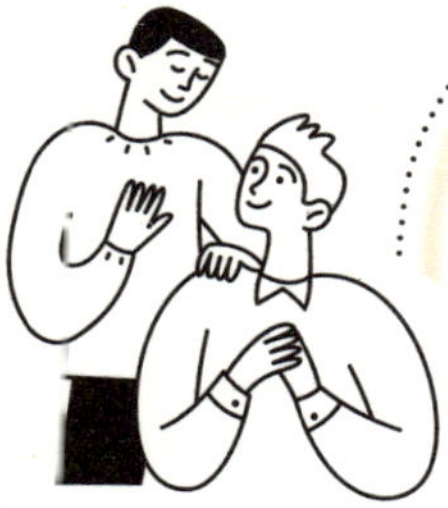

Welches **ZAUBERWORT** motiviert uns zu **GUTEN TATEN?**

S. 153

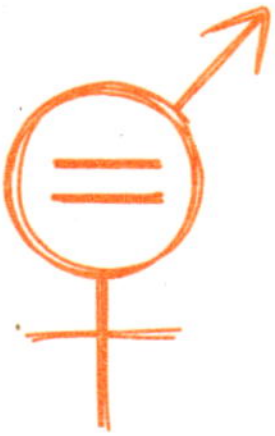

Leben **MÄNNER LÄNGER,** wenn Frauen **GLEICHBERECHTIGT** sind?

S. 200

Tötet zu viel **NÄHE** das **SEXUELLE VERLANGEN** in einer **BEZIEHUNG?**

S. 232

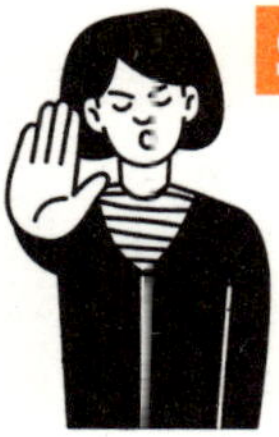

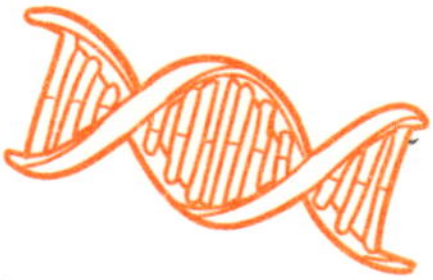

Ist die **ALZHEIMER-ERKRANKUNG** erblich?

S. 244

## 1 | Können SENIOREN noch ALLERGIEN ENTWICKELN?

**Vor 30 Jahren dachte man noch,** von Allergien seien vor allem Kinder und Jugendliche betroffen. Die Überreaktion des Immunsystems auf eigentlich harmlose Substanzen wie Pollen, Staub, Insektengifte oder Erdnüsse würde sich entweder früh im Leben entwickeln – oder gar nicht. Diese Fehleinschätzung lag vor allem darin begründet, dass Allergiesymptome sich nach der Pubertät meist bessern. Und dass neu auftretende Symptome bei älteren Patienten oft nicht als Allergie erkannt werden. In Wahrheit sind auch sie zunehmend betroffen. Handfeste Statistiken stehen zwar noch aus, aber eine Stiftung schätzt, dass inzwischen fast jeder zehnte über 65-Jährige in diesem Alter erstmals allergische Beschwerden hat. Der Grund ist unklar. Eine Hypothese besagt, dass Allergene aggressiver sind als früher und die wärmeren und längeren Sommer mehr Pollen durch die Luft fliegen lassen. Eine andere lautet, die Senioren zahlten den Preis dafür, dass in Industrieländern das Immunsystem der Menschen kaum mehr durch Parasiten oder Infektionen gefordert wird. Daher würden sie überempfindlich, zumal das Immunsystem sich mit dem Alter verändert.

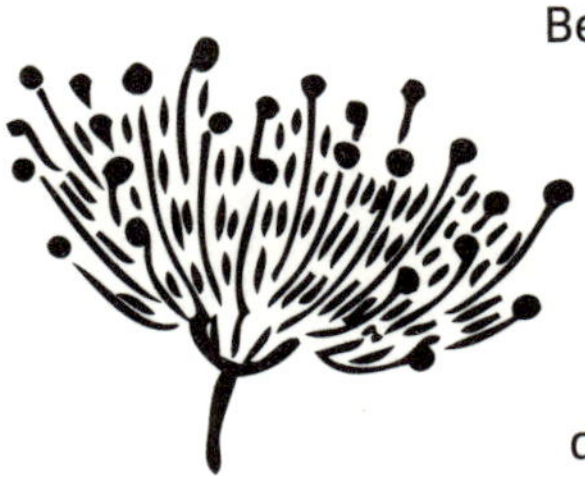

## 2 | Wie ÜBERLEBT man, wenn man im Winter AUF DEM EIS EINBRICHT?

**Manche Menschen können im Winter dem Reiz nicht widerstehen,** sich aufs Eis zu wagen. Aber was, wenn jemand einbricht? Wer stehen kann oder nah genug am Ufer ist, kann sich bis dort vorarbeiten, indem er den Eisrand mit kräftigen Schlägen immer weiter abbricht. Doch inmitten eines Sees stehen die Chancen schlecht. Zwar wird ein Mensch erst nach zehn bis vierzig Minuten ohnmächtig durch Unterkühlung, doch schon nach drei bis fünf Minuten setzt eine Lähmung der Muskeln ein. Dann können wir nichts mehr tun. Und anfangs haben wir womöglich noch rund eine Minute wegen des Kälteschocks verloren: Man atmet zu schnell und zu viel, das Herz rast, und es dauert eine Weile, bis der Körper zu einem Rettungsversuch in der Lage ist.

Experten für Survival-Training empfehlen, Ruhe zu bewahren und die Arme und so viel wie möglich vom Oberkörper auf die stabilste Seite des Eisrandes zu legen. Den Rest des Körpers sollte man möglichst flach ausrichten und dann mit kräftigen Beinschwüngen versuchen, sich aufs Eis zu katapultieren. Gelingt das, ist es gut, nicht gleich aufzustehen, sondern dorthin zu rollen, wo man festes Eis vermutet. Denn liegend verteilt man sein Gewicht über eine größere Fläche. Darum sollten auch Retter sich einem Eingebrochenen immer liegend nähern und ihm mit einem langen Stock oder Ähnlichem heraushelfen.

## 3 | Woran erkennt man EIN MELANOM?

**Je früher Hautkrebs entdeckt wird,** desto höher sind die Überlebensraten. Das gilt vor allem für den schwarzen Hautkrebs, das Melanom, an dem jedes Jahr in Deutschland mehr als 21 000 Menschen neu erkranken. Er ist der gefährlichste und tödlichste Hautkrebs und bildet vergleichsweise schnell Metastasen. Daher sollte man zum Hautarzt gehen, wenn plötzlich neue Muttermale auf der Haut auftreten. Oder wenn sich bei einem bereits bestehenden Muttermal die Form oder Farbe verändert, wenn es zu schuppen, bluten, nässen oder zu jucken beginnt. Der Dermatologe sieht sich den Hautfleck mit einem Auflichtmikroskop an, unter Umständen bringt eine Gewebeprobe (Biopsie) dann endgültig die Diagnose.

Vorbeugen können Menschen einem Melanom vor allem in den ersten Lebensjahren, Eltern sollten daher bei ihren Kindern vorsichtig sein, was den Aufenthalt in der Sonne angeht. Ein Zusammenhang zwischen Sonnenbränden vor dem 15. Lebensjahr und der Entstehung eines Melanoms gilt als gesichert. Auch später im Leben sollte man sich vor den schädigenden Sonnenstrahlen schützen. Studien haben inzwischen gezeigt, dass der konsequente Schutz die Anzahl der Melanomerkrankungen reduziert.

## 4 | Warum **WIEGEN** wir **MORGENS WENIGER** als **ABENDS**?

**Oft zeigt die Waage abends ein bis zwei Kilo mehr an als am Morgen.** Das kann frustrierend sein, aber: Meistens handelt es sich nur um Wasser im Gewebe. Das kann sich zum Beispiel in den Beinen einlagern, wenn man tagsüber zu lange gesessen hat. Aber auch nach dem Sport, denn nach straffem Training nimmt das Körpergewebe vermehrt Wasser auf, um die Glykogenspeicher in den Zellen wieder zu füllen, die uns Energie liefern. Auch Stress, Alkohol oder salziges Essen können Wasserpfunde produzieren. Und die gesunden Faserstoffe in Obst, Gemüse und Vollkornprodukten binden Flüssigkeit im Darm und produzieren so ebenfalls einige Hundert Gramm an Gewicht. Meist regelt sich der Flüssigkeitshaushalt über Nacht von allein. So schwitzen wir im Schlaf ordentlich, bis zum nächsten Morgen kann ein halber Liter davonfließen. Auch über die Atmung verlieren wir Wasser. Fazit: Wer sich nicht verunsichern lassen will, steigt idealerweise immer zur selben Tageszeit auf die Waage – am besten morgens und nur einmal wöchentlich.

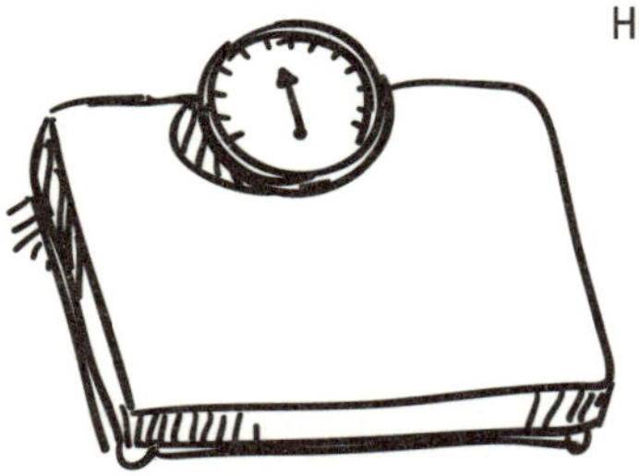

## 5 | Was macht ein **PSYCHO-ONKOLOGE**?

**Krebs gehört zu den häufigsten Todesursachen.** Aber selbst wenn die körperliche Krankheit überwunden werden kann, bleiben oft psychische Probleme. Experten des Deutschen Krebsforschungszentrums gehen davon aus, dass mehr als die Hälfte aller Krebspatienten durch Ängste und Sorgen eine hohe psychische Belastung hat. Daher begleiten Psycho-Onkologen Patienten und Angehörige während und nach der Krebstherapie. Meist handelt es sich um Psychologen, Mediziner, Pädagogen und Sozialarbeiter. Und weil sich Krebspatienten häufiger scheiden lassen als andere Menschen, geht es in den Gesprächen oft um Beziehungen. Denn oft haben die Angehörigen das Gefühl, sie müssten sich ständig kümmern und verausgaben sich. Oder sie haben Schwierigkeiten, die Veränderungen des Erkrankten zu akzeptieren. Viele Patienten wiederum setzen durch die Erfahrung andere Prioritäten oder neue Lebensziele. Experten raten, Paare sollten sich den Veränderungen stellen und auch über den Tod sprechen. Im Spruch »Geteiltes Leid ist halbes Leid« stecke viel Wahrheit.

## 6 | Kann man SEINER ANGST einfach DAVONLAUFEN?

**Schon seit Langem untersuchen Forscher,** wie Sport mit unserem Seelenleben zusammenhängt. Eine erste Meta-Studie, also eine Auswertung mehrerer Untersuchungen, aus den frühen 1990er-Jahren besagt: Schon 25 Minuten Sport können eine nachweisbare Wirkung haben. Unsere Angst nimmt ab. Mehr noch: Wer regelmäßig Sport treibt, leidet seltener unter Angstzuständen. Bewegungsmangel dagegen gilt in Sachen Angst als Risikofaktor. Manche Therapeuten empfehlen deshalb als Sofortmaßnahme gegen eine Panikattacke: Geh nach draußen und lauf, so schnell du kannst. Angst sei ein uraltes Überlebensprogramm und Flucht die natürliche Reaktion: Im Savannengras erscheint ein Löwe. Dem Raubtier entkommt, wer schneller läuft als der Langsamste in der Horde. Eine neue Meta-Analyse ergab jetzt, dass bereits ein gemäßigtes Training unsere Stimmung aufhellt. Wie alles in der Psychologie gilt auch diese Erkenntnis nur mit Einschränkung. Nicht jeder Sprint entspannt jeden in jeder Situation. Doch er hilft offenbar oft genug, um ihn im Alltag empfehlen zu können. Deshalb gilt: Ja, man kann seiner Angst davonlaufen. Zumindest kurzfristig.

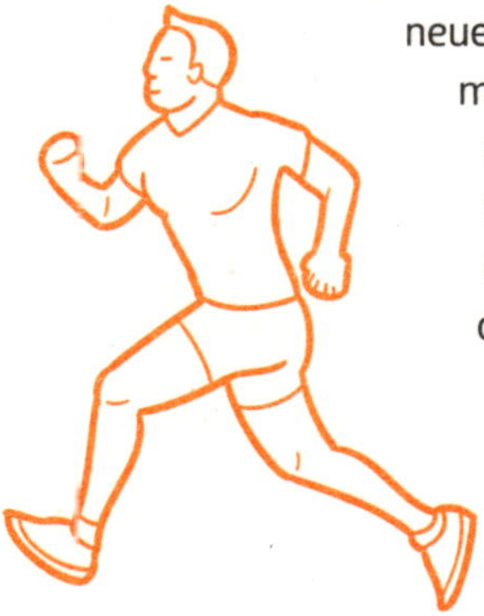

# 7 | Was BEREUEN wir am meisten?

»Nein, ich bereue nichts«, singt Edith Piaf, »Non, je ne regrette rien«. Leider ist nicht jeder Mensch so mit sich im Reinen wie die französische Sängerin: Da ist die große Reise, die nie angetreten wurde. Der heimlich geliebte Mensch, den man nie nach seinen Gefühlen gefragt hat. Bestimmte verpasste Gelegenheiten bereut man jedoch häufiger als andere, fanden US-amerikanische Forscher heraus: jene, die ganz persönliche Wünsche betreffen. Die Forscher untersuchten, wie Reue mit Selbstwahrnehmung zusammenhängt. Letztere wird durch drei Faktoren bestimmt: Das »Real-Selbst« beschreibt die aktuellen Lebensumstände. Das »Soll-Selbst« wird durch gesellschaftliche Erwartungen bestimmt, also die Wünsche anderer. Das »Ideal-Selbst« definiert sich völlig individuell darüber, welche Wünsche jeder Mensch selbst an das Leben hat. Reue entsteht demnach vor allem dann, wenn das Real-Selbst allzu stark vom Ideal-Selbst abweicht – und seltener, wenn es nicht mit dem Soll-Selbst übereinstimmt. Außerdem verarbeiten Menschen eine verpasste Chance besser, wenn ihre gesellschaftlichen Pflichten betroffen waren. Hat man aber einen persönlichen Traum verfliegen oder eine große Liebe gehen lassen, nagt die Reue viel tiefer und länger.

## 8 | Wissen die Nutzer, wie stark **ALEXA** und **SIRI** in ihre **PRIVATSPHÄRE EINGREIFEN**?

**Viele Nutzer haben in Sachen Privatsphäre längst kapituliert.** Einerseits habe man »nichts zu verbergen«, andererseits wüssten die großen Firmen eh über alles Bescheid. So gut wie niemand löscht seine Aufnahmen oder nutzt »Mute«, die Stumm-Funktion.

Wer einen »Smart Speaker« besitzt, kann seinen Computer per Sprache steuern. Das hat aber einen Haken: Der digitale Hausgeist arbeitet in Wahrheit für andere. Die Ohren von Alexa (Amazon), Google Assistant und Siri (Apple) sind permanent auf Empfang, wenn man sie nicht ausstellt. Manche Gespräche werden dann auch von Angestellten der Konzerne mitgehört. Amazon zum Beispiel analysiert anhand der Aufnahmen den Gesundheitszustand und die emotionale Befindlichkeit seiner Kunden. Immerhin: Man kann das Mikrofon per Knopf ausschalten und mitgeschnittene Dialoge auf Wunsch löschen. Doch wie gut wissen Nutzer über all das Bescheid? Forscher fanden heraus: Die Nutzer denken: Bei Alexa drückt man keine Knöpfe, man spricht mit ihr. Daher sollte man künftig auch den Ausknopf der intelligenten Lautsprecher per Sprachbefehl bedienen können. Das wäre ein erster Schritt zu mehr Privatsphäre.

## 9 | Gelingen **ENTSCHEIDUNGEN** besser, wenn man **WENIGER WEISS**?

**Wer viel weiß, kann gut entscheiden.** Wer wenig weiß, fragt lieber Experten. Trotzdem gibt es Fälle, in denen weniger Information von Vorteil sein kann. Etwa bei folgender Frage, einem Klassiker der psychologischen Forschung aus dem Jahr 2002: »Welche Stadt hat mehr Einwohner – San Diego oder San Antonio?« Alle befragten Deutschen tippten auf San Diego, denn davon hatten sie schon einmal gehört, von San Antonio aber nicht. Psychologen nennen das eine »Rekognitionsheuristik«: Man entscheidet sich für das, was man kennt. Das Unbekannte ignoriert man. Zugegeben: Die Studie ist nicht neu – mittlerweile hat San Antonio etwas mehr Einwohner als San Diego. Dennoch ist die Heuristik eine sinnvolle Faustregel: Von der größeren Stadt hat man mit höherer Wahrscheinlichkeit schon etwas erfahren. Dass man etwas nicht kennt, macht die Entscheidung also einfacher – und manchmal sogar richtiger. Das gilt übrigens auch bei Aktiengeschäften: Studien haben gezeigt, dass Laien, die einfach auf Firmen setzen, die sie kennen, oft besser liegen als Börsenfachleute. Aber dieses Glück hat man natürlich nicht immer.

## 10 | Wen machen **KINDER** glücklicher – die **MUTTER** oder den **VATER**?

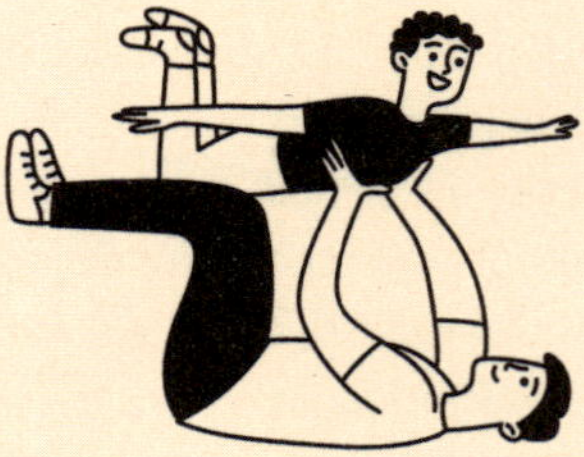

**Das ist eine gemeine Frage.** Dennoch hat sie ein Team von Glücksforschern genauer untersucht. Drei Studien mit insgesamt rund 18 000 Teilnehmern ergaben: Väter sind zufriedener und fühlen sich mit anderen Menschen stärker verbunden und sind seltener deprimiert als gleichaltrige Männer ohne Kinder. Bei den Müttern jedoch blieben diese Effekte aus. Sie berichteten sogar häufiger von depressiven Symptomen als kinderlose Frauen. Auch die im Alltag mit Kindern verbrachte Zeit scheint unterschiedlich erlebt zu werden. Zwar behaupten beide Elterngruppen, durch die Stunden mit dem Nachwuchs glücklicher zu werden. Bei den Männern fiel der Effekt jedoch stärker aus als bei den Frauen. Warum diese Geschlechterunterschiede? Die Forscher vermuten: weil die Väter mit den Kindern in erster Linie spielen und einfach eine gute Zeit haben – während die anstrengenden Aspekte eher an den Müttern hängen bleiben.

Daraus kann man mindestens zwei Lehren ziehen. Erstens: Die Rollenverteilung bei der Erziehung lässt zu wünschen übrig. Zweitens: Alle Eltern sollten mehr mit ihren Kindern spielen – sie tun sich selbst einen Gefallen damit.

# 11 | Welche BAHNBRECHENDEN ERFINDUNGEN wurden von KINDERN gemacht?

Auch Kinder und Jugendliche können die Welt verändern. Louis Braille beispielsweise war drei Jahre alt, als sich seine Augen unheilbar entzündeten. In Frankreich gab es Anfang des 19. Jahrhunderts die einzige Schule für blinde Kinder weltweit, wo Louis mit elf die komplizierte »Nachtschrift« kennenlernte. Mit 15 Jahren erfand er 1824 die bis heute verwendete Brailleschrift. Weniger menschenfreundlich war die Erfindung des kleinen Samuel Colt, der sich schon früh für allerlei Feuerzauber interessierte; angeblich fackelte er dabei beinahe seine Schule ab. Bereits 1830, als 16-Jähriger, hatte er das Design für seinen Revolver in der Tasche und baute mithilfe seines Vaters Prototypen. Bis heute haben sich 30 Millionen Colt-Feuerwaffen verkauft.

Frank Epperson hatte im Alter von elf Jahren Dringenderes zu tun als aufzuräumen. So ließ er eines Abends im Jahr 1905 seine Limonade samt Löffel im Freien stehen. Über Nacht gefror die Limo zu Eis. Einige Jahre später sorgte er beim örtlichen Feuerwehrball für die Verpflegung und servierte eine ähnliche Kreation als Dessert. Die Gäste waren begeistert, und Epperson machte daraus ein Business, mit Eisstielen aus Birkenholz. Aus »Eppsicle Ice Pop« wurde später »Popsicle« – heute eine der bekanntesten Lebensmittelmarken der USA.

Der 15-jährige Joseph Bombardier entwickelte 1922 das Schneemobil, die 16-jährigen Schüler Jerry Siegel und Joe Shuster ersannen 1930 Geschichten von einem gewissen Superman, und die Erfinder von Rap und Hip-Hop, Kool Herc und Grand Wizard Theodore, waren 17 und 12 Jahre alt, als sie in den 1970er-Jahren ihre neuen Sounds und Moves präsentierten.

## 12 | Kann man die **SEELE WIEGEN?**

**Das wollte der amerikanische Arzt Duncan MacDougall** auch herausfinden. Also stellte er vor mehr als 100 Jahren das Krankenbett von sechs Menschen auf eine Waage und registrierte kurz vor und nach deren Tod das Gesamtgewicht. Das Ergebnis: Sie hatten im Schnitt 21 Gramm Gewicht verloren. Der kleinste Unterschied lag bei 8 Gramm, der größte bei 35 Gramm. Das also musste das Gewicht der Seele sein, schlussfolgerte MacDougall. Dann machte er einen brutalen Schritt: Er tötete 15 Hunde und wog sie. Allerdings hatte ihr Gewicht nach dem Tod nicht abgenommen – woraus er schloss, dass Tiere keine Seele haben. An dem Versuch, die fliehende Seele des Menschen auf Röntgenbilder zu bannen, scheiterte MacDougall allerdings. Und plötzlich starb er selbst, mit nur 54 Jahren. Natürlich war seine These, dass die Seele aus Materie bestehe, sehr umstritten. Und seine sehr ungenaue Messmethode wurde auch schon bald als unwissenschaftlich abgetan. Dennoch wird die Geschichte über das Gewicht der Seele bis heute erzählt. 2003 drehte der Regisseur Alejandro González Iñárritu einen Film, in dem es um Schuld und Schicksal geht. Ein Mann erhält das Herz eines Toten und verliebt sich in dessen Ehefrau. Der Film heißt »21 Gramm«.

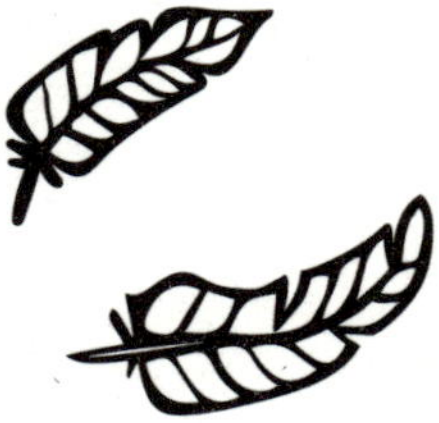

## 13 | Wie kann man **MIT SODBRENNEN** gut schlafen?

**Oft löst zu viel Essen auf einmal Sodbrennen aus.** Dabei breitet sich ein scharfer, säuerlicher Geschmack von der Kehle her im Mund aus, manche spüren auch Schmerzen hinter dem Brustbein oder im Oberbauch. Sodbrennen entsteht, weil Essen, das bereits im Magen war, wieder zurück in die Speiseröhre oder sogar in den Mund gelangt. Der scharfe Geschmack stammt vom Magensaft, einer starken Säure, die das Essen zersetzt. Nur die Magenschleimhaut ist dagegen unempfindlich, die Schleimhäute in der Speiseröhre oder im Mund werden dagegen davon gereizt. Ein Schließmuskel zwischen Speiseröhre und Magen verhindert, dass Essen den Magen wieder in Richtung Speiseröhre verlässt. Ist der Magen voll oder der Muskel zu schwach, kann es passieren, dass er dem Druck der Bauchmuskeln nicht mehr standhält und einen Teil des

Mageninhalts durchlässt: Sodbrennen entsteht. Wenn man deswegen nicht schlafen kann, hilft es mitunter, sich auf die linke Seite zu legen. Denn die Speiseröhre mündet eher rechts oben in den Magen. Liegt man auf der linken Seite, rutscht auch der Mageninhalt nach links und damit weg vom überforderten Schließmuskel. Er wird auf diese Weise entlastet, was das Sodbrennen stoppen kann.

## 14 | Woran erkennt man EINE WUNDROSE?

**Meist beginnt es mit einer kleinen Verletzung der Haut.** Über sie dringen Bakterien in den Körper und breiten sich über die Lymphspalten im Gewebe aus. Die Haut rötet sich und schwillt an, dazu kommt Fieber mit Schüttelfrost. Eine Wundrose hat sich gebildet, und man sollte schnell zum Arzt gehen. Auslöser für die Wundrose sind meist Streptokokken der Gruppe A, seltener auch Staphylokokken. Erkrankungen wie Fußpilz, Durchblutungsstörungen und Diabetes mellitus begünstigen eine Wundrose, manchmal auch Erysipel genannt. Oft tritt sie nach kleinen Operationen auf. Betroffen sind Menschen jeden Lebensalters. Doch die Infektion kann mit Infusionen behandelt werden, manchmal auch mit Antibiotika wie Erythromycin oder Clindamycin, meist im Krankenhaus. Wird die Wundrose nicht früh erkannt, kann es zu einer Blutvergiftung, einer Nierenentzündung und im Falle einer Wundrose im Gesicht auch zu einer gefährlichen Thrombose der Hirnvenen kommen.

## 15 | Mit WELCHER FLÜSSIGKEIT soll man TABLETTEN EINNEHMEN?

**Wer regelmäßig Tabletten schlucken muss,** sollte dabei auf die Flüssigkeit achten. Denn manche Getränke können die Wirkung der Medikamente verstärken oder abschwächen. So können die in Milchprodukten enthaltenen Kalziumionen die Aufnahme bestimmter Arzneistoffe vermindern. Bisphosphonate, die bei Osteoporose verschrieben werden, gehören dazu, ebenso bestimmte Antibiotika. Daher sollten zwischen der Einnahme dieser

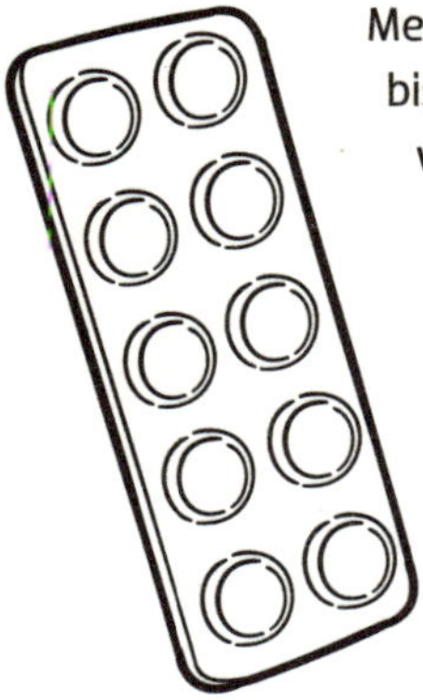

Medikamente und dem Konsum von Milchprodukten zwei bis drei Stunden Zeit liegen. Ähnliches gilt für Mineralwasser mit hohem Kalziumgehalt. Manche Getränke nehmen auch Einfluss auf den Darm und die Leber. Dort werden Arzneimittel vor allem verstoffwechselt, das Enzymsystem Cytochrom P450 spielt dabei eine wichtige Rolle. So hemmen Inhaltsstoffe der Grapefruit Teile dieses Enzymsystems. Die Arzneimittel werden langsamer abgebaut, und Nebenwirkungen treten öfter auf. Dazu gehören Cholesterinsenker, Blutdruckmittel und Mittel, die das Immunsystem unterdrücken sollen. Patienten, die solche Medikamente einnehmen, sollten auf Grapefruit und Grapefruitsaft ganz verzichten. Am besten ist es, Tabletten mit Leitungswasser zu nehmen, einem vollen Glas. Dann müssen sich die Betroffenen keine Sorgen um Wechselwirkungen machen.

## 16 | Wo bleibt DAS FETT aus DER FETTCREME?

**Wenn wir davon sprechen, dass ein Pflegeprodukt in die Haut »einzieht«,** dann stimmt das nur zum Teil. Eine Körpercreme ist ein Fett-Wasser-Gemisch. Die Wasseranteile und alles, was in ihnen gelöst ist, werden bereits von der obersten Hautschicht abgewiesen. Lediglich das Verdunsten der Feuchtigkeit vermittelt uns das Gefühl, dass die Körperpflege einzieht. Die Fettbestandteile passieren die oberste Hautschicht und bilden darunter eine Barriere. So trocknet die Haut nicht mehr aus. Aber auch das spielt sich im Zehntelmillimeter-Bereich ab. Schon beim nächsten Waschen oder wenn sich die Zellen erneuern, wird das Fett aus der Creme wieder an die Oberfläche befördert. Nur wenige Cremezusätze dringen durch ihre besonders kleinen Moleküle noch tiefer in die Haut ein. Das ist etwa bei Urea (Harnstoff) der Fall und bei bestimmten Schmerzcremes. Kosmetika, die in den Körper hineinwirken, sind gesetzlich auch gar nicht zulässig – das würde sie zu Arzneimitteln machen.

## 17 | Lebt man länger, wenn man **IMMER ZUM SELBEN ARZT** geht?

**Das vertraute Gesicht des Arztes kann unser Leben verlängern:** Das zeigte eine Studie, für die 22 Einzelstudien aus neun verschiedenen Ländern ausgewertet wurden – den USA, Kanada, England, Frankreich, Kroatien, den Niederlanden, Südkorea, Israel und Taiwan. Die Untersuchungen beschäftigten sich zum Beispiel mit Herz-, Darm- oder Diabetespatienten. Dabei stellte sich heraus: Wer über Jahre oder Jahrzehnte zum selben Arzt geht, lebt statistisch gesehen länger. Nicht nur, weil der Arzt den Patienten besser kennt – er oder sie nimmt auch die Medikamente eher wie vorgeschrieben ein, lässt sich regelmäßig impfen, geht zu Frühuntersuchungen und hört generell auf ärztliche Ratschläge. Er redet er offener und gibt mehr Informationen preis, sodass der Arzt mit maßgeschneiderten Behandlungsplänen reagieren kann. Der lebensverlängernde Effekt gilt übrigens auch in Bezug auf Spezialisten wie Psychiater, Orthopäden oder Chirurgen. Wie viele Jahre genau uns ein vertrauter Arzt schenken kann, ist aber nicht präzise zu benennen.

## 18 | Kann man **DAS AUSSEHEN** an den **GENEN** ablesen?

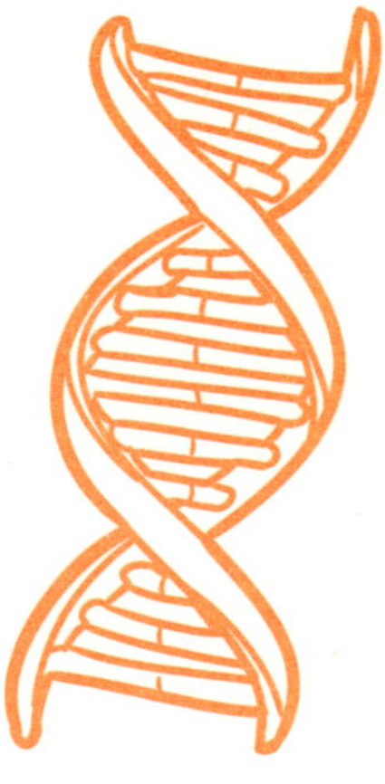

**Ein Haar, ein Blutstropfen könnte künftig genügen,** um ein Phantombild zu erstellen. Genetiker wollen nämlich aus dem Erbgut eines Menschen sein Aussehen ablesen. Die Farbe von Augen, Haut und Haaren zum Beispiel ist in unseren Genen gespeichert, auch viele andere körperliche Merkmale. Ob jemand blaue oder braune Augen, rote oder schwarze Haare hat, kann inzwischen recht gut mit einem DNA-Test herausgefunden werden. Bei blonden und braunhaarigen Menschen ist das schwieriger, schließlich bekommen viele blonde Kinder als Erwachsene braune Haare. Dafür können Genetiker fünf Gruppen unterschiedlich heller Hautfarben voneinander unterscheiden. Selbst ein Gen, das den Augenabstand verringert, wurde gefunden. Allerdings machte es unter den mehr als 10 000 untersuchten Menschen nur einen Unterschied von ein bis zwei Millimetern aus, der Augenabstand aller Probanden variierte aber insgesamt um mehr als zwei Zentimeter. Das heißt, mehrere Gene nehmen Einfluss auf den Abstand der Augen. Daher wird es wohl noch einige Zeit dauern, bis wir ein echtes Phantombild aus DNA ableiten können.

## 19 | Wann machen die AUTOFAHRER die meisten FEHLER?

**Rund 2,5 Millionen Unfälle auf Deutschlands Straßen** wurden im Jahr 2024 registriert. Doch wann passieren eigentlich die meisten Fehler im Straßenverkehr? Darauf gibt es drei Antworten, zwei davon sind relativ banal: Die meisten Fehler passieren natürlich, wenn die meisten Fahrer auf den Straßen sind – also während der Rushhour. Zweitens: Viele schwere Unfälle ereignen sich sehr früh am Morgen, wenn übermüdete Schichtarbeiter auf dem Weg nach Hause sind. Die dritte Antwort hat etwas mit unserer inneren Uhr zu tun. Die steuert in einem rund 24-stündigen Zyklus das Auf und Ab unserer Hormone. Im Zusammenspiel mit der natürlichen Ermüdungskurve im Tagesverlauf führt sie auch zum »Suppenkoma«, einer enormen Müdigkeit nach dem Mittagessen, also etwa zwischen 14 und 16 Uhr. Was man dagegen tun kann, zeigt eine Studie aus Italien: Streifenpolizisten, die vor ihrer Nachmittagsschicht ein kurzes Schläfchen hielten, waren im Schnitt in 48 Prozent weniger Verkehrsunfälle verwickelt als ihre Kollegen. Ein britischer Schlafforscher bezeichnet einen solchen kurzen »Nap« gar als »einzige sichere Gegenmaßnahme« gegen Fehler im Straßenverkehr durch Müdigkeit.

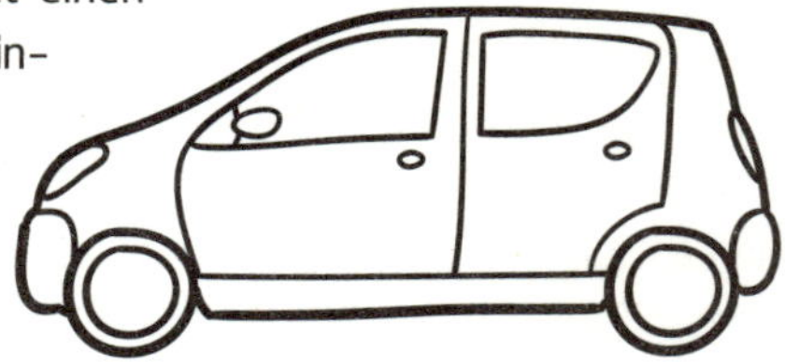

## 20 | Sind **PROAKTIVE ANGESTELLTE** glücklicher?

**Bei der Arbeit kann man sich, grob gesagt, auf zweierlei Art verhalten.** Entweder man macht einfach nur seinen Job oder man entwickelt eigene Ideen, handelt also »proaktiv«. Ob es gut ist, Initiative zu zeigen, haben Psychologen immer wieder untersucht. Dabei kam heraus, dass proaktive Mitarbeiter von ihren Vorgesetzten als besonders wertvoll eingeschätzt und schneller befördert werden. Sie haben insgesamt mehr Erfolg im Beruf. Aber macht eine solche Haltung auch glücklich? Forscher aus Australien fanden jetzt heraus: Proaktives Verhalten scheint uns in zweifacher Weise zu beeinflussen. Zum einen fühlen wir uns damit lebendiger und kompetenter. Das macht glücklich. Doch womöglich gehen die eigenen Projekte ja schief, und man bekommt Ärger. Die Folge: Proaktive Menschen haben manchmal Probleme, nach Feierabend abzuschalten. Sie nehmen ihre Sorgen mit ins Bett und schlafen schlechter. Das macht unglücklich. Aber welcher der beiden Effekte überwiegt? Ganz einfach: Es kommt auf den Chef oder die Chefin an. Neigt der Boss dazu, einem für Fehler die Schuld zu geben, gewinnen die Sorgen. Hat man einen Boss, der Fehler akzeptiert, siegt die proaktive Seite.

## 21 | Warum geht es uns **PSYCHISCH BESSER**, wenn wir **SPORT** treiben?

**Dass Sport gut für die Seele ist, weiß man schon länger.** Doch wie genau funktioniert die psychische Heilkraft der Bewegung? Das haben jetzt Wissenschaftler in einer kleinen Studie erforscht. Sie verfolgten den Alltag von 76 Studienteilnehmern über einen Zeitraum von etwa zwei Wochen. Diese füllten dabei mehrmals täglich einen Fragebogen aus. So stellte sich ein interessanter Zusammenhang heraus: Bei Leuten, die regelmäßig Sport trieben, verflogen Momente der Angst deutlich schneller als bei jenen, die sich von körperlicher Anstrengung fernhielten. Anders gesagt: Dass sportlich aktive Menschen im Durchschnitt besser drauf sind, liegt nicht daran, dass sie seltener Angst

haben oder dass ihre Ängste kleiner wären. Sondern daran, dass ihre Ängste weniger zäh sind. Wer regelmäßig Sport treibt, dürfte also »besser darin sein, negative Emotionen zu verarbeiten«, schreiben die Autoren der Studie.

## 22 | Wäre es SINNVOLL FÜR FRAUEN, mehrere Ehemänner GLEICHZEITIG zu haben?

**In Deutschland und anderen westlichen Ländern** darf man höchstens mit einem Menschen zugleich verheiratet sein. Doch es gibt viele Länder, in denen Männer mehrere Ehefrauen haben dürfen – und andersherum: In über 50 Kulturen haben Frauen mehrere Ehemänner gleichzeitig. Mehr als 20 Jahre lang untersuchte eine Forscherin Ehen, Scheidungen, Sterbe- und Geburtenraten beim Volk der Pimbwe in Tansania. Die Zahlen offenbarten Erstaunliches: Wenn Pimbwe-Frauen in ihrem Leben mit vielen Männern verheiratet sind, haben sie statistisch gesehen auch mehr Kinder, die bis ins Erwachsenenalter überleben und ihre Mutter im Alter unterstützen können. Die Mehrfachheirat kann also dort eine gute Strategie für Frauen darstellen, wo harte Bedingungen herrschen und die wirtschaftliche Produktivität und Gesundheit von Männern stark schwankt. Denn wenn zwei Männer ausfallen, hat man immer noch einen dritten, der einen unterstützen kann. Evolutionsforscher waren bisher davon ausgegangen, dass die Vielehe eher eine Strategie für Männer darstellt, die ihre Gene an möglichst viele Nachkommen weitergeben wollen.

## 23 | Ist SCHMOLLEN ein Zeichen von MANGELNDEM SELBSTVERTRAUEN?

**Stellen wir uns mal Anna und Lisa vor:** Wenn Anna ein Problem hat, sagt sie ihrem Freund: »Ich hab ein Problem, kannst du mir helfen?« Ihr Freund nickt und hilft. Wenn Lisa dagegen ein Problem hat, jammert sie vor sich hin oder schmollt und sitzt stumm in der Ecke. Sie möchte, dass ihr Freund zu ihr kommt und fragt: »Kann ich dir helfen?« Psychologen bezeichnen diese Strategie als »indirekte Hilfesuche«. Sie funktioniert nicht besonders gut. Lisas

Freund macht nämlich oft gar nicht das, was sie will. Er sagt, sie soll sich nicht so anstellen, oder geht genervt seinen Hobbys nach. Doch warum wählt Lisa eine offenbar schlechte Strategie? Die These von Psychologen: Lisa hat ein niedriges Selbstwertgefühl. Sie fürchtet: »Wenn ich um Hilfe bitte, werde ich zurückgewiesen.« Die Forscher baten 100 Paare ins Labor, ließen sie Fragebögen ausfüllen und danach sieben Minuten lang über ein Problem diskutieren. Es zeigte sich: In der Tat wählten Teilnehmer mit schwachem Selbstwertgefühl häufig die Lisa-Strategie, und die Hilfe des Partners blieb oft aus. Indirekte Hilfesuche unterminiert also genau jene Wertschätzung durch andere, nach der sich Menschen mit schwachem Selbstwertgefühl sehnen.

## 24 | Wie rede ich Menschen mit **DIVERSEM GESCHLECHT** korrekt an?

**Das Bundesverfassungsgericht** hatte 2017 entschieden, dass Intersexuelle das Recht auf einen »positiven Geschlechtseintrag« haben. Seit Dezember 2018 ist es möglich, das Geschlecht als »divers« eintragen zu lassen. Seitdem gibt es in amtlichen Dokumenten neben dem »m« und »w« als dritte Möglichkeit das »d« für divers – ebenso in vielen Stellenanzeigen. Für die korrekte sprachliche und schriftliche Ansprache gibt es aber noch kein verbindliches Regelwerk. Einige Städte und Behörden haben dennoch bereits Anweisungen erlassen oder lehnen solche Differenzierungen auch offiziell ab. Hier einige der Vorschläge, die im Umlauf sind: Danach müssen zwischen die weibliche und männliche Endung der Gendergap (_) oder das Gendersternchen (*) gesetzt werden. Die schriftliche Ansprache als Herr oder Frau lässt sich durch den Vornamen vermeiden: »Sehr geehrte*r Chris Müller«.

Schwieriger ist die mündliche Anrede. Bei einer Gruppe lässt sich das »Liebe Kolleginnen und Kollegen« durch »Liebes Team« oder »Liebe Mitarbeitende« ersetzen. Bei Einzelnen empfiehlt sich der menschlichste aller Wege: einfach höflich fragen, wie ein diverser Mitmensch angesprochen werden will.

# 25 | Gibt es GERÜCHE, die für manche Menschen NICHT WAHRNEHMBAR sind?

Dass Menschen bestimmte Dinge nicht riechen können, ist normal. Viele Tiere tragen mehr als 1000 Riechgene im Erbgut, Mäuse können sogar Sauerstoff riechen. Der Mensch ist da mit 350 Riechgenen eher schlecht ausgestattet. Auch Defekte in diesem Bereich der DNA kommen häufig vor. Der Mechanismus des Riechens funktioniert im besten Fall über etwa 350 Typen von Geruchssensoren, die von Duftmolekülen aktiviert werden. Ein intensiver Duft kann bis zu 150 verschiedene Reize ausüben. Wenn einige der Sensoren durch Gendefekte fehlen, verändert sich bereits das Sinneserlebnis. So können etwa fünf Prozent der Menschen den Duft von Vanille nicht wahrnehmen. Geruchsblinde Menschen können bestimmte Duftstoffgruppen gar nicht erkennen. Mediziner bezeichnen das als Anosmie. Mehr als ein Fünftel der Bevölkerung riecht keinen Urin, kein Malz oder kein Sperma. Auch der Parfümduft Moschus wird von sieben Prozent der Europäer nicht erkannt. Nur eingeschränkt riechen zu können stellt für Menschen nicht unbedingt einen Nachteil dar. Aber wenn sich der bisherige Geruchssinn verschlechtert, kann das ein Anzeichen für eine Krankheit sein.

## 26 | Kann man ein SCHLECHTES GEFÜHL bei einem GERUCH wegtrainieren?

**Die Gerüche von Weihrauch, neuen Lederbezügen im Auto,** frischer Farbe oder einem Kaminfeuer werden von Menschen ganz unterschiedlich interpretiert. Ob wir sie mögen oder nicht, hat sehr viel mit unserer Psyche zu tun. Denn wenn wir etwas riechen, machen wir einen Ausflug in unsere Erinnerungen. Dann wird eine Verknüpfung aus der persönlichen Duftbibliothek abgerufen. Manchmal quält uns ein Geruch geradezu, weil wir ein schlechtes Erlebnis damit verbinden. Experten empfehlen dann, sich dem Geruch bewusst auszusetzen, so lässt der schlechte Eindruck vielleicht im Laufe der Zeit nach. Aber einfach ist das nicht. Denn wir können nicht alle Assoziationen bestimmen. Einige Gerüche setzen automatisch Alarmmechanismen in Gang, damit wir uns zum Beispiel vor verdorbenem Essen ekeln. Und unser Geruchssinn prägt sich früh aus. Ab der 27. Schwangerschaftswoche hat sich das Riechsystem voll ausgebildet, und der Embryo riecht dann bei seiner Mutter mit. Darum empfinden manche Kleinkinder kräftige Aromen wie Knoblauch oder Anis als angenehm.

## 27 | Sind Getränke aus PET-FLASCHEN ungesund?

**Wer schon einmal aus einer Plastikflasche getrunken hat,** die längere Zeit herumstand, kennt das: Das Wasser schmeckt ein wenig süßlich – als hätten sich Chemikalien aus dem Plastik gelöst. Kann man es noch trinken? Chemiker sagen: Ja. Denn der Kunststoff PET verursacht zwar Rückstände, aber nur in so geringen Mengen, dass sie nicht bedenklich sind. PET, kurz für Polyethylenterephthalat, ist stabil, undurchlässig für Flüssigkeiten und Gase und lässt sich vergleichsweise gut recyceln. Etwa 15 Prozent aller Kunststoffverpackungen in Deutschland bestehen aus PET, 60 Prozent davon sind Flaschen.

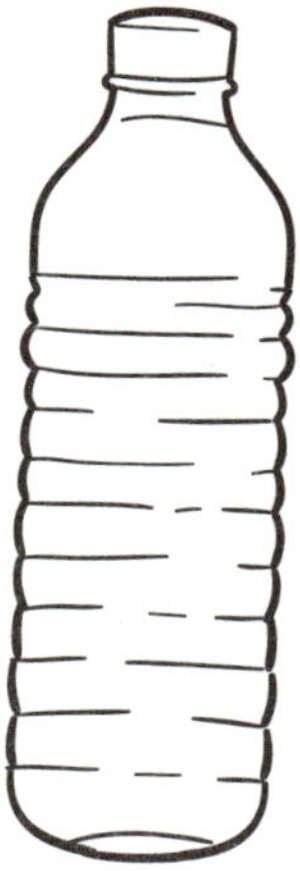

Manche befürchten, dass PET Weichmacher mit Bisphenol A (BPA) enthält, das sich auf den Körper ähnlich wie das weibliche Hormon Östrogen auswirkt. Deshalb meiden sie PET-Flaschen. Doch das stimmt nicht, so die Experten vom Bundesinstitut für Risikobewertung (BfR) in Berlin. Beim Versuch, eine östrogene Wirkung von Mineralwässern nachzuweisen, konnte man keinen Unterschied zwischen PET- und Glasflaschen feststellen. Auch potenziell gesundheitsschädliche Phthalate werden bei PET-Flaschen nicht eingesetzt, schreibt das BfR. Der süßliche Geschmack, der sich nach einer Weile bildet, stammt von Acetaldehyd. Es entsteht bei der Herstellung und Lagerung von PET-Flaschen. Der Stoff gerät mit der Zeit ins Wasser, jedoch in Mengen deutlich unter dem Grenzwert. Nur können Menschen ihn bereits in sehr geringer Konzentration riechen oder schmecken.

## 28 | Was ist eine MYOFUNKTIONELLE THERAPIE?

**Manche Kinder lutschen am Daumen oder nuckeln am Schnuller.** Andere beißen auf ihre Lippen, kauen an ihren Nägeln oder atmen durch den Mund statt durch die Nase. Als Folge geraten die Spannung und die Bewegungsmuster der äußeren und inneren Mundmuskeln aus dem Lot. Weil das weiche Gewebe aber die Knochen formt, kann es zu Fehlstellungen an Kiefer und Zähnen kommen. Eine Variante ist, dass die Zunge während der Ruhezeiten nicht gegen den Gaumen drückt, sondern gegen die vorderen oder seitlichen Zähne. Dadurch stehen sie vielleicht schief – und Sprachfehler treten auf. Mithilfe einer myofunktionellen Therapie versuchen Logopäden und Kieferorthopäden die Muskeln von Zunge, Lippen und Wangen »zurückzutrainieren«. In Kombination mit einer Zahnspange können Veränderungen an Kiefer und Zähnen schneller korrigiert werden. Das Training verläuft schrittweise, und die Kinder müssen zu Hause üben. Sie bewegen schwache Muskeln und entspannen zu starke, und sie lernen, das Innere ihres Mundes richtig wahrzunehmen. Zusätzlich müssen sich Kleinkinder natürlich an den Gedanken gewöhnen, ihren ständigen Begleiter der Schnullerfee zu überlassen.

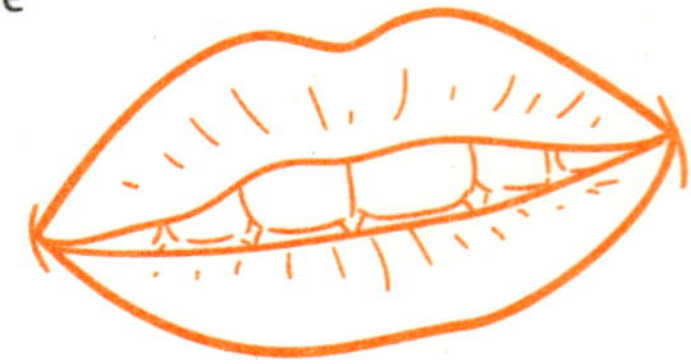

# 29 | Wie äußert sich eine Lese- und Rechtschreibschwäche?

Zunächst fällt es kaum auf. Die Buchstaben wollen sich im ersten Schuljahr nicht recht zu Worten vereinen, die diktierten Sätze finden sich nur ansatzweise im Heft wieder. »Das wächst sich aus«, hoffen die Eltern. Doch manchmal klappt das nicht. Denn sollte das Kind eine Lese- und Rechtschreibstörung (LRS) haben, besteht die Gefahr, dass es immer weiter in den Schulleistungen zurückfällt. Immerhin tun sich sieben Prozent aller Kinder in Deutschland schwer mit der Rechtschreibung, weitere sechs Prozent mit dem Lesen. Und jedes zwölfte Kind hat mit beiden Problemen gleichzeitig zu kämpfen. Wenn die Kinder lesen lernen, fällt es ihnen zunächst schwer, die Buchstaben und dazugehörigen Laute zu lernen oder ein gehörtes Wort in seine Silben zu zerlegen. Später haben viele betroffene Kinder Probleme, ganze Worte abzuspeichern, was für die Rechtschreibung besonders wichtig ist.

Um die Kinder gezielt zu fördern, müssen Therapeuten aber die individuellen Schwächen der Betroffenen kennen. In einer Studie gelang es, Kinder mit isolierten Schwächen in der Rechtschreibung oder im Lesen klar voneinander zu trennen. Kinder mit einer ausgeprägten Rechtschreibschwäche können die Wörter nicht abspeichern, somit auch nicht abrufen und lernen daher die Rechtschreibung nicht. Mit einer isolierten Leseschwäche hingegen können Kinder durchaus ganze Wörter im Gedächtnis speichern, brauchen aber länger, bis sie diese abrufen können, sie lesen daher langsamer. Bei ihnen muss die Lesegeschwindigkeit trainiert werden. Wie einen schwach ausgebildeten Muskel. Auch computergestützte Lernprogramme können dabei helfen.

## 30 | Kann man eine ERDNUSSALLERGIE heilen?

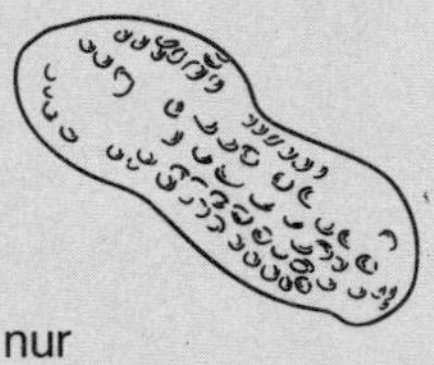

**Winzige Krümel von Erdnüssen können enorme Folgen haben.** Ein Bruchteil genügt, um bei Allergikern nicht nur juckende Quaddeln auf der Haut, sondern auch schwere Atemnot auszulösen, Bauchschmerzen, Übelkeit und Durchfall. Im schlimmsten Fall kommt es zu einem anaphylaktischen Schock, bei dem die Organe versagen. Bislang können Ärzte die Ursache nicht bekämpfen. Die Betroffenen müssen selbst kleinste Mengen an Erdnüssen meiden, aber das ist schwierig, denn viele Lebensmitteln enthalten Spuren davon, etwa Schokolade, Müsli oder Kekse.

2021 wurde ein neues Medikament bei uns zugelassen. Das Pulver enthält allergieauslösende Eiweiße in einer bestimmten Konzentration, an die sich das Immunsystem gewöhnen kann und soll. Mediziner nennen das Hyposensibilisierung, im Fall des Pulvers sprechen sie auch von einer oralen Immuntherapie. Für die Zulassung wertete ein internationales Forscherteam die Daten von 496 Kindern im Alter von 4 bis 17 Jahren aus. Das Präparat mischten sich die Studienteilnehmer täglich ins Essen, wobei die Dosis gesteigert wurde. Nach einem Jahr konnten mehr als zwei Drittel der Probanden in einem Test 600 Milligramm Erdnussprotein, das entspricht etwa zwei Erdnüssen, ohne allergische Reaktion essen. Kopfzerbrechen bereiten noch die Nebenwirkungen, darunter Bauchschmerzen, Übelkeit oder Durchfall, doch auch die sanken mit Dauer der Therapie. Seit 2021 ist das Medikament für Kinder auf dem Markt. Damit ist die Allergie aber nicht geheilt, Erdnüsse dürfen weiterhin nicht gegessen werden. Sollte das jedoch unbeabsichtigt mal passieren, könnten die Kinder das nun besser verkraften.

## 31 | In welchem ALTER sind Menschen BESONDERS OPTIMISTISCH?

**Über die Frage der besten Lebenszeit** hat schon der Philosoph Aristoteles nachgedacht. Der weise Grieche war der Ansicht, der Geist des Menschen erreiche seine Blüte mit genau 49 Jahren. Das sei die perfekte Mitte zwischen draufgängerischen Jugendlichen und zahnlosen Greisen. Neuere Studien zeigen, dass Aristoteles zum Teil richtig lag. Denn auch wenn es grundsätzlich Frohnaturen und Schwarzseher gibt: Unser Optimismus scheint tatsächlich einer allgemeinen Entwicklung zu folgen. Er beschreibt im Verlauf des Erwachsenenlebens eine Kurve: Die Zuversicht steigt zunächst kontinuierlich an, erreicht etwa mit Mitte 50 einen Höhepunkt, um dann irgendwann im Rentenalter langsam wieder abzusinken. Forscher erklären sich das so: Bis sie Mitte 50 sind, widerfährt den meisten Menschen allerhand Gutes. Sie erfahren, dass vieles gelingen kann, wenn sie es anpacken. Erst wenn die Altersgebrechen sich häufen, schwindet der Glaube an eine rosige Zukunft wieder.

## 32 | Sind HUMORVOLLE MENSCHEN zugleich UNMORALISCH?

**Was finden Menschen lustig – und was eher nicht?** Darüber gibt es viele Theorien. Eine davon behauptet: Humor entsteht, sobald man eine moralische Regel verletzt oder infrage stellt. Anders gesagt: Wer besonders gut und edel sein will, kann über die Scherze der anderen seltener lachen und erzählt auch selbst weniger Witze. Psychologen haben diese These jetzt auf die Probe gestellt. Sie ließen ihre Probanden gezielt über Moralfragen nachdenken. Danach legten sie ihnen eine Reihe von Witzen vor und fragten: Wie lustig ist das? Wie erwartet, fanden die Versuchspersonen die meisten Späße weniger witzig als eine zufällig ausgewählte Vergleichsgruppe, die zuvor nicht mit Ethikfragen »geimpft« worden war. In einer ähnlich aufgebauten Studie bat man die Teilnehmer, sich lustige Unterschriften für verschiedene Tierbilder auszudenken. Auch hier zeigte sich: Wer zuvor über Moral nachgedacht hatte, dessen Ideen fielen im Durchschnitt weniger witzig aus als bei jenen, die sich keine Moral-Gedanken gemacht hatten. Vergleichbares entdeckten die Forscher, als sie Angestellten mehrere Fragebögen vorlegten. Die Befragten neigten dazu, hochmoralische Kollegen als Spaßbremsen zu sehen. Solche Menschen sind auch nicht besonders beliebt. Fazit: Man weiß zwar nicht, ob lustige Menschen unmoralisch sind. Klar ist jedoch: Wer besonders moralisch sein will, zeigt vermutlich weniger Humor.

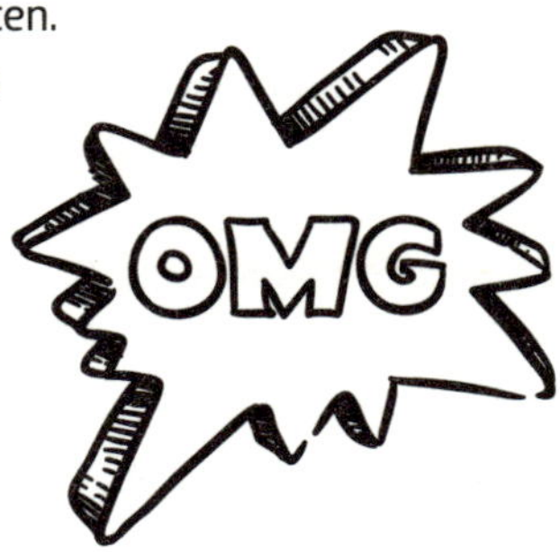

## 33 | Sind **RHEINLÄNDER** offener als der Rest der Deutschen?

**Tatsächlich gehören die Menschen in Köln und Bonn** im Durchschnitt zu den offensten im ganzen Land. Um das herauszufinden, haben Forscher der Uni Jena die Daten von mehr als 70 000 Freiwilligen ausgewertet, die einen Persönlichkeitstest ausgefüllt hatten. Dabei zeigte sich unter anderem, dass Menschen in Westdeutschland im Schnitt erkennbar geselliger sind als jene aus Ostdeutschland. Als noch größer erwiesen sich jedoch die Unterschiede zwischen Großstadt und ländlichen Räumen. Wer in einer Metropole lebt, ist besonders offen für neue Erfahrungen. Neben den Kölnern erzielten die Bewohner von Hamburg, München und vor allem Berlin besonders hohe Werte. Dahinter vermuten die Forscher mindestens zwei Ursachen. Zum einen ist es der Alltag in der Großstadt selbst, der Menschen offener macht. Zum anderen scheint die Stadt aber auch Menschen anzulocken, die ohnehin schon große Lust auf derlei Erfahrungen haben.

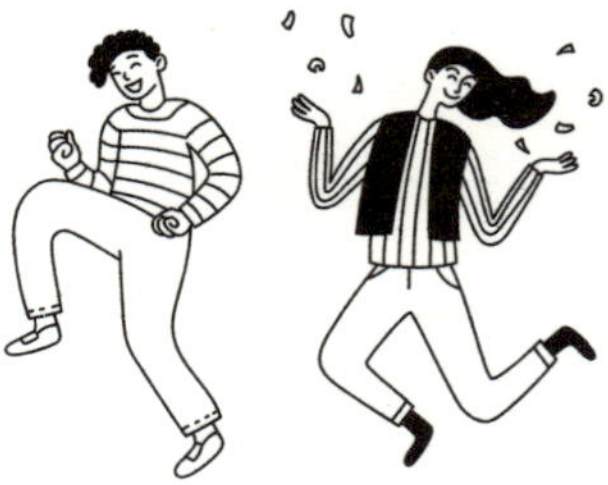

## 34 | Was würden Sie Ihrem **JÜNGEREN ICH** raten?

**»Wenn ich das früher gewusst hätte ...«** Diesen Gedanken kennt wohl jeder. Und wahrscheinlich würde auch jeder seinem jüngeren Ich gern den einen oder anderen Tipp geben. Doch was genau würden wir uns selbst empfehlen? Amerikanische Psychologinnen befragten rund 450 Frauen und Männer, die mindestens 30 Jahre alt waren. Sie gaben Auskunft über entscheidende Momente in ihrem Leben und verrieten, welche Ratschläge sie sich selbst rückblickend geben würden – im Alter von 18 Jahren. Das Ergebnis: Etwa jeder fünfte Tipp drehte sich um Beziehungen, zum Beispiel »Heirate sie/ihn!«. Jeder zehnte Rat hatte etwas mit Bildung zu tun, wie »Mach deinen Schulabschluss!«. Ebenso häufig wurden Empfehlungen zum Thema Geld genannt, beispielsweise »Spare mehr!«. Danach folgten Tipps zur eigenen Persönlichkeit (»Geh deinen eigenen Weg!«) und zu den Lebenszielen (»Sei offen für Neues!«). Die meisten Ratschläge resultierten aus einschneidenden Ereignissen oder Entscheidungen. Rund vier von zehn Probanden bereuten frühere Entscheidungen, genauso viele taten das jedoch nicht. Wer in einer kritischen Situation aktiv handelte, machte sich später seltener Vorwürfe als jemand, der die Dinge tatenlos geschehen ließ. Immerhin gaben drei von fünf Studienteilnehmern an, ihren eigenen Empfehlungen heute im Hier und Jetzt zu folgen. Und das wiederum hätte ihnen dabei geholfen, der Mensch zu werden, den ihr jüngeres Ich bewundert hätte.

## 35 | Kann man sich **AUFSCHIEBERITIS** abtrainieren?

**Viele kennen das:** Man sitzt am Rechner, doch statt zu arbeiten oder die Steuererklärung zu machen, verbummelt man seine Zeit mit lustigen Videos im Internet. Psychologen nennen das Verhalten »Prokrastination«. Es gibt verschiedene Methoden, sich diese Aufschieberitis abzutrainieren – etwa mit einer App. Wie eine strenge Mutter erinnert sie einen immer wieder daran, wie viel Zeit man schon vertrödelt hat, und lobt, wenn man sich zusammenreißt. Aber wie effektiv ist das? Um das herauszufinden, ließ ein Forscherteam 2654 Freiwillige für bis zu 132 Tage mit der App »HabitLab« arbeiten. Sie wirkte – und zwar besonders dann, wenn sie eher strikt agierte und mehrmals täglich Ermahnungen an die Nutzer verschickte. Ein Aufschieben von Aufgaben wurde dadurch signifikant eingeschränkt. In der strengen Variante verbrachten die Nutzer im Schnitt 37 Prozent weniger Zeit auf einer der Trödelseiten als Menschen, denen die App in einer eher laxen Version begegnete. Wer mit einer strengen Einstellung zum Beispiel seine Zeit auf Facebook reduzierte, verminderte zugleich die Minutenzahl, die er insgesamt verbummelte. So kann Technologie helfen, dass man seine Zeit nicht verschwendet und zu sehr unter Stress gerät.

## 36 | Wie wirken **FAKE NEWS** auf unser Gedächtnis?

**Manchmal erinnern wir uns an Dinge, die wir nie erlebt haben.** In der Psychologie bezeichnet man das als »False Memory Effect«, also etwa »Falsche-Erinnerungen-Effekt«. Klassisch ist dabei die Studie einer Psychologin:

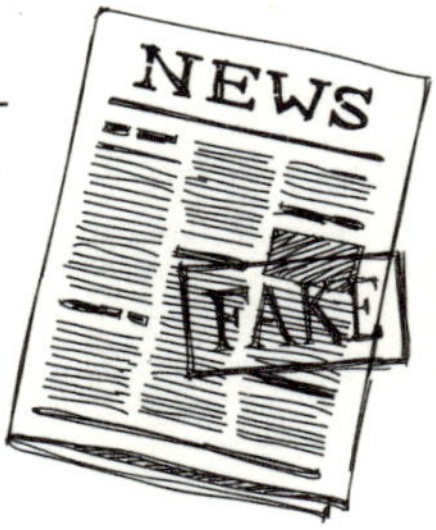


Sie redete ihren Probanden ein, als Kind einmal im Einkaufszentrum verloren gegangen zu sein. Viele der Versuchspersonen behaupteten später, sich noch genau an diese emotionale Episode erinnern zu können. Jetzt untersuchten Wissenschaftler, ob Fake News in ähnlicher Weise auf unser Gedächtnis wirken. Mehr als 3000 Versuchsteilnehmer erhielten verschiedene Zeitungsartikel. Einige davon hatten die Forscher sich selbst ausgedacht: Sie berichteten von Skandalen, in die Politiker der jeweiligen Gegenpartei verwickelt waren. Viele Probanden behaupteten steif und fest, davon schon vorher gehört zu haben, auch nachdem die Forscher die Geschichten als falsch enttarnt hatten. Anders gesagt: Wenn ein Märchen in unser Weltbild passt, dann halten wir es meistens für wahr. Für manche Präsidenten unserer Zeiten sind das leider gute Nachrichten.

## 37 | Wie gefährlich ist **TANZEN**?

**Tanzen macht Spaß und hält fit.** Aber birgt es auch Gefahren? Damit hat sich eine Studie befasst – die weltweit erste dieser Art. Die Forscher untersuchten Tanzstile und damit verbundene Verletzungen: Zehenbrüche oder -quetschungen, aber auch umgeknickte Knöchel, Zerrungen oder Muskelrisse. 450 Tänzerinnen und Tänzer zwischen 18 und 64 Jahren wurden befragt, dabei ging es auch um die Tanzerfahrung, das Gewicht, Alter und bereits erlittene Blessuren. So ergab sich ein Bild von Tanzstilen und dem Verletzungsrisiko.

Spitzenreiter wurde Zumba, dabei gab es 3,9 Verletzungen pro 1000 Tanzstunden. Es folgen Aerobic mit 2,9 und Flamenco mit 1,5 Verletzungen pro 1000 Tanzstunden. Da diese drei Tänze ohne Partner ausgeübt werden, treten hier vor allem Bänderdehnungen und muskuläre Probleme auf. Beim Turniertanz und Salsa (1,1 Verletzungen für Frauen und 0,5 Verletzungen für Männer pro 1000 Tanzstunden) ist es dann öfter der ungeschickte Partner oder die Partnerin, der oder die mit einem falschen Tritt den Zeh quetscht oder anknackst. Außerdem: Bei Übergewicht sind Verletzungen deutlich wahrscheinlicher – eine Kennzahl mehr im Body-Mass-Index erhöht das Risiko um sieben Prozent. Und mit jedem Jahr Erfahrung sinkt die Verletzungsgefahr um sieben Prozent.

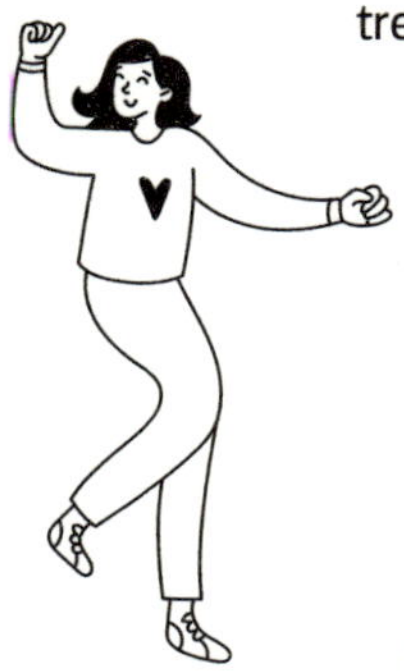

# 38 | Können auch KINDER an DEMENZ erkranken?

Dass etwas nicht stimmt, merken Eltern und Ärzte zunächst an den Augen. Was als Sehschwäche im Grundschulalter beginnt, führt bei den betroffenen Kindern nach ein bis drei Jahren zur Erblindung. Sie leiden an Kinderdemenz, der Juvenilen Neuronalen Ceroid-Lipofuszinose (JNCL), einer seltenen erblichen Stoffwechselerkrankung, die bislang unheilbar ist. Ursache ist eine Genmutation. Als Folge kommt es zur Anhäufung einer wachsartigen Substanz in den Nervenzellen, die dann allmählich absterben. Etwa 700 Kinder leiden daran in Deutschland. Insgesamt 13 Formen der Erkrankung gibt es weltweit, in Deutschland sind CLN1, CLN2 und CLN3 am häufigsten. Allen gemeinsam ist, dass die Patienten etwa ab dem Alter von acht Jahren geistig abbauen. Sie können mit der Zeit nicht mehr rechnen und schreiben, auch ihre Persönlichkeit verändert sich. Bald verlieren sie die Fähigkeit zu sprechen und sind auch motorisch zunehmend eingeschränkt. Sie sterben im Alter von 20 bis 30 Jahren.

Weltweit arbeiten Forscher an Strategien gegen die Erkrankung. In Boston entwickelten Wissenschaftler zum Beispiel eine spezielle Art von Gentherapie für ein Mädchen mit der Variante CLN7. Das Kind litt unter anderem unter starken Krampfanfällen, die sich durch die Behandlung verbesserten. Für die CLN2-Form der Kinderdemenz wurde inzwischen eine Enzymersatztherapie entwickelt. Zwei Drittel der Betroffenen zeigten bei der Therapie sogar keinerlei Verschlechterung ihrer Symptome. Viele Familien fühlen sich mit diesem schweren Schicksal allein gelassen. Mögliche Anlaufstellen sind etwa die Selbsthilfegruppe NCL Deutschland oder das NCL-Zentrum am Universitätsklinikum Hamburg-Eppendorf.

## 39 | Wie entsteht ORANGENHAUT?

**Als Orangenhaut wird diese Bindegewebsschwäche meist bezeichnet.** Die Unebenheiten der Haut entstehen, weil bei Frauen die Bindegewebsfasern im rechten Winkel zur Hautoberfläche angeordnet sind, also senkrecht. Eine Schwäche der Fasern führt dazu, dass Unterhaut-Fettgewebe in höhere Hautschichten vordringt. Dort halten die Fasern die Fettpartikel dann säulenförmig zusammen, und so entsteht die noppenartige Hautoberfläche. Bei Männern dagegen sind die Bindegewebsfasern in der Regel parallel zur Hautoberfläche netzartig angeordnet. Das hält das Fettgewebe zurück. Darum treten bei ihnen die Dellen fast nie auf. Die Orangenhaut ist keine Frage des Alters und größtenteils genetisch bedingt. Auch wenn die Dellen ein rein kosmetisches Problem sind, suchen viele Frauen nach einem Wundermittel dagegen. Doch Mediziner können wenige seriöse Empfehlungen geben: Es hilft, an Gewicht abzunehmen, dann fallen die Dellen weniger auf. Auch viel Bewegung kann sie reduzieren, und enge Kleidung sollten Frauen vermeiden. Sonst hilft vor allem, die harmlosen Noppen mit Fassung zu tragen.

## 40 | Kann man ÜBERLEBEN, wenn die Organe im Körper VERKEHRT HERUM liegen?

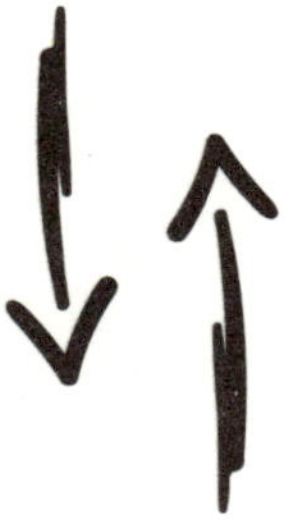

**Rose Marie Bentley betrieb mit ihrem Ehemann** einen Futterladen in der ländlichen Stadt Canby im US-Bundesstaat Oregon. Sie brachte fünf Kinder zur Welt, sang im Kirchenchor, unterrichtete in der Sonntagsschule und liebte das Reisen. Ein mehr oder weniger ganz normales Leben, das für die 99-Jährige im Jahr 2017 endete. Ihren Körper hatte sie einer Universität gespendet, damit Medizinstudenten ihr Anatomiewissen erweitern können. Beim Sezieren stellten Dozenten und Studenten dann fest: Rose Marie Bentley hatte mit »Situs inversus mit Lävokardie« gelebt, einer sehr seltenen Krankheit: Leber, Magen und andere Organe saßen auf der falschen Körperseite. Das Herz lag aber links, an der richtigen Stelle. Nach Angaben der Universität soll ein solcher Fall nur bei einem von 22 000 Neugeborenen auftreten. Viele Betroffene müssen mit lebensbedrohlichen Herzkrankheiten oder anderen Anomalien leben. Bentley war vermutlich der älteste bekannte Mensch mit dieser speziellen Organlage. Nur einer von 50 Millionen Menschen mit dieser Krankheit erreicht überhaupt das Erwachsenenalter.

## 41 | Kann man **ARTHROSE** hören?

**Jedes Jahr bekommen rund 190 000 Menschen in Deutschland** ein künstliches Kniegelenk, wegen schmerzhafter Arthrose. Der Gelenkverschleiß entsteht, wenn ein Gelenk dauerhaft fehl- und überbelastet wird, sodass sich der Knorpel abnutzt. Wissenschaftler haben nun ein Gerät entwickelt, das eine Arthrose im Knie schon erkennen soll, lange bevor sie wehtut oder ein Schaden im Röntgenbild oder auf einer MRT-Aufnahme sichtbar ist. Das »elektronische Ohr« besteht aus einem speziellen Mikrofon und einem Sensor, es spürt verdächtige Geräusche im Knie auf, die von außen nicht zu hören sind. Dabei erfasst es, bei welchem Winkel und bei welcher Belastung krankhafte Geräusche auftraten. Mithilfe des Schallprofils stellten die Wissenschaftler ihre Diagnose. Und diese stimmte in 95 Prozent der Fälle mit den MRT-Untersuchung überein. Bei einigen Probanden verzeichnete das Gerät auffällige Schallprofile, obwohl ihre Röntgen- und MRT-Befunde unauffällig waren. Möglicherweise entdeckt das »elektronische Ohr« eine Arthrose früher als klassische Verfahren – oder es ist ein Fehler im System. Um das zu überprüfen, wird das Gerät nun in größeren klinischen Studien getestet.

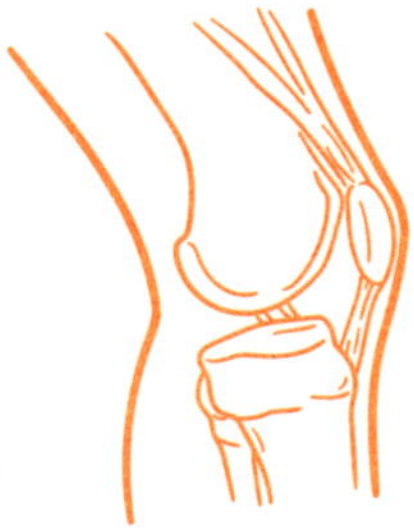

## 42 | Was versteht man unter »ALONELINESS?«

**Wer den ganzen Tag unter Leuten war,** der braucht wahrscheinlich auch mal ein bisschen Ruhe. Die stillen Momente gehören sozusagen zur »ausgewogenen Ernährung« unseres Soziallebens. Doch während wir mit dem Wort »Einsamkeit« einen Begriff für den traurigen Hunger nach menschlichem Kontakt haben, fehlen uns für das gegenteilige Gefühl buchstäblich die

Worte. Nicht nur im Deutschen, sondern auch im Englischen, wo Einsamkeit als »loneliness« bezeichnet wird. Jetzt hat ein kanadischer Psychologe den Versuch unternommen, diese Leerstelle zu füllen, damit wir die Emotion überhaupt erkennen und richtig deuten können. Er bezeichnet unsere negativen Gefühle, wenn wir nicht genügend Zeit allein verbringen, mit dem Kunstwort »Aloneliness«. Die Menschen fühlen sich ängstlich, erschöpft oder gestresst und merken nicht, dass ihnen einfach ein bisschen Zeit für sich ganz allein fehlt.

## 43 | Wie viele Patienten LÜGEN BEIM ARZT?

**»Wie oft treiben Sie Sport? Wie oft essen Sie Obst und Gemüse?** Wie viel Alkohol trinken Sie?« Ärzte stellen manchmal unangenehme Fragen. Und viele von uns geben darauf keine ehrlichen Antworten, wie eine Studie von vier US-Universitäten herausgefunden hat. Die Wissenschaftler befragten 4510 Menschen und identifizierten dabei besonders anfällige Szenarien für Unwahrheiten: die Einnahme verschriebener Medikamente und solcher, die der Arzt nicht verschrieben hat, Sport- und Ernährungsgewohnheiten und das Verständnis der ärztlichen Anweisungen. Von einer im Schnitt 36 Jahre alte Probandengruppe gaben 81 Prozent an, bei mindestens einem der Szenarien gelogen zu haben. Bei älteren Probanden waren es immerhin noch 61 Prozent. Am kräftigsten mogelten beide Gruppen bei Ernährung und Sport. Und warum wird geschummelt? Die Antwort lautet vereinfacht: Die meisten wollten vor einer Autoritätsperson nicht schlecht dastehen. Fehlerhafte Angaben erschweren jedoch den Ärzten verlässliche Diagnosen. In weiteren Untersuchungen soll geklärt werden, was Ärzte tun können, um ihre Patienten zu ehrlicheren Auskünften zu bewegen.

## 44 | Werden STARKE UND GROSSE JUNGS häufiger zu SCHULHOFSCHLÄGERN?

**Fernsehserien und Kinofilme verraten eine Menge** über das, was wir insgeheim für wahr halten. Sie sind eine Art Spiegel unserer Vorurteile. Zum Beispiel die Zeichentrickserie »Die Simpsons« oder die 1980er-Jahre-Kultfilmre he »Zurück in die Zukunft«. In beiden begegnet dem Zuschauer eine Klischeefigur: der »Bully«, der Schulhofschläger. Und immer handelt es sich um einen Jungen, der kräftiger ist als seine Klassenkameraden. Was ist dran an diesem Stereotyp? Werden Jungs genau dann zu Rüpeln, wenn sie besonders groß und stark sind? Um diese Frage zu beantworten, verfolgten Forscher den Lebenslauf von rund 2500 Kindern und Jugendlichen. Ihre Daten widersprechen unserer Alltagshypothese: Das männliche antisoziale Verhalten lag zeitlich vor der körperlichen Entwicklung. Anders gesagt: Die untersuchten Jungs prügelten bereits, bevor sie groß und stark wurden. Was immer ihren Charakter formte – der muskulöse Körper war es nicht.

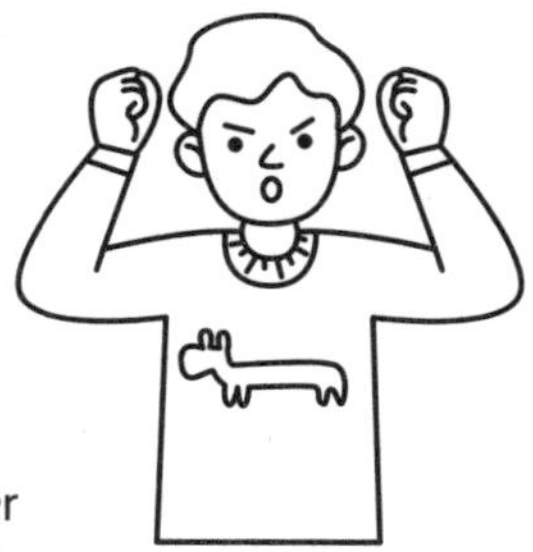

## 45 | Macht LÄCHELN glücklich?

**Ja, Lächeln macht glücklich** – zumindest laut einer bereits mehr als 30 Jahre alten Studie des deutschen Psychologen Fritz Strack. Der fragte seine Probanden, wie lustig sie eine Reihe von Cartoons fanden. Die eine Gruppe musste dabei einen Stift quer zwischen den Lippen halten. Der Gesichtsausdruck wirkt dabei eher neutral. Die zweite Gruppe sollte den Stift quer zwischen die Zähne nehmen. Dabei sieht man aus, als würde man lächeln und aktiviert auch dieselben Muskeln, wenn auch in schwächerem Maße. Strack fand heraus: Wen der Stift zum Lächeln zwang, der beurteilte die Cartoons im Durchschnitt als lustiger. Wir lächeln also nicht nur, wenn wir gut drauf sind. Wir sind auch besser drauf, wenn wir lächeln.

Vor einigen Jahren wiederholten Psychologen diese Studie, auch Strack war beteiligt. Das Experiment geriet zum Desaster, der entdeckte Effekt war gleich null. Warum? Diesmal hatte man die Probanden anders als im Originalversuch per Kamera aufgenommen. Offenbar fühlten sie sich dadurch beobachtet. Der Versuch wurde ohne Kamera wiederholt, und es ergaben sich wieder genau dieselben Resultate wie in Stracks »klassischer« Arbeit. Strack wurde im Jahr 2019 mit dem »Spaßnobelpreis für abstruse Forschung« (Ig-Nobelpreis) ausgezeichnet.

## 46 | Warum kann man jemand anderen **KITZELN**, aber **NICHT SICH SELBST**?

**Wer gekitzelt wird, bricht in unwillkürliches Lachen aus** und will sich gegen die Attacke wehren. Sich aber selbst die gleichen Reaktionen zu entlocken, ist ein Ding der Unmöglichkeit. Wissenschaftler fanden heraus, dass es eine Rolle spielt, wann der Kitzelreiz an der Haut auftritt und über Nervenbahnen ins Gehirn geleitet wird. Eigene Berührungen kann das Gehirn einschätzen, es weiß, wann es den Reiz erwarten kann. Doch auf fremde Berührungen trifft das nicht zu. Die Erkenntnisse wurden durch Tests an Ratten ergänzt. Auch die Nager sind kitzelig und gaben Laute von sich, als sie gekitzelt wurden. Währenddessen waren Zellen eines bestimmten Teils im Gehirn aktiv, der unter anderem für Berührungsreize zuständig ist. Das waren die Zellen aber nicht, wenn die Ratten sich putzten und selbst berührten. Warum diese Bremse für Empfindungen existiert, ist unklar. Ein Grund könnte aber sein, dass wir von uns selbst nichts zu befürchten haben und daher diese Reize als ungefährlich und unwichtig herausfiltern.

## 47 | Wieso tragen die meisten Menschen ihre **UHR** am **LINKEN HANDGELENK**?

**Dass fast alle Rechtshänder** ihre Armbanduhr am linken Handgelenk tragen, hat gleich eine ganze Reihe von Gründen. So ist das Anlegen mit der dominanten Hand leichter. Krone und Drücker – etwa für Stoppfunktionen oder das Verstellen des Datums – sind einfacher zu bedienen. Außerdem ist die Uhr bei allen Tätigkeiten, die vorrangig mit rechts ausgeführt werden, von Schreiben über Zähneputzen bis zu handwerklichen Arbeiten, nicht im Weg. Die Gefahr, dass sich etwas am Armband verhakt oder dass das Uhrenglas Kratzer bekommt, ist geringer. Wer die Uhr rechts trägt, ist in der Regel Linkshänder. Oder will unkonventionell erscheinen. Oder beides.

## 48 | Wie funktioniert unser *Immunsystem*?

Wir Menschen sind von Millionen Bakterien und Viren umgeben. Und einmal in den Körper gelangt, vervielfachen die sich in enormer Geschwindigkeit. Unser Immunsystem muss dagegen einschreiten. Im Wesentlichen setzt es dabei auf zwei einander ergänzende Strategien. Befallen zum Beispiel Viren unsere Zellen im Rachen, werden sie erst von der »angeborenen Immunabwehr« bekämpft. Sie erkennt und vernichtet viele Viren. Manchmal ist das spürbar: Die betroffene Stelle rötet sich, es kommt zu einer Entzündung. Reicht dieses Arsenal nicht aus, rufen die sogenannten dendritischen Zellen Verstärkung herbei – aus dem »erworbenen Immunsystem«. Dazu frisst eine dendritische Zelle einen Angreifer. Aus dem Material gewinnt sie Moleküle. Dann bewegt sie sich über Lymphgefäße zum nächstgelegenen Gewebe, beispielsweise am Hals. Dort warten Truppen des zweiten Abwehrsystems: T- und B-Zellen.

Die rund 400 Milliarden T-Zellen sind hoch spezialisiert, jede reagiert nur auf ein bestimmtes Molekül. Sobald eine T-Zelle ein passendes Erregermolekül berührt, beginnt sie, sich durch Teilung zu vermehren. Sie kann binnen einiger Tage mehrere Tausend identische Nachkommen hervorbringen. Das ist von außen sichtbar: Die Lymphknoten schwellen an. Diese Nachkommen schwärmen zum Infektionsherd aus – und vernichten befallene Zellen. Doch das genügt oft nicht. Deshalb verbleibt eine andere Gruppe von T-Zellen in den Lymphknoten und bringt dort die B-Zellen auf den Weg: Diese Mini-Fabriken stellen maßgeschneiderte molekulare Waffen her: die Antikörper. Diese Eiweißmoleküle werden über das Blut im Körper verteilt, heften sich an ein Virus oder Bakterium und helfen so, es zu zerstören. All das verursacht Krankheitssymptome wie Fieber und Schmerzen. Sobald das Immunsystem die Oberhand gewinnt, tritt eine spürbare Verbesserung ein. Dann gilt es, das Schlachtfeld aufzuräumen. Nur einige B- und T-Zellen überleben – als Gedächtniszellen. Taucht der Erreger irgendwann wieder auf, wird er viel schneller erkannt.

## 49 | Wie bekommt man einen »HÜFTSCHNUPFEN?«

**Wenn Kinder von einem Tag auf den nächsten anfangen zu humpeln** und nicht mehr laufen mögen, kann das an einer plötzlichen Entzündung des Hüftgelenks liegen. Dieser »Hüftschnupfen« tritt vor allem zwischen dem vierten und dem siebten Lebensjahr auf. Etwa fünf Prozent aller Kinder erkranken einmal daran, Jungen viermal so häufig wie Mädchen. Wie genau der Coxitis fugax entsteht, ist bis heute ungeklärt, vermutet wird eine Überreaktion des Immunsystems. Nahezu in allen Fällen geht eine Virusinfektion voraus, beispielsweise ein grippaler Infekt oder eine Magen-Darm-Erkrankung. Die Infektion ist aber in der Regel bereits abgeklungen, wenn auf einmal Schmerzen in der Hüfte einsetzen, die bis ins Knie ausstrahlen. Meist ist nur ein Hüftgelenk betroffen, und außer den starken Schmerzen haben die Kinder keine weiteren Symptome. Ein »Hüftschnupfen« erledigt sich meist binnen weniger Tage bis Wochen von alleine und ist völlig harmlos. Wichtig ist, dass die Gelenke geschont werden, etwa durch Bettruhe. Der Kinderarzt sollte aber ausschließen, dass es sich um eine bakterielle Gelenkentzündung handelt. Dann liegt nämlich womöglich eine ernstere Erkrankung vor, die zu Gelenkschäden führen kann.

## 50 | Kann ein NASENSPRAY gegen DEPRESSIONEN helfen?

**Seit 2021 ist in Deutschland ein neues Medikament** zur Behandlung schwerer Depressionen zugelassen – als Nasenspray. Es sollte aber nur in schweren Fällen verschrieben werden, wenn andere Präparate nicht geholfen haben. Es enthält den Wirkstoff Esketamin auf der Basis von Ketamin, das als Narkosemittel und zur Schmerzbehandlung eingesetzt wird. In der Drogenszene ist Ketamin als »Special K« bekannt, weil es in hohen Dosen Halluzinationen hervorruft. Anders als Antidepressiva, die den Serotoninhaushalt regeln, hemmt Ketamin die Andockstelle für den Nervenbotenstoff Glutamat im Gehirn. Das führt dazu, dass die durch die Depression ausgelöste Lethargie verschwindet. Das Nasenspray darf nur in speziellen Instituten und unter ärztlicher Aufsicht verabreicht

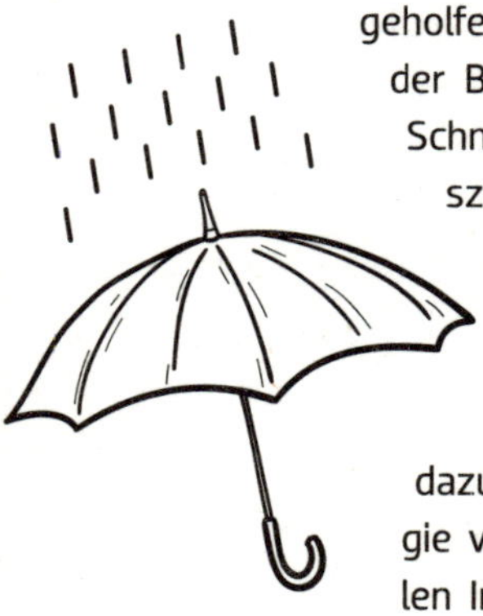

werden. Denn die berauschende Wirkung kann orientierungslos machen, den Patienten kann schwindelig und übel werden, ihr Blutdruck kann in die Höhe schnellen. In den ersten Wochen und Monaten können die depressiven Symptome zudem schlimmer werden. Auch daher sollten die Patienten regelmäßig betreut werden.

## 51 | Warum müssen **SPITZENSPORTLER KARIES** besonders fürchten?

**Spitzensportler leiden auffällig oft an Karies und Parodontose.** Ärzten war während der Olympischen Spiele 2012 aufgefallen, dass – nach Beschwerden des Bewegungsapparats – Zahnschmerzen mit 30 Prozent der zweithäufigste Grund für die Arztbesuche von Sportlern waren. Einen britischen Zahnmediziner überrascht das wenig. Er wies auf 39 Studien hin, die alle schlechte Zähne bei Spitzensportlern dokumentieren. Seine Erklärung: Extreme körperliche Belastung führt zur Dehydrierung und damit zu trockenem Mund. Speichel aber schützt vor Karies. Ein weiterer Grund ist der erhöhte Kohlenhydratbedarf der Sportler, die sich oft mit zuckerreichen Energiedrinks oder -riegeln versorgen – Gift für die Zähne. Der Zahnmediziner untersuchte 187 Profifußballer der Premier League: Knapp 40 Prozent litten unter Karies. 15 Prozent gaben an, immer wieder Zahnschmerzen zu haben, und 7 Prozent berichteten, dass sie ihre sportlichen Leistungen beeinträchtigt sähen. Es bestehen Zusammenhänge zwischen Entzündungsherden im Zahnbereich und solchen an Gelenken. Der Zahnprophylaxe und der Behandlung von Karies wird bei Sportlern offenbar zu wenig Bedeutung beigemessen.

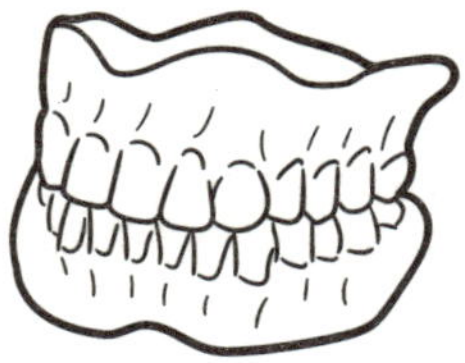

## 52 | Macht **FLEISS** erfolgreich?

**Es ist selten in der Psychologie,** dass ein Zusammenhang vollkommen unstrittig ist. Aber: Ja, Fleiß macht erfolgreich. Neben der Intelligenz hat kein anderer Persönlichkeitsfaktor einen so großen Einfluss darauf, wie weit wir es in Schule, Studium und Berufsleben bringen. Zwei Psychologen aus Kanada und den USA werteten 92 Metaanalysen aus, also Studien, die selbst wiederum viele

Einzeluntersuchungen zusammenfassen. Es gibt also viele Belege dafür, dass gewissenhafte (also fleißige und ordentliche) Menschen zugleich auch mehr Erfolg im Beruf haben. Allerdings scheint das nicht in jedem Job gleich wichtig zu sein. Fleißige Menschen sind vor allem dort besser, wo die Aufgaben nur wenig oder mittelmäßig komplex sind. Anders gesagt: Als Arbeiter, Angestellter und Abteilungsleiter sollte man fleißig sein. Für Menschen, die ihr eigenes Unternehmen gründen und führen wollen, scheinen dagegen Intelligenz und Offenheit für neue Erfahrungen – also Kreativität – eine größere Rolle zu spielen.

## 53 | Kurzer **FLIRT** oder echte **LIEBE** – gibt's dafür eine **FRÜHERKENNUNG**?

**Viele Menschen glauben an die Liebe auf den ersten Blick.** Doch kann man wirklich von Anfang an wissen, ob eine romantische Verbindung hält oder vielleicht nur ein heißer, romantischer Flirt bleibt? Diese Frage stellte sich unlängst ein Beziehungsforscher in Kalifornien. Er löcherte mehr als 800 Menschen mit Fragen nach aktuellen und früheren Beziehungen. Wann war man das erste Mal mit dem anderen allein? Wie verlief der erste Sex? Wann kam es zum ersten größeren Streit? Seine Analyse zeigt: Zwischen den Verbindungen, die lange hielten, und jenen, die bald wieder vorbei waren, gibt es zu Beginn keine nennenswerten Unterschiede. Während der ersten zehn Begegnungen ist man praktisch gleich stark verliebt, langfristige und kurzfristige Beziehungen werden sehr ähnlich bewertet. Das heißt nicht, dass Liebe auf den ersten Blick unmöglich ist. Damit rechnen sollte man aber eher nicht.

## 54 | Was nützen uns **ANGSTTRÄUME**?

**Vor einigen Jahren entwickelten Forscher eine interessante These,** warum wir uns manchmal schrecklich fürchten im Traum. Sie glauben: Das sind Übungsstunden der Seele. Wir testen dabei Situationen, die uns Angst einjagen, ohne uns in Gefahr zu begeben. Hirnforscher der Uni Genf haben diese »Bedrohungssimulationstheorie« nun überprüft. Sie wollten wissen. Erstens: Werden bei Angstträumen und angsteinflößenden Situationen am Tag überhaupt dieselben Hirnareale aktiviert? Und zweitens: Helfen solche Träume dabei, tagsüber besser mit der Angst fertig zu werden? In Studien mit 107 Teilnehmern stellte sich heraus, dass Angst im Traum und im Wachzustand tatsächlich in weitgehend gleichen Regionen in der Großhirnrinde verarbeitet wird, etwa in der Insula und im Gyrus cinguli. Mehr noch: Wer im Traum mehr Angst erlebte, ließ sich später von Angstsignalen im Wachzustand weniger beeinflussen. Offenbar wirkte der Traum wirklich wie eine Art Abhärtung. Gelegentliche Albträume könnten uns also stärker machen. Man weiß aber aus älteren Studien, dass Menschen mit sehr häufigen Albträumen tagsüber besonders nervös und gestresst sind. Die Dosis macht es also mal wieder, wie so oft im Leben.

## 55 | ALKOHOL – wie viel darf es täglich sein?

**Ob Sektfrühstück oder Sundowner** – der Genuss alkoholischer Getränke ist Teil unserer Kultur. Während andere Drogen geächtet sind, ist Alkohol gesellschaftlich voll akzeptiert, obwohl er extrem zerstörerische Wirkungen entfalten kann. Diese besondere Rolle des Alkohols in unserer Gesellschaft ist historisch gewachsen. Doch ab wann wird er wirklich schädlich? Es ist eine erstaunlich geringe Menge, die laut der Deutschen Hauptstelle für Suchtfragen (DHS) als täglich unbedenkliches Quantum gilt: Die gesundheitlich verträgliche Dosis für Männer beträgt maximal 24 Gramm reinen Alkohol. Das entspricht etwa 0,5 Litern Bier oder 0,2 Litern Wein. Für Frauen, die den Alkohol langsamer abbauen, gilt die Hälfte als gesundheitlich unbedenklich. Das sind also etwa 0,3 Liter Bier oder 0,1 Liter Wein pro Tag. Die Experten der DHS raten aber, an wenigstens zwei bis drei Tagen pro Woche ganz auf Alkohol zu verzichten.

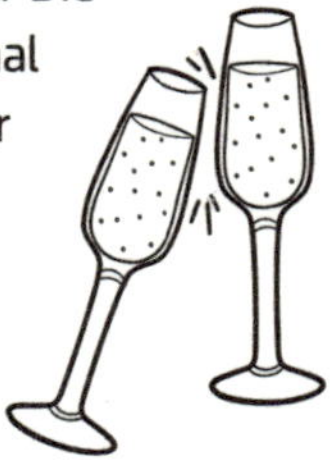

## 56 | Nutzen wir nur ZEHN PROZENT des GEHIRNS?

**Wer setzte eigentlich das Gerücht in die Welt,** wir würden nur zehn Prozent unseres Gehirns wirklich nutzen? Nach allgemeiner Lesart geht es zurück auf den US-Psychologen William James von der Harvard University, der in den

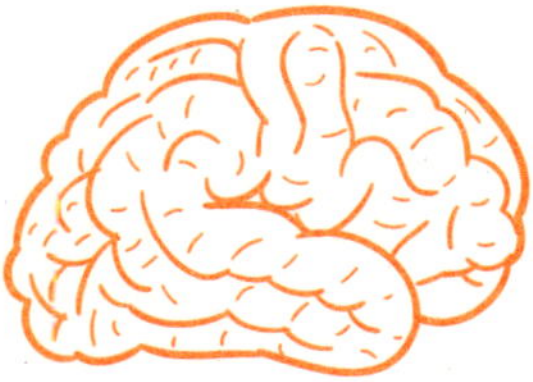

1890er-Jahren in seinen Vorträgen bemerkte, die Menschen würden nur einen Teil ihres geistigen Potenzials ausschöpfen. Der Journalist Lowell Thomas zitierte den berühmten Professor damit 1936 in seinem Vorwort zu dem einflussreichen Ratgeber »Wie man Freunde gewinnt« von Dale Carnegie und schmückte das Zitat mit der Angabe, es seien zehn Prozent. Diese Zahl kursierte zuvor bereits in Selbsthilferatgebern, doch Carnegies weltweit beliebtes Buch sorgte für die Verbreitung. Viele Geschäftemacher bis hin zu Sekten greifen sie bis heute dankbar auf. Doch tatsächlich nutzen wir unser gesamtes Gehirn – nur nicht immer alles gleichzeitig.

## 57 | Welche **BEDEUTUNG** hat der **BLINDDARM?**

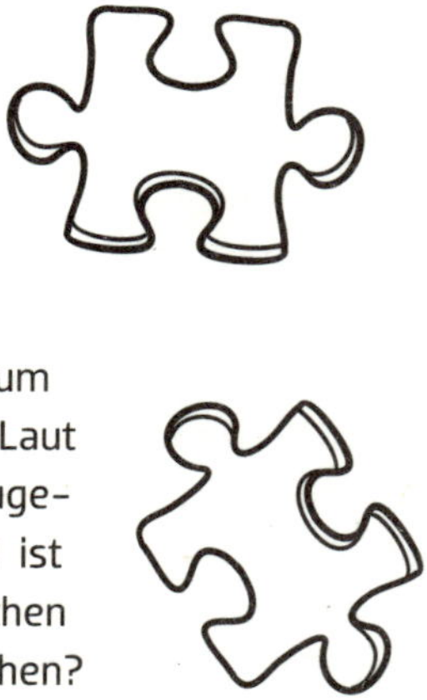

**Der Blinddarm sei ein verkümmertes Relikt,** meinte Charles Darwin, der »Erfinder« der Evolutionstheorie (1809–1882). In Urzeiten fraßen die Säugetiere, aus denen wir hervorgingen, hauptsächlich Blätter, und dieser Teil des Darms half bei der Verdauung. Inzwischen sei er nutzlos. Also raus damit, sobald er aufmuckt. Doch warum haben dann nicht alle Säugetiere einen Blinddarm? Laut einer Studie hat er sich bei 30 verschiedenen Säugetierlinien unabhängig voneinander entwickelt und ist bei keiner wieder verschwunden. Ein starkes Anzeichen dafür, dass er sehr wohl einen Zweck erfüllt. Nur welchen? Zunächst: Mit »Blinddarm« meinen wir in der Regel eigentlich den Appendix – einen dünnen Fortsatz des eigentlichen Blinddarms, der den Übergang vom Dick- zum Dünndarm bildet. Klar ist inzwischen: Spezies mit diesem Anhängsel haben mehr lymphatisches Gewebe im Blinddarm. Es spielt also bei der Immunabwehr eine zentrale Rolle und fördert das Wachstum nützlicher Darmbakterien. Er könnte, so glauben Experten heute, eine Art Reservoir für solche Darmbakterien darstellen und kommt vor allem dann zum Einsatz, wenn es infolge einer Magen-Darm-Erkrankung daran mangelt.

## 58 | Warum lagern **BLUTSTAMMZELLEN** im **KNOCHENMARK?**

**Ein großer Teil unserer Stammzellen für frisches Blut** wird im Knochenmark gebildet. Mediziner haben nun herausgefunden, warum das so ist, als sie Blutstammzellen bei Fischen untersuchten. Diese bilden den Blutnachwuchs im Gegensatz zu Säugetieren unter anderem in der Niere. Forscher beobachteten, dass die Blutstammzellen von Zellen verdeckt wurden, die bei Menschen für braune Haut sorgen. Fehlten diese Melanozyten bei den Fischen, wurde die DNA der Blutstammzellen durch UV-Bestrahlung geschädigt. Die braunen Zellen bilden also einen Sonnenschirm, der sich bereits vor mehreren Hundert Millionen Jahren entwickelt hat, so die Wissenschaftler. Als die Tiere im Zuge der Evolution an Land gingen, waren sie UV-Licht direkter ausgesetzt als im Wasser. Daher wanderte die Blutbildung in die Knochen, die robusteren UV-Schutz bieten. So sind die lebenswichtigen Zellen gut verborgen.

## 59 | Sind wir morgens **BESSERE MENSCHEN** als abends?

**Die Moral nimmt tatsächlich mit fortschreitender Tageszeit ab.** Darauf deutet eine Studie der Harvard University hin. Testpersonen sollten an Computern jene Bildschirmfläche auswählen, auf der mehr Punkte abgebildet waren. Sie wurden allerdings nicht nach der Anzahl der richtigen Antworten bezahlt, sondern danach, wie oft sie »auf der rechten Seite« gesagt hatten. Wer, obwohl er es besser wusste, »rechts« statt »links« sagte, konnte sich ein kleines Zusatzhonorar ergaunern. Das geschah vermehrt zwischen 12 und 18 Uhr, während die Probanden am Vormittag ehrlicher waren. Auch bei Wortergänzungstests zeigte sich ein Unterschied. Aus den Buchstabenfolgen »...RAL« und »E...C..« machten die Morgenprobanden auffallend häufig »moral« und »ethical«, am Nachmittag entstanden vermehrt wertneutrale Begriffe wie »coral« und »effects«. Forscher sprechen deshalb vom »Morning Morality Effect«. Ihre Vermutung: Möglich, dass wir morgens noch optimistisch eingestellt sind, der weitere Verlauf des Tages uns aber mit negativen Einflüssen konfrontiert. Dadurch »härten« wir ab und werden unehrlicher.

# 60 | Sind *Selbstgespräche* hilfreich?

Beobachten wir einen Menschen, der leise vor sich hin murmelt, halten wir ihn schnell für ein wenig verrückt. Und ertappen wir uns selbst beim Selbstgespräch (»Hab ich auch wirklich den Herd abgestellt?«), fragen wir uns, ob wir nicht allmählich kauzig werden. Zu Recht? Oder ist der Talk mit uns selbst für irgendetwas gut? Experten sagen: Selbstgespräche sind sogar sinnvoll. Etwa wenn es darum geht, ein Problem zu lösen. Dann verhilft das Vor-sich-hin-Formulieren zu Klarheit. Aus unscharfen Gedanken und Bildern lässt sich das Problem damit strukturieren. Eine Sportpsychologin verwies außerdem auf die Wirkung vor Wettkämpfen. Mit laut ausgesprochenen Kommentaren wie »Du schaffst es!« oder auch einfach nur »Renn!« können sich Hochleistungssportler motivieren oder beruhigen. Auch wer leise vor sich hin spricht, was er alles erledigen möchte, »funktioniert« besser. Er merkt sich sein Tagesprogramm zuverlässiger als derjenige, der sich das nur still durch den Kopf gehen lässt. Ein US-Psychiater fasste das so zusammen: »Selbstgespräche können dazu dienen, konstruktive Selbstkritik zu üben, sich selbst zu managen, soziale Situationen besser einzuschätzen – und sich selbst zu bestätigen.«

## 61 | Wie EHRLICH sind Kunden an KASSEN DES VERTRAUENS?

**Gemüse oder Bioeier am Straßenrand,** Blumen oder Erdbeeren zum Selbstpflücken, Getränkekassen in Berghütten: Wenn die permanente Anwesenheit eines Verkäufers nicht rentabel erscheint, kommt die »Kasse des Vertrauens« mit einem Gefäß neben den Produkten zum Einsatz. Aber wird dort auch bezahlt? Wer nicht zahlt, begeht Diebstahl. Das hindert aber nach Schätzungen rund jeden fünften Käufer nicht, die Ware einfach so mitzunehmen, Schrauben in die Kasse einzuwerfen oder die Zahlung vorzutäuschen. Der Zahlungsmoral kann aber nachgeholfen werden. Vor mehr als 25 Jahren legte der Landwirt Dieter Bär das erste Selbstpflück-Blumenfeld in Deutschland an und betreibt inzwischen 40 Felder mit Vertrauenskasse. Seine Erfahrung: Gute Qualität und ein einladendes Feld fördern die Ehrlichkeit. Hilfreich ist auch der Hinweis, dass das Feld von einem Familienbetrieb angelegt wurde, der abhängig ist vom Verkauf. An Verkaufsplätzen, die nicht zu weit vom Hof des Betreibers liegen, sind die Kunden ehrlicher. Von einer Überwachung per Kamera wiederum hält Landwirt Bär wenig: Da blieben viele ehrliche Kunden ebenfalls weg, weil sie nicht gefilmt werden wollten.

## 62 | Was ist ein DREI-ELTERN-KIND?

**Seit ein paar Jahren kommen mehr und mehr Kinder** mit drei leiblichen Eltern auf die Welt: einem Vater und gleich zwei Müttern, wobei eine nur 0,1 Prozent ihrer Gene beisteuert, während die andere Frau den Hauptteil liefert. Es handelt sich um eine neue Methode in der Fortpflanzungsmedizin: die Mitochondrienspende. Mitochondrien sind die Kraftwerke der Zellen. Sie liefern die lebenswichtige Energie für den Stoffwechsel. Schäden in den nur 37 Genen der Mitochondrien können ein Grund sein, wenn der Kinderwunsch sich nicht erfüllt. Deshalb werden die gesunden Mitochondrien einer Frau in Eizellen einer anderen Frau eingeschleust. Bei einem der Verfahren wird, vereinfacht beschrieben, das Erbgut der Eizellenspenderin daraus entfernt und in das Erbgut der Frau

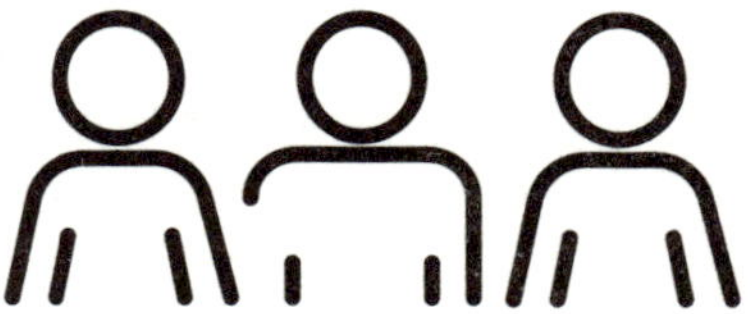

mit Kinderwunsch eingeschleust. Dann wird das Spermium des Vaters in die Zelle injiziert. Eine befruchtete Eizelle entsteht. Deren Hülle und Mitochondrien stammen von der Spenderin, das mütterliche Erbgut von der Wunschmutter.

Die Mitochondrienersatztherapie ist beispielsweise in Großbritannien seit 2016 für Frauen mit nachweislichen Schäden im Genom für die »Zellkraftwerke« erlaubt. Hier wurden bereits Kinder mit drei genetischen Eltern geboren. In Deutschland und anderen Ländern ist das Verfahren derzeit verboten, denn die langfristigen Auswirkungen sind bislang nicht erforscht. Außerdem ist der rechtliche und ethische Status unklar, etwa ob diese Kinder ein Recht darauf haben, etwas über alle Elternteile zu erfahren. Kritiker befürchten außerdem, dass die Reproduktionsmedizin sich mehr und mehr auf die Entwicklung von »Designerbabys« zubewegt.

## 63 | Woran erkennt man einen HITZSCHLAG?

**In unseren zunehmend heißen Sommern steigt die Gefahr,** einen Hitzschlag – oder Sonnenstich – zu erleiden. Er entsteht, wenn der Körper zu lange großer Hitze ausgesetzt ist oder stark überwärmt wird, zum Beispiel durch große körperliche Belastungen bei hohen Temperaturen. Der Körper sollte dabei eigentlich mehr Schweiß als normal produzieren. Gelingt ihm das nicht, entsteht in seinem Inneren ein Wärmestau. Die möglichen Symptome eines Hitzschlags: Die Körpertemperatur steigt auf 40 Grad Celsius oder mehr, Herzschlag und Atmung beschleunigen sich, der Blutdruck sinkt, der Kopf schmerzt. Dazu kommen Erbrechen, Muskelkrämpfe, Benommenheit und Bewusstlosigkeit.

Nun besteht akute Lebensgefahr. Bis der Notarzt kommt, muss der Patient aus der Sonne genommen, seine Kleidung gelockert, seine Körpertemperatur gesenkt werden, zum Beispiel mit feuchten Umschlägen auf Armen, Beinen, Leisten und Nacken. Eine weitere Maßnahme ist die Schocklage: Den Patienten auf den Rücken und seine Beine hochlegen. Das Gehirn erhält dadurch eine bessere Blutzufuhr. Wenn möglich, sollte mit lauwarmen Getränken der Flüssigkeitsverlust ausgeglichen werden. Grundsätzlich sollte sie oder er nicht alleine gelassen werden, denn der Zustand kann sich sehr plötzlich verschlechtern. Vorbeugend gilt: erhöhte körperliche Aktivität in der Sonne einschränken, kühle Plätze aufsuchen, einen Hut und lockere Kleidung tragen, zwei bis drei Liter pro Tag trinken, Alkohol und schwere Mahlzeiten meiden.

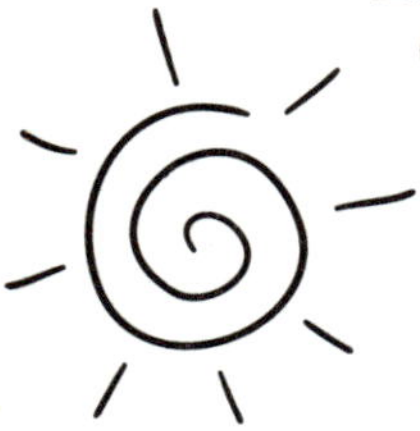

## 64 | Beginnen **ESSSTÖRUNGEN** infolge einer Infektion?

**Drei bis fünf Prozent aller Menschen haben eine Essstörung** wie Magersucht (Anorexia nervosa) oder Bulimie, vor allem Mädchen. Sie fühlen sich dauerhaft zu dick, auch wenn sie bereits extrem untergewichtig sind. Dann kann eine Anorexie lebensbedrohlich werden. Seit einigen Jahren rücken auch körperliche Faktoren als Ursachen in den Blickpunkt. Amerikanische Wissenschaftler analysierten Daten von über 525 000 Mädchen und jungen Frauen aus Dänemark. Bei mehr als 4000 von ihnen war im Verlauf des Lebens eine Essstörung diagnostiziert worden. Mädchen, die in ihrer Kindheit wegen einer schweren Infektion – zum Beispiel des Magen-Darm-Trakts, der Leber oder der Atemwege – ins Krankenhaus mussten, hatten anschließend ein um 22 Prozent erhöhtes Risiko, an einer Magersucht zu erkranken. Bei Bulimie lag das Risiko sogar um 35 Prozent höher. Das stützt die Hypothese, dass das Immunsystem eine Rolle bei Essstörungen spielt: Die Infektionen könnten einen Einfluss auf die Bakterien im Darm haben, die wiederum den Appetit steuern und das Verhalten beeinflussen. Zu dieser Achse zwischen dem Gehirn und dem Mikrobiom im Darm gibt es mittlerweile zahlreiche Studien. Auch Variationen im Erbgut von Magersüchtigen wurden verglichen mit denen gesunder Menschen: Die Forscher bringen acht Genom-Abschnitte in Verbindung mit dieser Art von Anorexie, darunter Sequenzen, die wichtig für den Stoffwechsel und körperliche Aktivität sind. All diese Befunde könnten neue Möglichkeiten eröffnen, Essstörungen zu behandeln.

## 65 | Warum **PETZEN** Kinder?

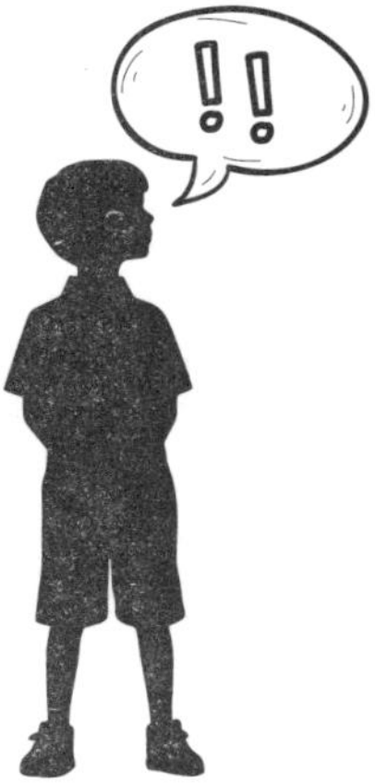


**Bereits im Alter von drei Jahren schwärzen Kinder andere an,** die ihrer Meinung nach Unrechtes getan haben. Manchmal geht es vor allem darum, die eigene Haut zu retten, wenn das Kind beispielsweise fälschlich in Verdacht geraten könnte, ein Spielzeug zerstört zu haben. Doch Psychologen sehen in dem Verraten anderer vor allem den Wunsch der Kinder, sich an soziale Regeln zu halten – und die Erwartung, dass ihre Mitmenschen dasselbe tun. In einem Experiment ließen Psychologen dreijährige Kinder gemeinsam mit Handpuppen malen oder basteln. Nach einer Weile verließ eine Puppe den Raum mit dem Hinweis, wie stolz sie auf ihr Kunstwerk sei. Sie schloss das Bild in eine Box, zu der die Kinder keinen Schlüssel hatten – wohl aber eine andere Puppe. Diese zerstörte das geliebte Werk. Als das Opfer zurückkam, verrieten mehr als die Hälfte der Kinder den Täter. In einer Kontrollgruppe, in der die »böse« Puppe ein unwichtiges Objekt zerstörte, meldete hingegen nur ein Kind das Unrecht. Die Kinder machten also einen Unterschied bei der Schwere der Tat. In einer Studie mit Fünfjährigen beobachteten Psychologen ebenfalls, dass diese zwischen leichten und schweren Vergehen unterschieden. Rechneten die Kinder mit Ärger für ihre Gruppe, hielten sie eher dicht.

## 66 | Liegen GEFÜHLE in der Luft?

**Dass Emotionen sich in der Luft verbreiten können,** haben Wissenschaftler anhand einer Studie mit insgesamt 9500 Zuschauern untersucht. Dabei wurden alle 30 Sekunden Messungen der Atemluft durchgeführt, während die Teilnehmer 16 verschiedene Filme sahen. Und siehe da: Wurde es spannend, lag das buchstäblich in der Luft. Wenn etwa die Heldin in »Die Tribute von Panem« um ihr Leben kämpfte, fanden die Wissenschaftler stets dieselbe eindeutige chemische Signatur in der Atemluft: mehr Kohlendioxid, mehr Isopren. Auch Humor veränderte die molekulare Zusammensetzung der Atemluft. Die Forscher konnten mithilfe der Aufzeichnungen klar sagen, wann das Publikum entspannt losgelacht hatte. Überraschenderweise waren die Spuren erotischer Gefühle längst nicht so eindeutig – bei Liebesszenen atmete das Publikum keine verräterischen Signale aus. Dass ausgerechnet An- und Entspannung mit der Atemluft transportiert werden, hat evolutionär durchaus einen Sinn: In grauer Vorzeit könnten Angehörige einer Sippe einander über die veränderte Atemluft blitzschnell auf drohende Gefahr aufmerksam gemacht oder Entwarnung gegeben haben.

## 67 | Was stimmt: »GLEICH UND GLEICH …« oder »GEGENSÄTZE ZIEHEN SICH AN«?

**Für die großen Dating-Plattformen ist es klar:** Gemeinsamkeiten sind die beste Basis für Freund- und Liebschaften. Darum hantiert Amor im Internet mit Datenfiltern: »passt«, »passt nicht«. Der Wunschpartner eines Kammermusikfans sollte nicht den ganzen Tag Rammstein hören. Aber: Zwischen Charakterähnlichkeit und Zufriedenheit in der Ehe besteht kein Zusammenhang, fanden Psychologen heraus. Warum misstrauen wir dem Gegensatz trotzdem weit stärker als den geteilten Eigenschaften? Eine US-amerikanischen Freundschaftsforscherin entdeckte: Je größer die Auswahl, desto wichtiger werden uns vertraute Merkmale. So suchen Studenten an großen Unis eher den Kontakt zu Leuten, die ähnlich leben und denken wie sie selbst. An kleineren Unis dagegen stieß die Forscherin auf viele ungleiche Freundschaftspaare. Und: Letztere verband sogar eine größere emotionale Nähe. Wo die Auswahl an Sozialpartnern klein ist, haben Freundschaften also einen größeren Wert, egal ob die Beteiligten »synchron ticken« oder nicht. Beim Netzdating sind Auswahl und »Nachschub« an potenziellen Partnern grenzenlos. So mancher gibt sich daher der Illusion hin, irgendwann den perfekten Seelenverwandten anzuklicken. Aber Gemeinsamkeiten ergeben sich von selbst, weil wir unbewusst danach suchen und sie in der Regel auch finden, sobald uns jemand sympathisch ist.

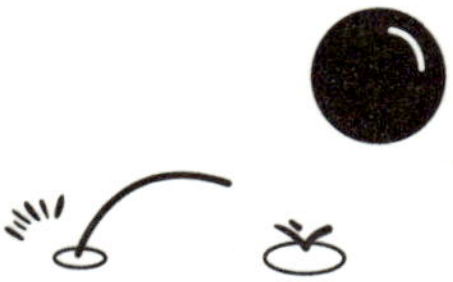

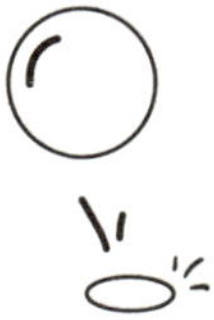

## 68 | BEKOMMT man durchs Fußballspielen O-BEINE?

**Früher galt Ex-Nationalspieler Pierre Littbarski als O-Bein-König** unter den Fußballprofis, danach war es Kevin-Prince Boateng. Fehlstellungen der Beine und der Ballsport werden fast selbstverständlich miteinander verknüpft. Aber sind Fußballer tatsächlich besonders häufig von den krummen Schenkeln betroffen? Chirurgen sammelten die Daten von mehr als 1344 jungen männlichen Fußballtalenten und 1277 Nichtfußballern. Tatsächlich kamen O-Beine bei den intensiv trainierenden Fußballern deutlich häufiger vor als in der Vergleichsgruppe. Im Durchschnitt fanden die Ärzte eine 1,5 Zentimeter größere

Lücke zwischen den Knien bei den Fußballern. Sie könnte durch Verletzungen in den kniegelenksnahen Wachstumsfugen entstehen, wodurch es zu einem asymmetrischen Längenwachstum der Beine kommt. Als erste Maßnahme dagegen wären ein jährliches Screening denkbar und möglicherweise angepasste Trainingsmethoden. Denn die Fehlstellung kann das Risiko einer Arthrose im Kniegelenk erhöhen. Aber vielleicht, vermuteten die Ärzte, werden ja auch Kinder mit O-Beinen einfach öfter zum Fußballspielen animiert als andere – in Erinnerung an den Fußballweltmeister von 1990, Pierre Littbarski.

## 69 | Machen KOPFBÄLLE wirklich HIRNSCHÄDEN?

**Wer erinnert sich nicht an einen Kopfball,** der die deutsche Nationalmannschaft vor dem Aus rettete oder die Lieblingsmannschaft vor dem Abstieg? Mit großer Wucht hieven die Sportler den harten Ball ins Tor. Kein Wunder, dass sich Mediziner darüber Gedanken machen, welche Spuren das womöglich im Gehirn der Fußballer hinterlässt. Forscher stellten bisher zwar Veränderungen im Gehirn von Profikickern fest, zumindest im Vergleich zu Profischwimmern, in Bezug auf die Kommunikation zwischen den Nervenzellen. Nicht geklärt ist aber, ob diese Veränderungen tatsächlich einen Schaden darstellen. Unbestritten ist, dass Gehirnerschütterungen schwere Folgen haben können. Diese treten vor allem auf, wenn zwei Fußballer mit den Köpfen zusammenstoßen oder ein Spieler den anderen mit dem Ellbogen am Kopf erwischt. Sehstörungen, Kopfschmerzen, Schwindel und Konzentrationsstörungen können die Folge sein. Darum müssen Fußballer nach einem solchen Zusammenstoß vom Platz gehen und sich kurieren. Aus Studien ist auch bekannt, dass American-Football-Spieler an einer speziellen Form der Demenz erkranken können, der CTE. Aber auch Patienten, die keine Schädeltraumata erlebt haben, zeigen solche Anzeichen im Hirngewebe. Noch sind also viele Fragen offen, die Forschung geht weiter.

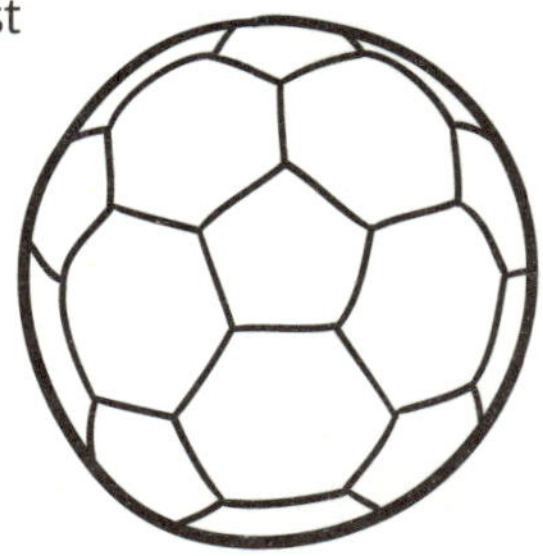

# 70 | Warum ÜBERLEBEN Hautkrebs-Patienten HEUTE LÄNGER?

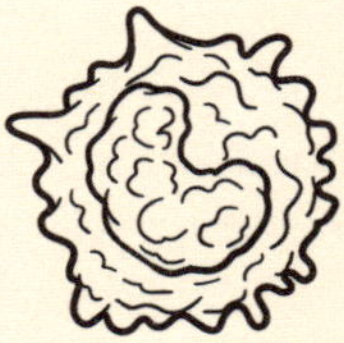

Wenn ein Hautarzt vor rund zehn Jahren bei einem Patienten schwarzen Hautkrebs samt Metastasen in Lymphknoten oder anderen Organen fand, hatte er nichts in der Hand, um das Leben der Erkrankten wesentlich zu verlängern. Sieben bis neun Monate nach der Diagnose starb ein Großteil der Betroffenen. In den vergangenen Jahren jedoch hat sich durch zahlreiche neue Forschungen eine Wende vollzogen. 2011 kam ein Medikament auf den Markt, das ein missratenes Eiweiß im Tumorgewebe ausschaltet: Das Protein BRAF regt als Glied einer Signalkette gesunde Zellen nur bei Bedarf zur Teilung an – normalerweise. In Melanomzellen dagegen feuert das veränderte BRAF Krebszellen pausenlos an, sich zu teilen. Dagegen wurden Medikamente entwickelt : Ein Drittel der Patienten lebte mithilfe der Therapie noch fünf Jahre nach der Diagnose, bei 109 von insgesamt 563 Patienten einer Studie war nach der Behandlung kein Tumorgewebe mehr nachzuweisen.

Fast zeitgleich gelang es anderen Medizinern, das körpereigene Immunsystem gegen den schwarzen Hautkrebs zu richten. Ob und wie gut unsere Körperabwehr normale von gefährlichen Zellen unterscheidet, liegt vor allem an Checkpoints, Kontrollstationen an der Oberfläche bestimmter Immunzellen. Krebszellen aber können manche der Checkpoints so manipulieren, dass diese einen Angriff gegen neues Tumorgewebe verhindern. Sie senden quasi ein falsches Bremssignal aus, sodass Immunzellen den Krebs nicht angreifen. Medizinern gelang es mithilfe von Antikörpern, das falsche Bremssignal zu blockieren. Prompt fielen die nun alarmierten Immunzellen über die Tumorzellen her. Das erste Medikament wurde im Jahr 2011 in der EU zugelassen, und zwei Forscher erhielten für die Entdeckung des Prinzips im Jahr 2018 den Medizin-Nobelpreis.

## 71 | Können DARMBAKTERIEN dick machen und DIABETES BEGÜNSTIGEN?

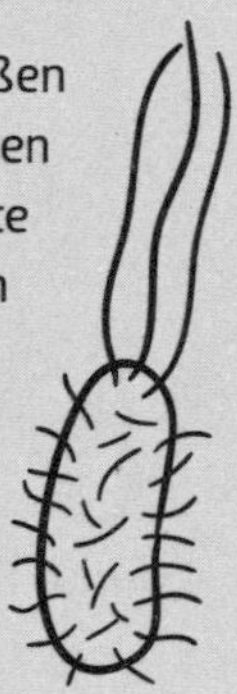

**Die Bakterienvielfalt unseres Verdauungstraktes** hat großen Einfluss auf unsere Gesundheit. Die Mikroben im Darm versorgen uns mit Vitaminen, bauen Ballaststoffe ab oder machen Gifte unschädlich. Sie schützen vor Infektionen und beschleunigen die Wundheilung. Umgekehrt fördert eine ungünstige Darmflora in der Kindheit die Entstehung von Allergien, chronischen Darmentzündungen oder Multipler Sklerose.

Auch Fettleibigkeit und Diabetes haben wohl etwas mit den Darmbewohnern zu tun. Wissenschaftler stellten bei Übergewichtigen fest, dass sie eine deutlich verringerte Vielfalt an Mikroben aufweisen. Da bekannt ist, dass Übergewicht und Typ-2-Diabetes – die häufigste Form der Zuckerkrankheit – zusammenhängen, bezogen die Forscher übergewichtige Diabetiker in ihre Studie ein: Auch bei ihnen war die Bakterienvielfalt geschrumpft, allerdings fanden sich einzelne Bakterienarten bei Diabetikern häufiger als bei Übergewichtigen ohne Diabetes. So scheint es also, dass unterschiedliche Mikroben bei den Krankheiten eine Rolle spielen.

Untersucht wurde weiterhin, ob es sich für Übergewichtige lohnt zu fasten und dadurch die Darmflora zu beeinflussen. Das Ergebnis: Die Vielfalt an Bakterien nach einer sechswöchigen Hungerkur verbesserte sich deutlich. Zudem hatten sich »schlechte« Bakterien der Gattung Collinsella drastisch reduziert. Sie stehen unter Verdacht, den Stoffwechsel zu beeinträchtigen und den Cholesterinspiegel zu erhöhen. Für Forscher ist das ein Hinweis darauf, dass Übergewicht und Darmflora zusammenhängen und neue Therapien und Diäten helfen könnten.

## 72 | Hat der GEBURTSMONAT Einfluss auf den CHARAKTER?

**Seit Jahrzehnten wird zu der Frage geforscht,** ob die Jahreszeit, in der ein Kind geboren wird, Einfluss auf seinen Charakter und seine Gesundheit hat. Manche Studien legen nahe, dass Mai-Kinder glücklicher sind als November-

Kinder. Andere finden heraus, dass Männer, die im Winter auf die Welt kamen, besonders häufig »Sensation-Seeker« sind, also ständig neue Reize suchen. Es werden also ganz unterschiedliche Effekte untersucht, und oft bleibt unklar, welche anderen Faktoren noch eine Rolle spielen. Eine Studie zeigte zum Beispiel, dass Frühjahrskinder einen geringeren IQ hätten als Sommerkinder. Wurden aber der sozioökonomische Status, der IQ der Mutter oder die Ernährung mitberücksichtigt, schwanden die Unterschiede weitgehend.

Besser ist die Studienlage, wenn es um Krankheiten oder Störungen geht. Etliche Untersuchungen konzentrieren sich auf den Zusammenhang zwischen Schizophrenie und der Jahreszeit der Geburt. Die Ergebnisse zeigen ein leicht erhöhtes Risiko für Kinder, die in Winter und Frühjahr geboren wurden. Studien zu Autismus wiederum weisen auf ein etwas erhöhtes Risiko bei Geburten im Sommer oder Herbst hin. Mögliche Ursachen könnten saisonale Virusinfektionen der Mutter sein. Fazit: Es ist eine gehörige Portion Skepsis geboten, wenn der Geburtsmonat als Erklärung für die Entwicklung eines Kindes herhalten soll.

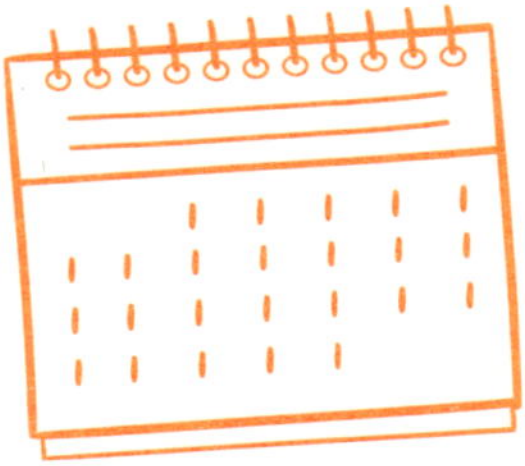

## 73 | Bestimmen **GEFÜHLE**, woran wir uns **ERINNERN**?

**Bereits im späten 19. Jahrhundert** war der US-Psychologe William James davon überzeugt, dass sehr emotionale Erlebnisse sich so tief in unser Gedächtnis eingraben, als würden sie »Narben im Gehirngewebe« hinterlassen. Das ist natürlich nur eine Metapher. Im Prinzip lag James aber genau richtig: Wir können uns viel länger an Dinge erinnern, bei denen starke Emotionen im Spiel waren. Auch die Art der Gefühle scheint eine Rolle zu spielen: Negative Emotionen erhöhen die Erinnerungsleistung leider stärker als positive. Darum macht uns ein traumatisches Erlebnis lange zu schaffen, wohingegen ein schönes Erlebnis kaum für immer heilen kann.

Einziger Trost: Das scheint sich mit den Jahren zu ändern. Wenn wir älter werden, fallen uns zunehmend Momente aus der Vergangenheit ein, die mit angenehmen Gefühlen verknüpft sind. Das Gehirn verarbeitet negative Erfahrungen mit der Zeit anders. Man nimmt das Schlechte nicht mehr so persönlich. Das entspricht auch unserer Alltagserfahrung: In der Kindheit können uns Schicksalsschläge leichter umwerfen als mit 80 Jahren. Das Alter mag den Menschen morsche Gelenke bescheren – aber offenbar auch ein dickeres Fell.

## 74 | Warum sind auf **SINGLE-PORTALEN** mehr Männer als Frauen aktiv?

**Die Welt des Onlinedatings ist groß.** Dabei unterscheiden sich die Angebote deutlich. Auf der einen Seite gibt es große Onlineportale, die eine ernsthafte Partnervermittlung in den Vordergrund stellen und bemüht sind, ihre Nutzer in aussagekräftigen Profilen darzustellen. Sie weisen eine recht ausgewogene Verteilung von männlichen und weiblichen Nutzern auf. Auf der anderen Seite stehen beliebte Dating-Apps wie Tinder, bei denen der Fokus deutlich mehr auf Spaß und auf den optischen Reizen der Menschen liegt. Die geografische Nähe und die Bewertung der Nutzer aufgrund von Fotos sind die Hauptmerkmale der App. Diese Angebote ziehen tatsächlich mehr Männer an. Ein Psychologe, der selbst eine Datingplattform betreibt, nennt als Grund hierfür – der selbstverständlich nicht auf jeden Mann zutrifft: Insgesamt sind Männer untreuer als Frauen. Viele Dating-Apps positionieren sich selbst in der Ecke des Unverbindlichen, des kurzen Erlebnisses und sind für eine Partnersuche oft nicht geeignet. Diese Ansicht wird unterstützt durch Studienergebnisse der Michigan State University: Beziehungen sind offenbar weniger langlebig, wenn die Partner sich online statt offline kennengelernt haben.

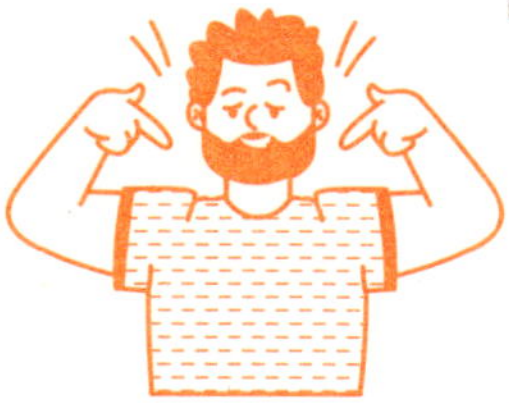

## 75 | **ZWANGSHEIRAT** – wie viele Jungen sind betroffen?

**Geht es um »Kinderehen«, denken wir meist an Mädchen,** die von ihren Familien zur Heirat gezwungen wurden. Weltweit sind rund 650 Millionen Mädchen und Frauen betroffen. Aber es gibt auch »Kinderbräutigame«: Das UN-Kinderhilfswerk UNICEF hat im Jahr 2019 Zahlen dazu ermittelt: Anhand von Daten aus 82 Ländern wurden 115 Millionen Jungen vor ihrem 18. Geburtstag verheiratet. Jeder Fünfte von ihnen (23 Millionen) war noch nicht einmal

15 Jahre alt. Bei den »Kinderbräuten« liegt das westafrikanische Land Niger an der Spitze. Dort werden drei Viertel aller Mädchen vor ihrem 18. Geburtstag verheiratet. Laut UNICEF liegen bei den Jungen die Zentralafrikanische Republik (28 Prozent), Nicaragua (19 Prozent) und Madagaskar (13 Prozent) vorn in der traurigen Liste. Verbreitet ist die Verheiratung von Jungen in Afrika südlich der Sahara, in Lateinamerika und der Karibik, in Süd- und Ostasien sowie in der Pazifikregion. Besonders betroffen sind Söhne aus armen Familien und ländlichen Regionen, ohne oder mit nur dürftiger Schulbildung. Eine Ehe stiehlt ihnen nicht nur die Kindheit, sie verstößt auch gegen Artikel 3 der UN-Kinderrechtskonvention zum Kindeswohl. Kinderbräutigame seien gezwungen, die Rolle eines Erwachsenen zu übernehmen, bevor sie reif genug dafür seien. Frühe Vaterschaft erhöhe diesen Druck. Denn dann müssen sie für eine Familie sorgen – und Bildung sowie bessere Jobchancen bleiben auf der Strecke.

## 76 | Wie kann ich für GUTEN SCHLAF sorgen?

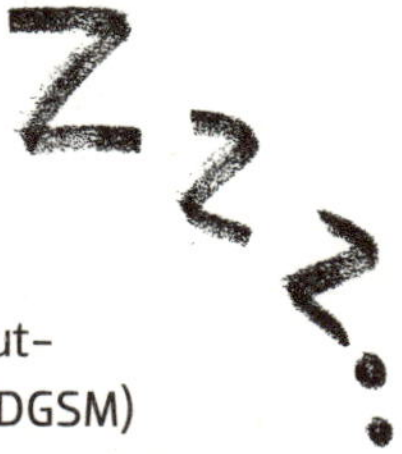


**Sechs bis zehn Prozent der Deutschen** leiden laut der Deutschen Gesellschaft für Schlafforschung und Schlafmedizin (DGSM) an Schlafstörungen. Allein lebende und ältere Menschen leiden häufiger daran, Frauen sind etwa doppelt so oft betroffen wie Männer, Schichtarbeiter sind besonders gefährdet. Eine chronische Schlafstörung liegt vor, wenn Menschen mindestens drei Monate hindurch dreimal pro Woche schlecht schlafen und die ruhelosen Nächte den Tag beeinträchtigen. Körperlich ist den Patienten der Stress ebenfalls anzumerken: Sie leiden oft unter einer erhöhten Herzfrequenz, und das Stresshormon Cortisol wird vermehrt ausgeschüttet.

Für die Betroffenen sind ein paar Grundregeln wichtig. Sie sollten nach 13 Uhr keine koffeinhaltigen Getränke mehr zu sich nehmen und tagsüber nicht länger als 20 Minuten schlafen, vor allem nicht nach 15 Uhr. Sie sollten spätabends nicht schwer essen, Sport treiben oder Smartphones und Tablets nutzen, denn deren blaues Licht führt zu einer verminderten Ausschüttung des schlaffördernden Hormons Melatonin. Besonders wichtig ist, dass die Betroffenen ihr Schlafzimmer und Bett als Wohlfühloase wahrnehmen. Wenn sie dort trotz allem ins Grübeln kommen, sollten sie das Schlafzimmer verlassen, damit es nicht mit den Alltagssorgen verknüpft wird. Vielen Patienten hilft es auch, gedanklich auf Reisen zu gehen, zum Beispiel sich den letzten Urlaub noch einmal vorzustellen.

# 77 | Kann man am Herzen Krebs bekommen?

Wenn Mediziner von Herztumoren sprechen, reden sie oft von einem Chamäleon. Denn die Symptome sind zunächst so wenig charakteristisch, dass sie auf den ersten Blick anderen Leiden ähneln. Herztumore machen nur etwa 0,05 Prozent aller Krebserkrankungen aus. Manche entstehen direkt aus dem Herzgewebe; drei Viertel dieser Tumore sind gutartig. Am häufigsten finden Ärzte das Myxom, ein gutartiges, kugelförmiges Gebilde, meist im linken Vorhof des Herzens. Seltene, bösartige Herztumore sind zum Beispiel die Sarkome. Viel häufiger entdecken Mediziner jedoch Absiedlungen – Metastasen – anderer Tumore am Herzen, zum Beispiel aus der Lunge oder der Brust. Oft wird ein Herztumor zufällig bei einer Ultraschalluntersuchung gefunden. Teils leiden die Patienten an leichtem Fieber oder einer Blutarmut, an Gewichtsverlust und Atemnot, manchmal auch Herzrhythmusstörungen. Auch gutartige Herztumore können schwere Folgen haben, wenn sich Anteile lösen, in den Kreislauf geraten und Blutgefäße verschließen. Darum müssen sie operativ entfernt werden.

Bei bösartigen Herztumoren bleiben meist nur noch Bestrahlung und Chemotherapie, um die Erkrankung zu bekämpfen. Bei ihnen ist die Prognose deutlich schlechter: Fünf Jahre nach Diagnose der Erkrankung leben nur noch 30 Prozent der Patienten mit bösartigen Tumoren, bei den anderen sind es mehr als 80 Prozent.

## 78 | WUNDHEILUNG OHNE NARBEN – ist das möglich?

**Eine Haut, die nach Verletzungen narbenlos verheilt:** Dazu gibt es einige vielversprechende Forschungsansätze. Enzyme des Schwanzlurchs Axolotl könnten zum Beispiel dazu beitragen. Die Tiere können ihre Gliedmaßen nahezu komplett nachwachsen lassen, indem sie Zellen in ihrer Entwicklung zurücksetzen. Ein Forscherteam ließ sich vor wenigen Jahren die Anwendung eines Enzyms namens AmbLOXe patentieren, das die Tiere während der Wundheilung produzieren. Aber auch die entzündungshemmenden Eigenschaften von Pflanzen könnten bei Wunden helfen. Kurkuma, beziehungsweise dessen Farbstoff Curcumin, bewirkt offenbar eine deutlich geringere Narbenbildung. Ein Team in Zürich forscht derzeit an einem biologisch abbaubaren Wundschaum, der auf Polymeren aufbaut und mit Curcumin versetzt wird. Die körpereigenen Heilungsprozesse des Menschen wiederum macht sich ein Projekt in Bremen zunutze: Die Wissenschaftler haben ein dreidimensionales Proteingerüst entwickelt, das – dem Wundschorf ähnlich – als hauchdünnes Pflaster verwendet werden könnte. Eine solche biologische Wundauflage würde der Körper womöglich besser annehmen als synthetische Pflaster.

## 79 | Warum bekommen wir DIE BESTEN IDEEN unter der Dusche?

**Gleich mehrere Forscher aus den USA** haben sich mit der Frage beschäftigt, warum uns manchmal die besten Ideen unter dem heißen oder kalten Wasserstrahl kommen. Sie glauben, dass es an der Selbstvergessenheit liegt, mit der unser Gehirn im Bad funktioniert. Es schaltet dabei nämlich um vom »Task Positive Network« (Arbeiten und Lösung von Problemen) auf das Gegenstück »Default Mode Network« (entspannter, offener Ausgangszustand). Und dabei können die besten Ideen entstehen. Forscher der Indiana University wiesen nach, dass unser präfrontaler Cortex, eine wichtige Hirnregion für Kreativität, unter der Dusche besonders stimuliert

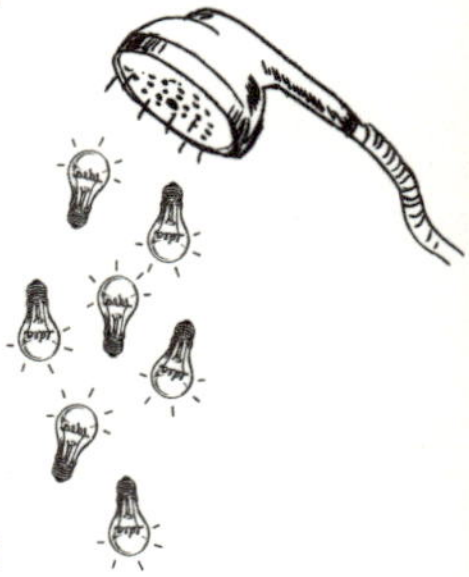

wird. Und ein Kollege aus Philadelphia ergänzt, dass das Bad in der heutigen Zeit der einzige echte Rückzugsraum von der täglichen Reizüberflutung sei. Hier sind wir wirklich ganz allein mit uns und unseren Gedanken. Nicht zuletzt werden unter der Dusche entspannende Hormone ausgeschüttet, was unsere kreativen Prozesse positiv beeinflusst. Im Englischen hat sich inzwischen die Bezeichnung »shower thoughts« (Duschgedanken) für besonders originelle, kreative oder verblüffende Überlegungen eingebürgert.

## 80 | Wie ANFÄLLIG sind wir für GERÜCHTE UND TRATSCH?

**Fast alle Menschen können auf Gerüchte hereinfallen.** Wie hoch die Wahrscheinlichkeit dafür ist, zeigte eine Untersuchung der Humboldt-Universität zu Berlin. In der Laborstudie sollten Teilnehmer angeben, wie sehr sie andere Menschen mochten, die sie persönlich nicht kannten. Sie hatten nur Bilder dieser Menschen und Sätze über deren Verhalten, etwa Aussagen wie: »Dieser Mann hat seinen Lehrling tyrannisiert.« Bei einer Hälfte der Versuchsteilnehmer waren derlei Aussagen ausdrücklich als Gerüchte markiert – durch einschränkende Worte wie »angeblich«, »vermutlich« und »wie behauptet wird«. Trotzdem kamen beide Teilnehmergruppen zu den ungefähr gleichen moralischen Bewertungen. Sie nahmen das negative Gerücht genauso ernst als wäre es eine gut abgesicherte Nachricht. Das Gleiche galt für positive Berichte, etwa: »Er oder sie hat angeblich seine oder ihre Ersparnisse für Schulkinder im Krisengebiet gespendet.« Ihnen flog die Sympathie der Probanden entgegen, auch wenn die Information als nicht komplett zuverlässig eingestuft wurde. Das alles zeigt: Wenn wir Dinge behaupten, wird immer etwas davon bei anderen hängen bleiben. Egal, ob die Sache stimmt oder ausgedacht ist.

## 81 | SCHADEN zu viele Geheimnisse UNSERER PSYCHE?

**Menschen, die Geheimnisse mit sich herumtragen,** leiden mit erhöhter Wahrscheinlichkeit an Depressionen und Angstzuständen und sind auch körperlich weniger gesund. Doch warum? Zum einen, weil es viel Energie kostet, sein Geheimnis nicht auszuplaudern. Zum anderen scheint uns ein Geheimnis auch innerlich zu verfolgen. Bestimmte Emotionen spielen dabei eine wichtige Rolle. Die Forscher untersuchten 1000 Menschen, die insgesamt rund 6000 Geheimnisse mit sich herumtrugen. Als besonders belastend erwiesen sich dabei Geheimnisse, die mit Scham verbunden waren. Scham bedeutet, sich selbst für »wertlos und unbedeutend« zu halten, so die Forscher. Diese Emotion machte es um fast 60 Prozent wahrscheinlicher, gedanklich immer wieder von seinem Geheimnis heimgesucht zu werden.

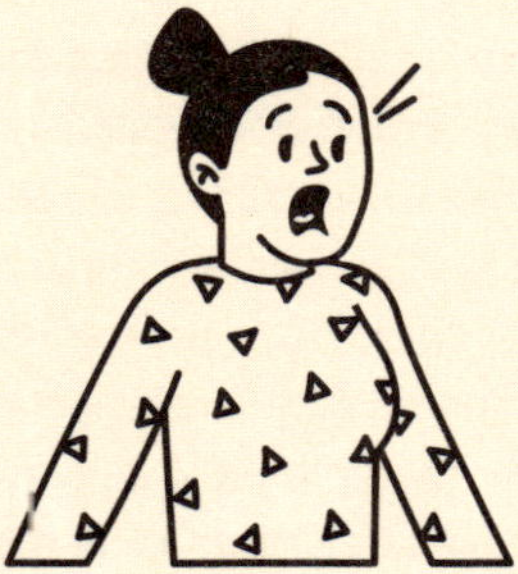

Was hilft gegen schambesetzte Geheimnisse? Drei Strategien gelten wissenschaftlich als wirksam: Sich jemandem anvertrauen – etwa im Rahmen einer Therapie. Regelmäßige Meditation. Und schließlich: Übungen in Selbst-Mitgefühl. Dabei behandelt man sich selbst wie einen alten Freund und fragt sich: Was würde diesem Freund guttun? Wie sie mit dem Geheimnis umgehen sollen, fällt vielen Menschen dabei wie von selbst ein.

## 82 | Übernehmen ERSTGEBORENE GESCHWISTER besonders gerne Verantwortung?

**Alfred Adler, der Schüler Sigmund Freuds** und Arzt und Psychotherapeut, glaubte: Erstgeborene suchen sich aufgrund ihrer speziellen frühkindlichen Erfahrung gern Führungsaufgaben. Die These wurde aber bereits in den 1970er-Jahren empirisch widerlegt. Die bislang wichtigste Studie zum Thema Geschwisterfolge und Persönlichkeit stammt aus dem Jahr 2015. Forscher untersuchten dabei mehr als 20 000 Persönlichkeitsprofile aus den USA, Großbritannien und Deutschland. Das Ergebnis: Die Geschwisterfolge hat keine allgemeine Auswirkung auf unsere Persönlichkeit. Wie introvertiert jemand ist, wie emotional stabil, freundlich, gewissenhaft oder fantasiebegabt – all das steht in keinem Zusammenhang damit, ob er als großer Bruder oder kleine Schwester aufgewachsen ist. Die Mär vom »typischen Charakter« älterer oder jüngerer Geschwister sei also nicht mehr als eine »Zombie-Theorie«: eigentlich längst gestorben – aber trotzdem nur schwer totzukriegen.

## 83 | Wie können wir unsere GENE HEILEN?

**Genetische Behandlungen gegen schwere Erberkrankungen** sind inzwischen im klinischen Alltag angekommen, wenngleich auch nur in kleinen Studien. Es geht vor allem um Krankheiten, bei denen nur ein einziges Gen defekt ist. Ziel ist es, dieses zu ersetzen, also Erbinformationen in die Zellen einzuschleusen, die dem Körper fehlen. Ein Beispiel ist die Blutkrankheit Thalassämie. Die Betroffenen besitzen keinen funktionstüchtigen Bauplan für den Blutfarbstoff Hämoglobin. Den brauchen die roten Blutkörperchen aber, um Sauerstoff zu transportieren. Und so benötigen die Patienten regelmäßig Bluttransfusionen. Bei der Gentherapie werden nun Blutstammzellen entnommen. Die Ärzte schleusen dann ein Stück DNA in die Zellen, das den korrekten Bauplan für das Hämoglobin enthält. Die behandelten Stammzellen werden dann vermehrt und dem Patienten verabreicht. Die Zellen können jetzt den neuen DNA-Abschnitt ablesen – und das heißt, alle roten Blutkörperchen, die aus diesen Stammzellen hervorgehen, können selbst Hämoglobin herstellen. Im Vorfeld muss jedoch erst das Knochenmark der Patienten durch eine Chemotherapie ausgeschaltet werden, denn daraus kommen ja die defekten Stammzellen. Von rund 50 bisher behandelten Patienten brauchen etwa 80 Prozent keine Bluttransfusionen mehr. In Deutschland sind derzeit sieben Gentherapeutika für seltene Erkrankungen zugelassen.

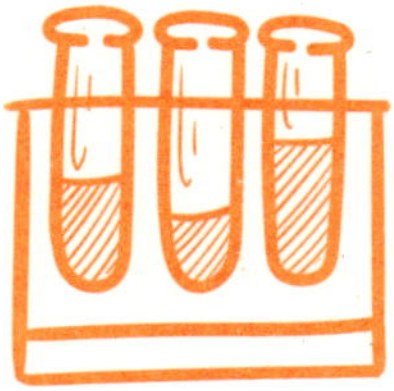

# 84 | Haben ZWEISPRACHIGE Kinder VORTEILE?

Zweisprachige Kinder bringen Erwachsene oft zum Staunen. Mühelos wechseln viele von ihnen zwischen Englisch und Spanisch, Russisch oder Chinesisch hin und her – ganz ohne Grammatikregeln oder Vokabeln pauken zu müssen. Nun berichteten kanadische Psychologen, dass die Vorteile der Mehrsprachigkeit noch grundlegender sind als vermutet. Die Nervenzellen verknüpfen sich anders. Das Team beobachtete, dass bilinguale Babys ihre Aufmerksamkeit besser kontrollieren und lenken konnten als einsprachige. Dafür hatten die Psychologen die Augenbewegungen von sechs Monate alten Säuglingen erfasst. Die Hälfte der Kinder wuchs in einer zweisprachigen Umgebung auf.

Die Forscher legten 20 kleine Probanden nacheinander in eine Wiege. Von dort aus sahen die Babys auf einem Monitor eine bestimmte Bilderfolge – und die Forscher beobachteten, wohin die Kinder schauten. Bald blickten alle Babys schon in die richtige Bildschirmecke, bevor das Bild dort erschien. Sie hatten also verinnerlicht, was passieren würde. Dies diente als Grundlage für die nächsten Experimente, diesmal mit 40 Babys. Zunächst sahen die Säuglinge die gewohnte Bilderfolge aus den ersten Testreihen. Doch nach der Hälfte der Versuche änderten die Forscher plötzlich den Ablauf der Bilder. Anhand der Augenbewegungen konnten sie sehen, dass die zweisprachigen Babys die neue Regel besser und schneller lernten als die anderen. Sie guckten also eher in die »richtige« Ecke, in der sie das nächste Bild erwarteten.

## 85 | Kann man **KRANKHEITEN** im Gesicht **ERKENNEN?**

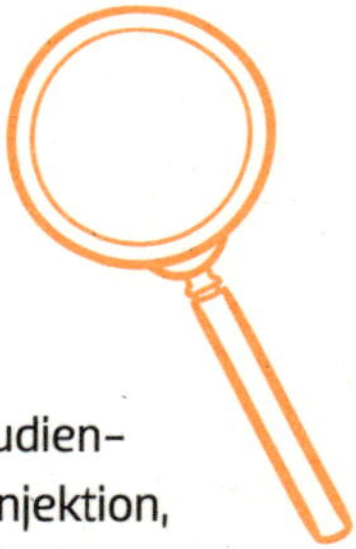

**Je rascher unsere Vorfahren** ansteckende Personen ausmachen konnten, desto besser waren sie selbst gegen Infektionen gefeit. Bis heute haben wir diese Fähigkeiten nicht verloren. Forscher suchten zunächst 22 gesunde Probanden zwischen 19 und 34 Jahren. Diese erhielten ein bakterielles Toxin per Spritze, das eine Entzündung im Körper auslöste. Dann wurden die Studienteilnehmer fotografiert: einmal wenige Stunden nach der Injektion, das zweite Mal mehrere Wochen später, nachdem sie eine Spritze mit einem Placebo erhalten hatten, also einer wirkungslosen Substanz. So erhielten die Wissenschaftler erst ein Bild der Probanden im kranken Zustand, dann im gesunden. In einem zweiten Schritt baten sie 62 Studenten, sich die Bilder anzusehen, nur fünf Sekunden lang. Sie sollten beurteilen, ob der Proband gesund oder krank aussah. Von 2945 Bewertungen hatten die Studenten 1215-mal »krank« gewertet, 775 davon waren korrekt.

Eine zweite Gruppe von 60 Teilnehmern sollte sich auf den Bildern Gesichtsmerkmale genau ansehen und beurteilen, wie sich diese zwischen den Bilderfolgen (nach Injektion des Toxins und des Placebos) unterschieden. Blasse Lippen, hängende Augenlider und schlaffe Mundwinkel waren nach der Toxin-Injektion in den Gesichtern zu finden, auch sahen die Teilnehmer nach der Toxin-Spritze müder aus. Allerdings sind die größten Veränderungen wahrscheinlich im Verhalten wie auch in der Gehgeschwindigkeit kranker Menschen zu beobachten.

## 86 | Warum haben wir manchmal **PUNKTE VOR DEN AUGEN?**

**Feine Fäden und Flecken, manche dunkel,** manche durchsichtig, die vor unseren Augen zu tanzen oder zu schwimmen scheinen: Augenärzte verwenden für dieses Phänomen den französischen Begriff »Mouches volantes«, »tanzende Mücken«. Sie fallen uns vor allem auf, wenn wir auf einen einfarbigen, hellen Hintergrund schauen. Dabei sind sie ständig da – bei den einen mehr, bei den anderen weniger. Unser Augapfel wird vor allem durch den Glaskörper ausgefüllt, eine Art Gelee, das unser Auge in Form hält. Es besteht zu 98 Prozent aus Wasser und zu geringen Mengen aus Hyaluronsäure, Eiweiß und Kollagenfasern. Wenn wir älter werden, verliert der Glaskörper etwas an Stabilität, die Kollagenfasern und Eiweißbestandteile können sich verschieben und verdichten und dabei jene Schatten auf die Netzhaut werfen. Die Teilchen sind völlig harmlos, auch wenn empfindliche Menschen sie als störend empfinden. Der Rat der meisten Augenärzte lautet: Ignorieren! Teure Operationen sind nicht unumstritten. Vor allem Kurzsichtige nehmen die »Mouches volantes« schon in jüngeren Jahren wahr, weil ihr Augapfel länger ist. Die ursprüngliche Symmetrie des Glaskörpers ist dadurch schon früher gestört. Einen Augenarzt aufsuchen sollte man, wenn sie ganz plötzlich oder sogar mit Lichtblitzen auftreten. Dann nämlich könnte eine Netzhautablösung zugrunde liegen.

## 87 | Hilft GUTER SCHLAF gegen ÄNGSTE?

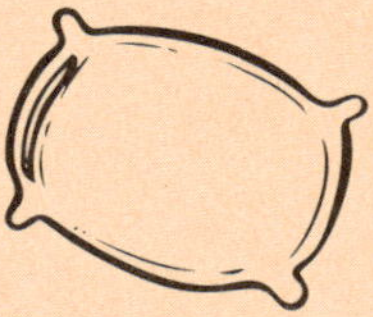

**Offenbar schon, wie eine neue Studie** aus Kalifornien zeigt. Die Forscher teilten ihre Probanden in zwei Gruppen, insgesamt 18 Teilnehmer. Die einen verbrachten eine ruhige Nacht im Schlaflabor, die anderen machten bis zum Morgen durch. Anschließend zeigte man allen ein angsteinflößendes Video und beobachtete im Hirnscanner, was dabei im Gehirn der jungen Erwachsenen vor sich ging. Wer in der Nacht davor gut geschlafen und viel Zeit im Tiefschlaf verbracht hatte, fühlte sich durch die Videos deutlich weniger geängstigt. Im Gehirn war bei diesen Menschen während der Filmvorführung vor allem der präfrontale Kortex aktiv, jenes Areal in der Großhirnrinde, das unter anderem dazu da ist, unsere Gefühle im Zaum zu halten. Es verhindert, dass unsere Angst überhand nimmt. Fazit der Psychologen: Ungenügender Schlaf verstärkt unsere Angst, umgekehrt hilft der Tiefschlaf dabei, solchen Stress zu verringern. Forscher äußerten schon häufiger den Verdacht, dass zu wenig Schlaf eine der Hauptursachen für Angststörungen sein könnte – und mehr nächtliche Ruhe das einfachste Gegenmittel. Diese sehr kleine Studie stärkt diese Vermutung.

# 88 | Sollten wir mit Babys »VERNÜNFTIG« sprechen?

**Sobald wir mit einem Baby Kontakt aufnehmen,** fallen wir automatisch in einen Singsang. Wissenschaftler sprechen von kindgerichteter Sprache. Und der kann sich fast niemand entziehen: Selbst kleine Kinder sprechen mit Babys besonders betont. Aber warum? Weil Babys vor allem dann lächeln, glucksen, hingucken. Bei nüchterner Erwachsenensprache verlieren sie schnell das Interesse. Chinesen, Amerikaner, Japaner – sie alle haben eine bestimmte Form von Babysprache entwickelt. Chinesen betonen vor allem die Tonhöhen, Japaner heben den Sprachrhythmus hervor, Amerikaner verändern die Satzmelodie stark. Das hilft den Kindern, dem Redefluss eine Struktur zu geben, Wörter zu erkennen, Satzgrenzen wahrzunehmen – kurz: ihre Sprache zu erlernen. Typisch für Babysprache sind viele Wiederholungen, deutliche Betonungen und Pausen. Die Sätze sind zwar kürzer, aber grammatisch korrekt. Da macht es auch nichts, wenn sich Begriffe wie »Wauwau« einschleichen. Babys hören aufmerksam zu und lernen schnell, dass Wauwau, Hund und Bella das gleiche haarige Wesen meint.

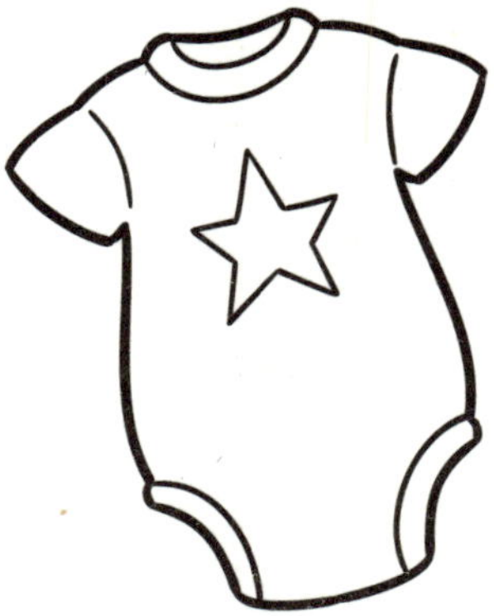

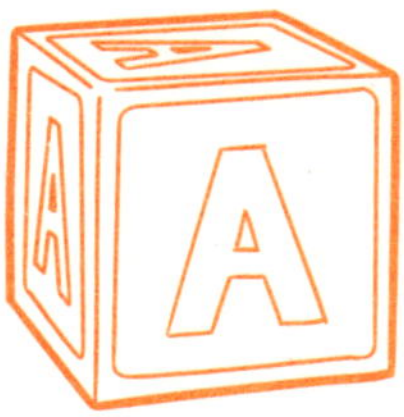

# 89 | Was ist BLUTPLASMA und warum ist eine PLASMASPENDE WICHTIG?

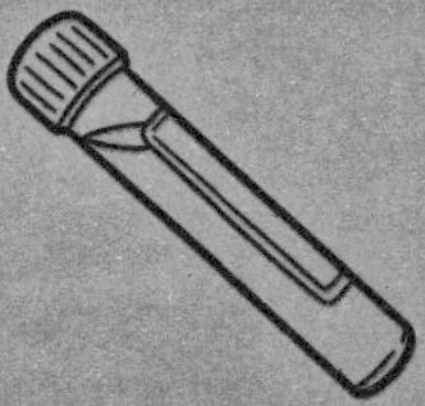

Eine Blutspende kann Leben retten, das ist bekannt. Eine andere lebenswichtige Spende kennen dagegen nur wenige: die des Blutplasmas, des zellfreien Bestandteils von Blut. Aus der klaren, gelblichen Flüssigkeit stellen Firmen Medikamente her, Antikörper etwa, sogenannte Immunglobuline. Sie helfen zum Beispiel Patienten mit einer chronischen Schwäche des Abwehrsystems. Auch das Protein Albumin findet sich im Blutplasma, es transportiert Stoffwechselprodukte und sorgt für eine gute Verteilung der Flüssigkeit zwischen Blutgefäßen und Gewebe. Patienten mit einem Unfallschock, Verbrennungen und Nierenschäden erhalten es oft, auch bei großen Operationen ist es unverzichtbar. Sogenannte Gerinnungsfaktoren aus dem Plasma können Bluterkranken das Leben retten. Und ein Kleber aus Gerinnungsfaktoren und dem Protein Fibrin kann zur Blutstillung bei Wunden verwendet werden. Ärzte benutzen ihn in den Notaufnahmen von Krankenhäusern.

Menschen können Blutplasma auf zwei Arten zur Verfügung stellen: Sie können ihr Blut spenden, die Fachleute im Labor trennen danach die Zellen vom Plasma, so können 200 bis 250 Milliliter Plasma aus einer Spende gewonnen werden. Effizienter ist das Verfahren der Plasmapherese: Eine Zentrifuge trennt das Plasma während der Spende direkt vom restlichen Blut. Die übrigen Zellen fließen über eine Infusion wieder in den Körper des Spenders zurück. Dadurch können gleich 600 bis 850 Milliliter Plasma gewonnen werden. Für die Herstellung von Medikamenten wird daher vor allem dieses Verfahren genutzt.

## 90 | Führt Narkose zu **GEDÄCHTNISSTÖRUNGEN?**

**Vor allem Menschen, die älter als 65 Jahre sind,** haben ein erhöhtes Risiko, nach einem Eingriff unter Narkose an Konzentrationsstörungen, Verwirrtheit, Angst und Reizbarkeit zu leiden. Teils kommen Wahnvorstellungen hinzu, Mediziner sprechen von einem Delir. Manche Patienten erkranken an einer hyperaktiven Form dieses Zustands, mit Unruhe, teils aggressiven Reaktionen und gesteigertem Bewegungsdrang. Die meisten aber leiden an der hypoaktiven Variante, die oft übersehen wird, da die Betroffenen stark verlangsamt und sehr ruhig sind. Solche geistigen Beeinträchtigungen nach einer Operation treffen auf schätzungsweise 10 bis 20 Prozent der Patienten der genannten Altersgruppe zu. Sie müssen dann länger im Krankenhaus bleiben als andere. Zudem erhöht sich die Gefahr für eine Demenz, vor allem dann, wenn Menschen schon vor ihrem Eingriff kognitiv eingeschränkt oder depressiv waren.

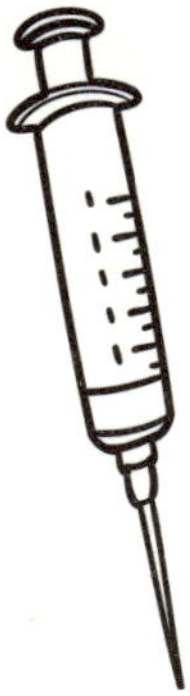

Auch bestimmte Medikamente erhöhen das Risiko für die Verwirrtheit: Schlafmittel wie Benzodiazepine etwa oder Medikamente gegen Herzrhythmusstörungen. Noch wissen Mediziner nicht genau, was zu den Komplikationen im Gehirn führt. Klar ist jedoch, dass zwei Botenstoffe aus dem Gleichgewicht geraten: Es herrscht ein Mangel an Acetylcholin, Dopamin gibt es dagegen im Überfluss. Und besagte Medikamente verstärken dieses Ungleichgewicht. Daher sollten beruhigende Medikamente möglichst weggelassen und eine Vollnarkose durch eine Teilnarkose über das Rückenmark ersetzt werden. Dafür ist jedoch geschultes Personal während des Eingriffs nötig, um den Betroffenen die Angst vor der Operation ohne Vollnarkose zu nehmen.

## 91 | Benötigen Kiffer **MEHR NARKOSEMITTEL?**

**Es ist sicher eine der schlimmsten Vorstellungen vor einer Operation:** Man wacht auf dem OP-Tisch auf, während der Chirurg das Skalpell anlegt. So etwas passiert zum Glück extrem selten. Wer das sicher vermeiden möchte, sollte im OP-Vorgespräch mit dem Anästhesisten ehrlich sein. Das gilt insbesondere für Fragen zum Alkohol-, Schlafmittel-, Beruhigungsmittel- und auch Cannabiskonsum. Wie eine Studie ergab, muss etwa das Narkotikum Propofol bei Cannabis-Konsumenten höher dosiert werden als bei anderen Patienten. Allerdings analysierten die Forscher nur Daten von 250 Patienten, davon waren 25 regelmäßige Kiffer. Für eindeutige Aussagen sind mehr Daten und Forschungen notwendig. Doch man weiß: Narkotika docken zum Teil an dieselben Rezeptoren von Nervenzellen an wie Rauschmittel. Bei Menschen, die Letztere regelmäßig konsumieren, werden diese Andockstellen mit der Zeit weniger sensibel – man spricht auch von Kreuztoleranz. Dadurch steigt die Dosis, die sie brauchen, um sich bekifft zu fühlen – oder eben sediert werden zu können. Dazu kommt, dass die Leber ihre Entgiftungsfunktion steigert, wenn sie häufig mit Cannabinoiden oder Alkohol zu tun bekommt. Dadurch werden auch Narkosemittel schneller abgebaut.

## 92 | Kann man eine **LAKTOSEINTOLERANZ** abtrainieren?

**Käse, Milch und Joghurt verursachen** manchen Menschen Bauchschmerzen und Blähungen. Die Betroffenen sind laktoseintolerant, sie können den enthaltenen Milchzucker nur schlecht oder gar nicht verdauen. Oft entwickelt sich diese Intoleranz erst im Erwachsenenalter. Die Ursache liegt darin, dass der Körper im Laufe der Jahre die Produktion des Enzyms Laktase einstellt. Dieses Enzym ist dafür verantwortlich, Milchzucker im Dünndarm abzubauen. Dass der Körper die Laktaseproduktion reduziert, ist ein natürlicher Prozess, der nicht verhindert werden kann. Eine Laktoseintoleranz ist daher nicht mit einer Allergie vergleichbar und lässt sich nicht »abtrainieren«, indem man weiterhin Milchprodukte verzehrt.

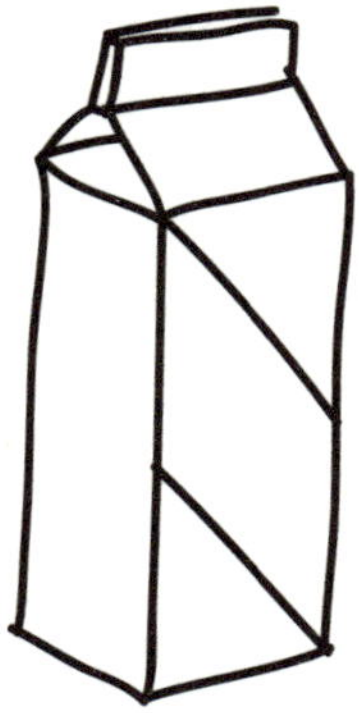

Die Ausprägung einer Laktoseintoleranz ist jedoch sehr unterschiedlich. Manche Menschen reagieren bereits auf kleinste Mengen Milchzucker, bei anderen treten Beschwerden erst nach mehr als zehn Gramm Laktose pro Tag auf. Daher ist es oft nicht nötig, komplett auf Milchprodukte zu verzichten oder ausschließlich laktosefreie Produkte zu kaufen. Im Gegenteil: Milchprodukte sind die wichtigsten Kalziumlieferanten für den Körper.

## 93 | Wie verändern sich **MEINUNGEN** innerhalb der **GESELLSCHAFT**?

**Menschen halten unterschiedliche Dinge für richtig oder falsch.** Wie aber verändern sich Meinungen innerhalb einer Gesellschaft? Dazu gibt es drei Thesen. Erstens: Wir verändern unsere Ansichten mit dem Alter. Zweitens: Die Zeiten ändern sich. Eine Pandemie oder ein Krieg haben massiven Einfluss darauf, was die Menschen glauben oder für richtig halten. Drittens: Jede Generation wächst in eine jeweils eigene Welt mit eigenen Werten hinein. Um zu wissen, was jemand glaubt, muss man nur nach dem Geburtsdatum fragen. Doch welche dieser Thesen stimmt nun? Daten aus acht Ländern ergaben: In der Zeit von 1981 bis 2020 hat sich die öffentliche Meinung in keiner Frage so stark verändert wie in der Bewertung von Homosexualität, die heute stärker akzeptiert wird. Getrieben wird dieser Sinneswandel vor allem dadurch, das alte Menschen sterben und neue mit einem anderen Wertesystem nachrücken. Vor allem bei heiklen Themen ändern Menschen im Verlauf ihres Lebens nur selten ihre Meinung. Diese sogenannte »Kohorten-Ersetzung« scheint bei fast allen umstrittenen Fragen am Werk zu sein.

## 94 | Wie wird man zum **AUSSENSEITER**?

**Es gibt sie wohl in den meisten Gruppierungen:** Menschen, die ausgeschlossen werden, sich nicht integrieren wollen oder nicht integriert werden. Sozialpsychologen nennen dieses Phänomen »Ostrazismus«. Jetzt fragten sich Forscher von der Universität Basel: Gibt es Persönlichkeitsfaktoren, mit denen man häufiger zum Außenseiter wird? Werden zum Beispiel die Schüchternen besonders oft übergangen? Oder die Ängstlichen? Nein, sagen die Wissenschaftler. Ob man schüchtern ist oder nicht, ergab in ihren Studien keinen messbaren Unterschied. Und erhöhte Angst machte es sogar ein bisschen unwahrscheinlicher, ausgeschlossen zu werden. Doch bei zwei anderen Persönlichkeitsfaktoren wurden die Forscher fündig: Menschen mit wenig Gewissenhaftigkeit, die zum Beispiel sehr

unzuverlässig sind, wurden mit erhöhter Wahrscheinlichkeit zum Außenseiter. Gleiches galt für Menschen mit sehr niedrigen Werten im Faktor Verträglichkeit, das sind Menschen, die mitunter stark zu Unfreundlichkeit und Egoismus neigen. Wer wird also ausgeschlossen? Es sind in erster Linie Menschen, die mit schwierigem Verhalten aufgefallen sind. Und nicht die Stillen, wie man meinen könnte.

## 95 | Wie kann man SEINEN KÖRPER nach dem Tod der Wissenschaft ZUR VERFÜGUNG STELLEN?

**Der erste Schritt zur Körperspende** besteht in einer letztwilligen Verfügung. Sie macht die Absicht offiziell, den eigenen Körper nach dem Tod der Wissenschaft zu spenden. Die Spende geht direkt an die Universität, das jeweilige anatomische Institut stellt dem späteren Spender einen Ausweis aus, Angehörige, Behörden oder der Hausarzt sollten die Wissenschaftler dann über den Tod des Spenders schnellstmöglich benachrichtigen.

Die Anforderungen sind deutschlandweit ähnlich: Der Körper muss unversehrt sein, Spenden nach einem Unfall oder einer Organspende sind nicht möglich. Zudem darf keine Infektionskrankheit wie beispielsweise Aids vorliegen. Viele Institute nehmen auch nur Spender über 50 Jahre an. Die Leichname kommen sowohl Studierenden der Human- als auch der Zahnmedizin zugute. Sie können auf diese Weise viel über die Anatomie des Menschen lernen. In der Regel steht der Leichnam zwei bis drei Jahre für Forschung und Lehre zur Verfügung. Danach organisiert das Institut eine Urnenbeisetzung an einer eigenen Grabstätte und übernimmt die Kosten für Überführung, Beisetzung und Pflege, sofern die Angehörigen des Spenders keine anderen Wünsche haben. Eine Spenderin oder ein Spender kann zu Lebzeiten jederzeit von der Vereinbarung zurücktreten.

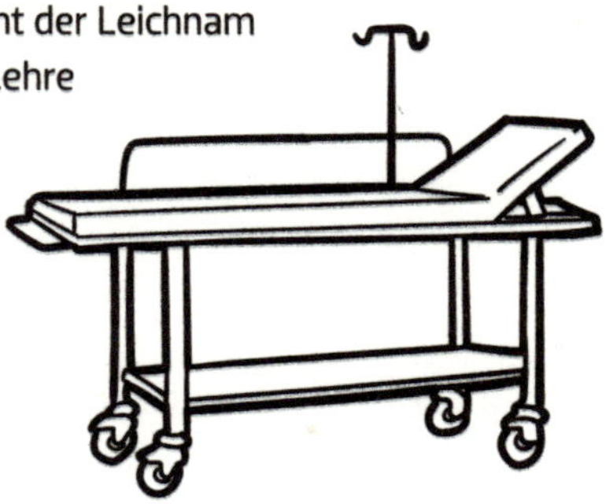

## 96 | Wie heilen GEDEHNTE BÄNDER aus?

**Vor allem beim Sport kann es passieren:** In einem unachtsamen Moment knickt man mit dem Fuß um. Oder verdreht das Knie. Dann sind die Bänder der Gelenke überdehnt – und das kann im ersten Moment höllisch wehtun. Das feste Bindegewebe dieser Bänder soll eigentlich unsere Gelenke stabilisieren und den Umfang der Bewegungen auf ein sinnvolles Maß begrenzen. Sind die Bänder aber überdehnt, werden die Gelenke instabil und können kaum noch belastet werden. Besonders oft kommt es durch Sportverletzungen zur Dehnung im oberen Sprunggelenk. Stellen die Patienten dann das Gelenk nicht ruhig kann es dauerhaft instabil und verletzungsanfällig bleiben. Auch eine Arthrose kann langfristig die Folge sein.

Wird alles jedoch stabilisiert und ruhig gestellt, durchläuft die Heilung verschiedene Phasen. Zunächst werden im Gelenk zum Beispiel entzündungsfördernde Botenstoffe freigesetzt. Diese locken Immunzellen an, eine Entzündung entsteht, die mehrere Tage anhält. Dann räumen Fresszellen – sogenannte Makrophagen – dort auf, entfernen das bei der Verletzung abgestorbene Gewebe. Nach und nach gelangen auch andere Zellen in das Gelenk. Sie bilden neues Bindegewebe für die überdehnten Bänder. Schließlich beginnt die letzte Phase, in der das Band allmählich wieder seine normale Mikrostruktur erreicht, bis das Gelenk vollständig belastbar ist. Je nach Verletzung kann das Monate bis hin zu einem Jahr dauern.

## 97 | Sind TEURE MEDIKAMENTE besonders wirksam?

**Im Jahr 2019 machte eine neue Gentherapie Schlagzeilen:** Eine einzige Spritze kostet fast zwei Millionen Dollar. Eine so kostspielige Therapie sollte für die Patienten auch ganz besonders hilfreich sein. Oder etwa nicht? In Wahrheit sieht es ganz anders aus, so ergab die Studie eines Forschungsteams. Darin wurde analysiert, ob Krebspatienten von kostspieligen Arzneimitteln auch besonders stark profitieren. Das Team errechnete die Preise einer monatlichen Standardbehandlung mit 65 neueren Krebsmedikamenten, von 1764 Euro pro Monat bis hin zu 18 866 Euro. Untersucht wurden Arzneien für die Behandlung sogenannter solider Tumore, die – im

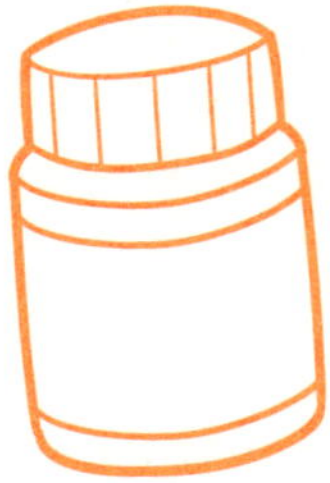

Gegensatz zu Blutkrebs – in unterschiedlichen Organen ihren Ursprung nehmen, etwa in der Brust oder der Lunge. Für diese Tumorgruppe gibt es nämlich anerkannte Skalen in Europa und in den USA, um den Nutzen eines Krebsmedikaments zu messen. Fazit dieser Studie: In der Schweiz, Deutschland, England und den USA gab es keinen Zusammenhang zwischen dem klinischen Nutzen der Krebsmedikamente und ihren Preisen. Einzig für Frankreich fand sich in einer der beiden Skalen ein Zusammenhang zwischen dem Nutzen und dem Preis der Medikamente. In den USA waren die Arzneien im Durchschnitt sogar doppelt so teuer wie in Europa.

## 98 | Was sind CELLO-HODEN?

**Cellospieler üben oft mehrere Stunden am Tag** – und das hat zwei Briten im Jahr 1974 dazu gebracht, die Fachwelt zu narren. Der Bierbrauer John Murphy schrieb einen Brief an die Redaktion des renommierten British Medical Journal, worin er das Krankheitsbild Cello-Hoden in wenigen Zeilen skizzierte. Es handele sich um eine Reizung des Hodensacks durch die Körperhaltung, die die Musiker einnehmen. Und schon gelangte das Syndrom in die gedruckte Ausgabe des Fachblatts. Dort stand das Leiden jahrzehntelang, möglicherweise weitgehend unbeachtet – bis es plötzlich in der Weihnachtsausgabe 2008 des Journals in einem anderen Artikel zitiert wurde. Das war der Anlass, den Scherz aufzudecken: John Murphy und seine Frau gestanden dem Fachblatt, dass sie sich die Cello-Hoden nur ausgedacht hatten. Als Begründung gaben sie an, auf die Beschreibung des Gitarren-Nippel-Syndroms gestoßen zu sein, ebenfalls im British Medical Journal. Das hätten sie für einen guten Witz gehalten und beschlossen, der Sache noch eins draufzusetzen. Das British Medical Journal gab sich unbeeindruckt. »Wir konnten noch nicht überprüfen, ob es sich bei dem Gitarren-Nippel ebenfalls um einen Scherz handelte«, heißt es auf der Website des Fachblatts. Und das steht da seit Februar 2009.

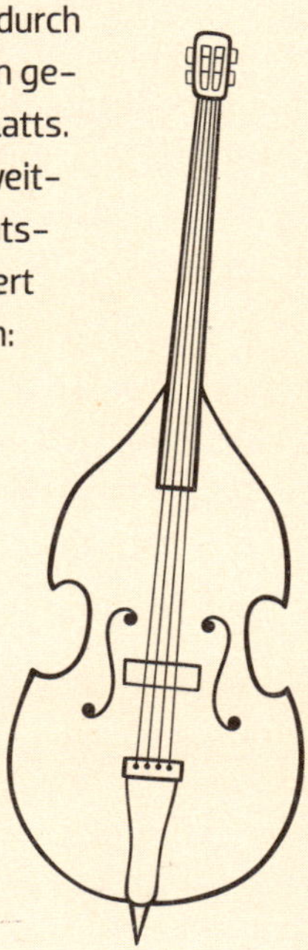

# 99 | Was hilft bei TINNITUS?

Oft pfeift und piepst es im Ohr oder es rattert, zischt oder brummt. Auch wenn Ohrgeräusche meist von allein wieder abklingen, sollten Patienten einen Hals-Nasen-Ohren-Arzt aufsuchen. Nur dann können Mediziner rechtzeitig feststellen, ob dem sogenannten Tinnitus eine Erkrankung zugrunde liegt. Es gibt verschiedenste Ursachen für Geräusche im Ohr. Zum Teil liegen verengte Blutgefäße zugrunde, aber auch Blutarmut oder eine Mittelohrentzündung, ein Hörsturz oder in seltenen Fällen ein gutartiger Tumor des Hörnervs. Dennoch ist die Entstehung eines Tinnitus nicht immer erklärbar. Es wird angenommen, dass Nervenzellen und -bahnen falsche Signale an das Hirn weitergeben oder dass Impulse aus dem Ohr im Gehirn falsch verarbeitet werden.

Etwa 5 bis 15 Prozent aller Erwachsenen in Deutschland durchleben irgendwann einen länger andauernden Tinnitus. 10 bis 20 Prozent von ihnen fühlen sich durch die Ohrgeräusche so stark belastet, dass sie behandelt werden müssen. Akut verschreiben die Ärzte den Betroffenen zunächst eine Therapie mit hoch dosiertem Kortison. Sind andere Erkrankungen als Ursache ausgeschlossen, dann müssen die Patienten vor allem lernen, die Geräusche im Alltag wenig zu beachten. Von einem chronischen Tinnitus sprechen Mediziner, wenn die Ohrgeräusche mehr als drei Monate anhalten. Fast die Hälfte der davon Betroffenen berichteten jedoch, dass sie der Tinnitus kaum oder gar nicht stört.

## 100 | Was steckt hinter LUNGENKRANKHEITEN bei Rauchern von E-Zigaretten?

**Von mysteriösen Lungenerkrankungen bei Jugendlichen** und jungen Erwachsenen berichtete vor einiger Zeit das Zentrum für Seuchenkontrolle und -prävention in den USA. Alle Patienten hatten E-Zigaretten geraucht. Zunächst klagten sie nur über Atemprobleme, Kurzatmigkeit und Brustschmerzen. Innerhalb von Tagen bis Wochen verschlechterte sich ihr Zustand aber so sehr, dass sie künstlich beatmet werden mussten. Erst mit Kortison wurde es besser. Eine Ursache für die akuten Atemwegserkrankungen war möglicherweise ein aus Vitamin E gewonnenes Öl. In Deutschland sind Vitamine als Zusatzstoffe in E-Zigaretten-Liquids generell verboten. Daher deutet inzwischen viel darauf hin, dass die mysteriösen Lungenerkrankungen ein auf die USA beschränktes Phänomen waren. Was aber nicht bedeutet, dass E-Zigaretten harmlose Lifestyleprodukte sind. Sie sind für Nichtraucher und Minderjährige nicht geeignet. Für Raucher bietet sich gegebenenfalls mit E-Zigaretten eine weniger schädliche Alternative, vor allem wenn sie vollständig darauf umsteigen.

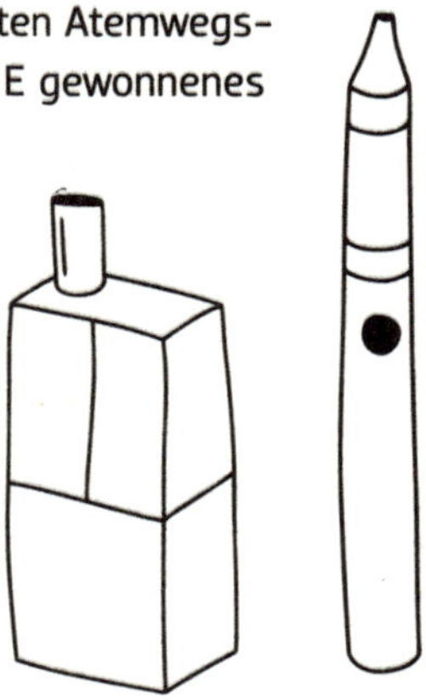

## 101 | Wie früh empfinden NEUGEBORENE Schmerzen?

**Bis in die 1980er-Jahre operierten Ärzte kleine Kinder ohne Schmerzmittel,** weil sie glaubten, dass die Nervenbahnen noch nicht mit den nötigen Markscheiden umhüllt wären, um die Schmerzimpulse rasch an das Gehirn weiterzuleiten. Das änderte sich erst nach dem Tod von Jeffrey Lawson: Er kam 1985 viel zu früh zur Welt und starb nach einer Herzoperation. Seine Mutter erfuhr, dass ihr Sohn während des Eingriffs kein Schmerzmittel erhalten hatte. Das gab einen Aufschrei. Später zeigten zwei Studien, dass Neugeborene in einer Operation ohne Schmerzmedikamente mehr Kreislaufprobleme hatten und ihr Körper mit Stresshormonen überflutet wurde. Inzwischen wissen Mediziner, dass die Schmerzdiagnostik vor allem bei Frühgeborenen besonders wichtig ist, denn ihre Schmerzreaktionen sind noch sehr subtil. Nur manche von ihnen kneifen die Augen zu, spreizen ihre Finger oder Zehen, wenn ihnen Unangenehmes widerfährt. Daher müssen Ärzte und Pflegepersonal frühgeborene Kinder genau beobachten. Besonders schwach reagieren jene Frühchen auf Schmerzen, die vor der 28. Schwangerschaftswoche zur Welt gekommen sind. Und ausgerechnet sie müssen in der Klinik besonders viel Unangenehmes über sich ergehen lassen. So muss ständig abgewogen werden, wie viele Medikamente die Ärzte den Neugeborenen zumuten können – und wie viele Schmerzen.

## 102 | VERLIEBEN wir uns leichter in Menschen, die wir INTUITIV EINSCHÄTZEN können?

**Aus älteren Studien wissen Psychologen,** dass Liebesbeziehungen länger halten, wenn man jeweils weiß, wie der andere tickt. Doch wie ist das beim ersten Kennenlernen? Forscherteams luden rund 570 Singles zum Speeddating. Dabei unterhält man sich für je drei Minuten mit neun oder zehn potenziellen Partnern. Zuvor mussten die Probanden einen Persönlichkeitstest ausfüllen. Die Forscher wussten also, wie neugierig, höflich, stressresistent und ordentlich jeder Teilnehmer war. Danach stellte man den Speeddatern zwei weitere Fragen: Wie waren die Leute drauf, mit denen du dich unterhalten hast? Wen findest du so attraktiv, dass du sie oder ihn gerne wiedersehen möchtest? Die Ergebnisse waren erstaunlich: Je genauer die Teilnehmer den anderen einschätzen konnten, desto weniger waren sie im Durchschnitt bereit für ein weiteres Date. Nur zwei Gruppen waren davon ausgenommen: Gutaussehende und Extrovertierte. Beides finden die meisten Menschen nämlich attraktiv. Der Tipp der Psychologen: Man sollte beim ersten Kennenlernen »lieber durch eine rosa Brille schauen als durch ein Vergrößerungsglas«. Denn sonst lässt man sich vielleicht mögliche Partner durch die Lappen gehen.

## 103 | Lebt man länger, wenn man AN GOTT GLAUBT?

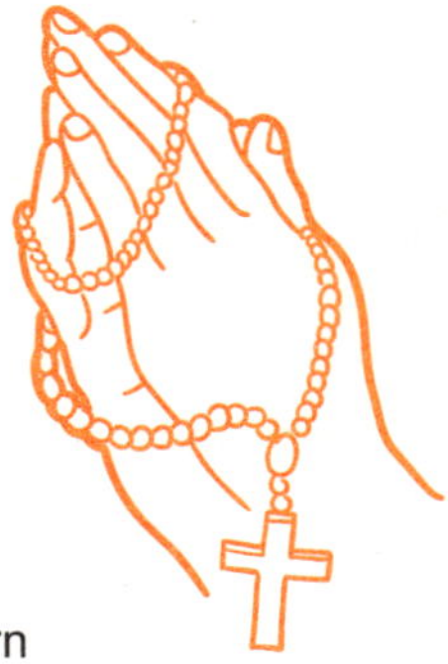

**Eine immer wieder diskutierte Frage** in der Sozialforschung ist, ob religiöse Menschen dank ihres Glaubens länger leben als nicht religiöse. Eine Studie zeigte jetzt, dass das zutreffen kann. Es hängt allerdings davon ab, wo die religiösen Menschen leben – ob unter vielen Gleichgesinnten oder in weniger gläubigen Gegenden. Forscher analysierten rund 6400 Grabsteine und Todesanzeigen aus den USA. Auf beiden findet man nicht nur die Namen und Lebensdaten der Verstorbenen, sondern manchmal auch religiöse Symbole: ein Kreuz, Engel und dergleichen. Die Daten zeigen: Wer in einer sehr religiösen Gegend gelebt hat und dazu solche religiösen Symbole auf dem Grabstein oder in der Todesanzeige stehen hatte, der war im Durchschnitt auch älter geworden als jemand, der in derselben Gegend unter einem Stein ohne religiösen Bezug seine ewige Ruhe fand. Im Schnitt waren es 2,2 Jahre mehr. In weniger religiösen Gegenden hatten fromme Menschen dagegen keine höhere Lebenserwartung als die anderen.

## 104 | Wie viele VORNAMEN darf ein Kind tragen?

**Eine Mutter klagte sich durch die Instanzen,** um ihrem Spross zwölf Vornamen verpassen zu dürfen. Die da wären: Chenekwahow, Tecumseh, Migiskau, Kioma, Ernesto, Inti, Prithibi, Pathar, Chajara, Majim, Henriko, Alessandro. Der Bandwurmname wurde mit einer klaren Ansage gerichtlich zurechtgestutzt: Maximal fünf Vornamen sind erlaubt. Grundsätzlich dürfen Amtsgerichte die Anzahl der Vornamen zum Wohle des Kindes beschränken. Die Richter begründen: Eltern seien in der Wahl des Vornamens grundsätzlich frei. »Dieses Recht findet aber dort eine Grenze, wo seine Ausübung das Kindeswohl zu beeinträchtigen droht.«

Was zweifelsohne bei mehr als fünf und dazu noch komplizierten Namen gegeben sei. Möglicherweise konnte sich die klagende Mutter einfach nicht entscheiden. Musste sie aber. Dabei herausgekommen sind: Chenekwahow, Migiskau, Kioma, Ernesto und Tecumseh. Fragende Blicke und Platzprobleme auf Formularen dürften dem Jungen trotzdem gewiss sein.

## 105 | Warum sind **VIDEOKONFERENZEN** so ermüdend?

**Wer kennt das nicht:** Ob Zoom oder *GoToMeeting* – nach spätestens 20 Minuten vor dem Bildschirm stellt sich unerklärliche Müdigkeit ein. Dafür gibt es mehrere Erklärungen: Videocalls sind Schwerstarbeit für unser Gehirn. Es muss den Ton in der Stimme, den Gesichtsausdruck der Teilnehmer und viele Feinheiten mehr deuten, was bei normalen Gesprächen ganz einfach über die Körpersprache und Gestik geschieht. Geistig sind wir nah beieinander, aber nicht körperlich. Diese Diskrepanz sorgt für widersprüchliche Signale, und es ist unmöglich, eine entspannte Unterhaltung zu führen.

Dazu kommt, dass die Technik den normalen Rhythmus der Kommunikation unterbricht, etwa durch Übertragungsfehler oder -verzögerungen. Außerdem sind wir uns durch die Kamera bewusst, beobachtet zu werden, was zusätzlichen Stress verursacht. Daher empfehlen Experten, wenn schon kein persönliches Treffen möglich ist, eher »normale« Telefonate.

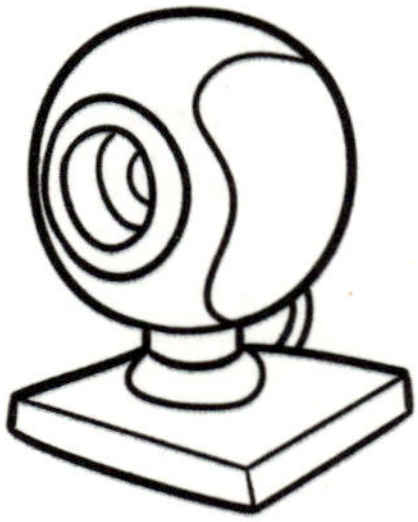

# 106 | Was hilft bei *Multipler Sklerose*?

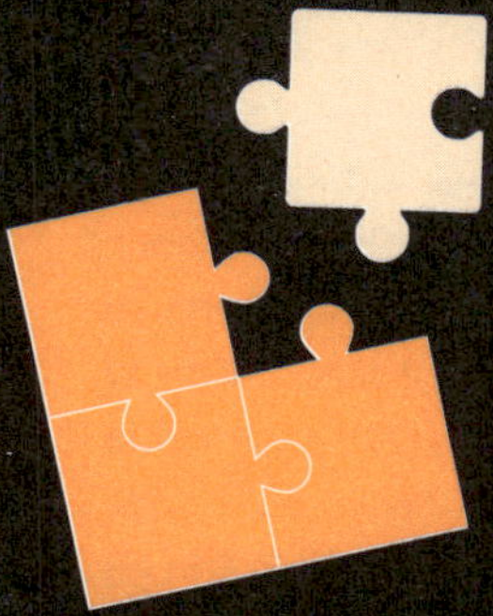

Etwa 220 000 bis 250 000 Menschen in Deutschland leiden an Multipler Sklerose (MS), es ist die häufigste entzündliche neurologische Erkrankung junger Menschen. Frauen sind mindestens doppelt so oft betroffen wie Männer, sie erkranken vor allem zwischen dem 20. und 40. Lebensjahr. Zum Glück aber können die Patienten heute oft viele Jahre lang ein weitgehend normales Leben führen. Schon seit vielen Jahren wissen Mediziner, dass zu Beginn der Erkrankung vor allem Entzündungsreaktionen eine Rolle spielen. Das körpereigene Immunsystem richtet sich gegen eine Schutzschicht der Nervenfasern. Aber auch die Nervenfasern selbst und die Nervenzellen nehmen Schaden, das Gewebe vernarbt. Bei den meisten Patienten kommt es zu akuten Schüben der Erkrankung. Mal bessern sich die Symptome danach wieder, mal bleiben Behinderungen zurück. Welche Immunzellen bei diesen Prozessen vor allem eine Rolle spielen, konnten die Mediziner teilweise anhand neuer Immuntherapien herausfinden. Die Behandlungen sollen die Entzündungsreaktionen gegen die körpereigenen Nervenfasern dämpfen. Wie sich solche Immuntherapien langfristig auswirken, wissen die Neurologen allerdings noch nicht.

## 107 | Was ist eine **SCHLAFPARALYSE?**

**Als Schlafparalyse wird eine Lähmung der Skelettmuskulatur** während des Schlafs bezeichnet. Sie schützt den Körper davor, Bewegungen nachzuahmen, die während der REM-Phase im Traum erlebt werden, und ist im Schlaf normal und nützlich. Wer jedoch während so einer Phase aufwacht, erlebt eine unangenehme Dissoziation aus aktivem Bewusstsein und Körperstarre, weil der für Motorik zuständige Teil des Gehirns für Bewegungslosigkeit sorgt. Etwa acht Prozent der Bevölkerung haben schon eine Schlafparalyse aktiv miterlebt. Stress und Schlafmangel erhöhen die Wahrscheinlichkeit. Bewusstes Erleben der Störung wird oft als albtraumartig empfunden, weil die Betroffenen ihre Atmung nicht mehr wahrnehmen oder Druck auf der Brust spüren. Manche glauben auch, Gestalten im Raum stehen oder auf dem Bett sitzen zu sehen. In vielen Kulturen gibt es übernatürliche Erklärungen für das Phänomen. Zu dämonischen Wesen, die sich nachts auf den Brustkorb setzen, gehört in Europa etwa der Nachtalb – von dem sich auch das Wort »Albtraum« ableitet.

## 108 | Wie **LÜFTET** man sein **BÜRO** am besten?

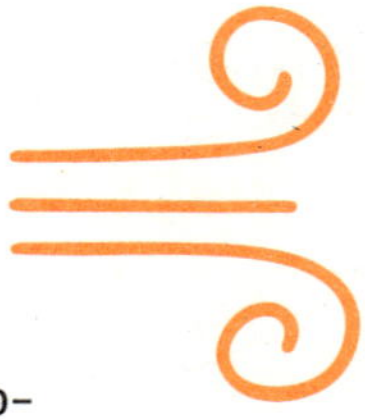

**Spätestens seit der Coronapandemie ist klar,** dass sich Viren auch über Schwebepartikel in der Luft (Aerosole) verteilen. Vor allem Büros und Unterrichtsräume stehen da im Blickpunkt: Worauf gilt es beim Lüften zu achten? Räume mit mehreren Personen sollten alle 20 Minuten für mehrere Minuten gelüftet werden, Klassenzimmer mindestens in jeder Pause. Wann immer jemand niest oder hustet, sollte quasi »notgelüftet« werden. Und zwar richtig: die Fenster weit öffnen und wenn möglich für Durchzug sorgen. Fenster nur zu kippen taugt wenig, der Luftaustausch ist dann zu gering. Moderne Büros verfügen über eine automatische Belüftung. Am besten, so Experten, sei ein System, das am Boden Frischluft einbläst und die gebrauchte Luft an der Decke wieder abführt. Die Büromitarbeiter befinden sich dann in einer Art »Frischluftsee«. An ihnen entlang strömt die frische Luft allmählich nach oben, nimmt dabei Viren auf und sammelt sich an der Decke. Dort wird sie samt den Aerosolen wieder abgesaugt.

## 109 | Warum werden Patienten BEI EINER OPERATION manchmal HYPNOTISIERT?

**Jeder war schon mal in Trance:** Kurz vor dem Einschlafen oder auf langen Zugfahrten verändert sich die Wahrnehmung von Zeit und Umgebung. Das nutzen speziell ausgebildete Ärzte und Psychologen. Manche Angstpatienten etwa gewinnen in Trance ihr Sicherheitsgefühl zurück. Auch im OP-Saal kommt Hypnose zum Einsatz. Zahnentfernungen, Nasenkorrekturen bis zu Schilddrüsenoperationen können so mit einer niedrigeren Dosis sedierender Medikamente und unter Lokalanästhesie durchgeführt werden. Auch bei Eingriffen am Gehirn kann Hypnose Vorteile haben. Ärzte in Regensburg und Jena nutzten Trancezustände bei Operationen zur tiefen Hirnstimulation. Dabei schieben sie Elektroden bis in ein anvisiertes Hirnareal, wo diese über hochfrequente Stromstöße Krankheitssymptome wie Muskelzittern unterdrücken. Die exakte Lage der Sonden kann nur im Wachzustand überprüft werden. Während die Wirkung sedierender Medikamente langsam abklingt, sind Menschen nach einer Hypnose meist binnen Minuten wieder klar und konzentriert.

## 110 | Stärkt GARTENARBEIT das Selbstwertgefühl?

**Wer sich um Pflanzen kümmert, profitiert auch selbst davon** – das weist eine neue Studie nach. Das Forscherteam interviewte dafür 84 Hobbygärtner und 81 Nichtgärtner. Es zeigte sich, dass die Gärtner im Durchschnitt ein höheres Selbstwertgefühl in Bezug auf ihren eigenen Körper hatten. Schon frühere Untersuchungen hatten gezeigt, dass Gartenarbeit sowohl die psychische als auch die physische Gesundheit fördert – das positivere Körperbild kommt nach dieser neuen Studie nun noch hinzu. Die Ursachen für die positive Wirkung des Gärtnerns sind vielfältig und beginnen schon mit der Aktivität an der frischen Luft selbst. Aber auch die Kreativität der Arbeit und die Möglichkeit, das Ergebnis wortwörtlich wachsen zu sehen, wirken sich positiv auf das Selbstbewusstsein aus. Schon ein kleiner Schrebergarten kann viel bewirken. Die Politik sollte daher den Bürgern ausreichend Grün zur Verfügung stellen – so die Forderung der Forscher.

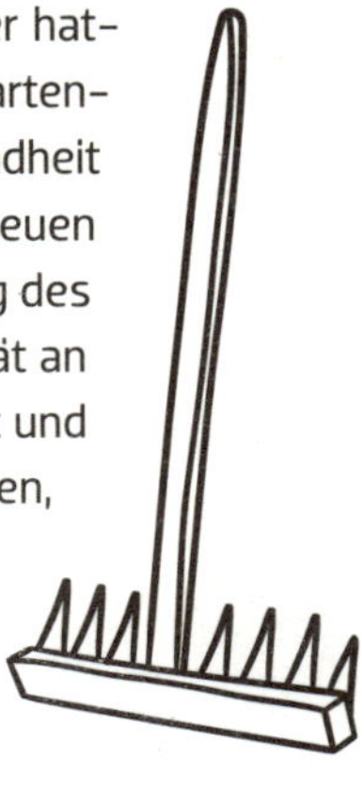

## 111 | Werden wir **GLÜCKLICHER**, wenn wir **ZEIT MIT FREUNDEN** verbringen?

**Forscher stellten rund 400 Personen über mehrere Wochen** immer dieselben Fragen: Mit wem habt ihr gestern Zeit verbracht? Wie habt ihr euch dabei gefühlt? Wie glücklich seid ihr mit eurem Leben? Dabei zeigte sich: Wir fühlen uns vor allem dann gut, wenn wir Zeit mit unserem Partner oder unseren Kindern verbringen. Einen noch größeren Zuwachs an guten Gefühlen erleben wir, wenn wir uns oft mit Freunden treffen. Das liegt auch an dem, was wir dabei miteinander unternehmen: Man geht essen oder spazieren oder treibt Sport. All das tut man allein oder mit Arbeitskollegen seltener. In der Familie wiederum muss einige Zeit für Haushaltspflichten und ähnliche Dinge verwendet werden. Wie glücklich wir insgesamt mit unserem Leben sind, steht aber auf einem anderen Blatt. Dafür scheinen weniger die Freunde verantwortlich zu sein – sondern vor allem die Zeit, die wir mit unserem Partner verbringen. Die Forscher vermuten, dass uns die Nähe zum Partner ganz bestimmte Dinge signalisiert: Meine Beziehung ist in Ordnung. Ich bin nicht allein. Und das wiederum macht uns zufrieden mit unserem Leben insgesamt.

## 112 | Ist **TIERLIEBE** angeboren?

**Ein Leben ohne tierischen Begleiter** können sich manche Menschen kaum vorstellen. Bislang gingen Forscher davon aus, dass diese Vorliebe vor allem auf frühkindlichen Erfahrungen beruht, denn Haustierbesitzer wuchsen oft selbst mit Tieren auf. Eine Studie aus Schweden ergab nun aber, dass auch die Gene beeinflussen, ob wir uns ein Haustier zulegen. Die Forscher untersuchten das schwedische Zwillingsregister und glichen die Angaben von 35 000 ein- und zweieiigen Zwillingen mit dem Melderegister für Hunde ab. Eineiige Zwillinge teilen fast 100 Prozent ihrer DNA, während bei zweieiigen nur etwa die Hälfte aller Gene identisch sind. Starke gemeinsame Vorlieben bei eineiigen Zwillingen können daher auf erbliche Veranlagungen hinweisen. Die Studie zeigt, dass sich eineiige Zwillinge in ihrer Einstellung zu Haustieren stark ähneln. Sie hielten deutlich öfter beide einen Hund – oder eben beide keinen. Wie die Forscher errechneten, entscheiden die Gene etwa zur Hälfte mit darüber, ob wir uns einen Hund zulegen oder nicht.

## 113 | Warum gehen wir eine STEHENDE ROLLTREPPE nicht hoch?

**Rolltreppen bewegen sich vorwärts.** Das haben wir in unserem Langzeitgedächtnis gespeichert, in der Unterabteilung »deklaratives Gedächtnis/Wissen«. Die Bewegungsabläufe für die Aktion »Rolltreppe fahren« ruft unser Körper automatisiert aus dem Gedächtnis ab. Wir stellen uns auf die Rolltreppe, erwarten den leichten Schwung, mit dem sie uns mitnimmt, bestimmte Muskeln werden aktiv, wir verlagern das Gleichgewicht entsprechend. Und dann passiert bei einer defekten Rolltreppe: nichts. Dieser Widerspruch blockiert den natürlichen Bewegungsablauf. Vom »Broken-Escalator-Phänomen« oder »Walker-Effekt« sprechen die Psychologen in dem Fall. Wohl jeder gerät da kurzzeitig ins Schwanken. Und vielen fällt es dann schwer, den Schalter auf »Treppensteigen« umzuschalten, dass sie lieber auf eine feste Treppe ausweichen. Zumal die Stufen der Rolltreppe größere Abstände haben.

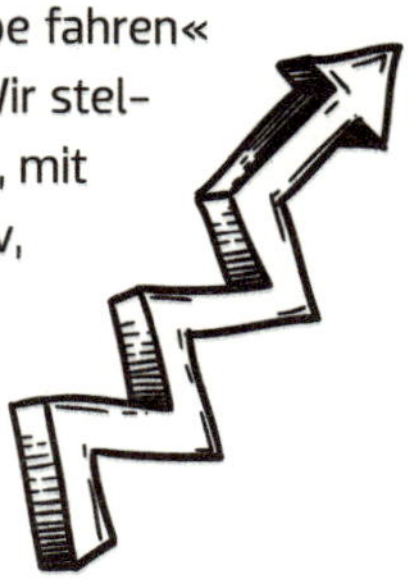

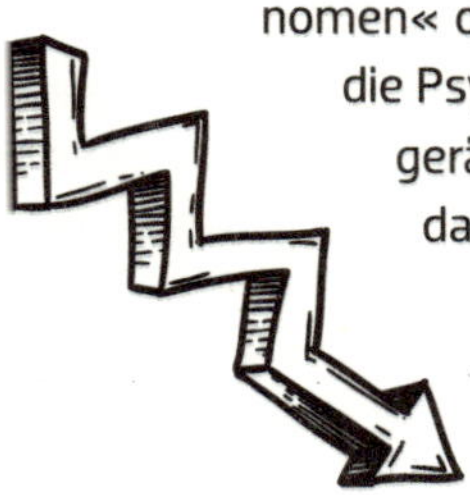

## 114 | Müssen KINDER im Haushalt HELFEN?

**»Kinderarbeit ist verboten«:** Wenn der Nachwuchs mal wieder den Müll raustragen oder staubsaugen soll, macht so mancher gern auf das Jugendarbeitsschutzgesetz aufmerksam. Im Haushalt müssen Kinder aber sehr wohl helfen. Eltern haben da das Bürgerliche Gesetzbuch (BGB) auf ihrer Seite. Dort heißt es in Paragraf 1619: »Das Kind ist, solange es dem elterlichen Hausstand angehört und von den Eltern erzogen oder unterhalten wird, verpflichtet, in einer seinen Kräften und seiner Lebensstellung entsprechenden Weise den Eltern in ihrem Hauswesen und Geschäft Dienste zu leisten.« 14-Jährige beispielsweise können zu bis zu sieben Stunden Mithilfe pro Woche verdonnert werden. Die praktische Bedeutung des Ende der 1950er-Jahre verfassten Paragrafen ist eine andere: Damals waren viele Familien und familiäre Betriebe auf die Mithilfe aller im Haushalt angewiesen. Wurde ein Familienangehöriger – in diesem Fall ein Kind oder Jugendlicher – durch einen Dritten verletzt oder getötet, entstand den Eltern dadurch neben dem Leid rechtlich auch ein Schaden durch den Ausfall der Arbeitskraft. Der Haushaltshilfe-Paragraf 1619 hilft dabei, den Anspruch geltend zu machen. Er flankiert aber auch ein anderes Gesetz: Denn laut Paragraf 1626 gehört es zu den Aufgaben der Eltern, ihre Kinder zu Eigenverantwortlichkeit zu erziehen. Vielleicht hilft dabei ja auch das Müllraustragen und Ausräumen der Geschirrspülmaschine.

## 115 | Ist VERMACHEN gleich VERERBEN?

**Juristisch gibt es zwischen Vermächtnis und Erbe** einen grundsätzlichen Unterschied. Wer etwas von einem Verstorbenen erbt, erhält nicht nur sein Vermögen, sondern muss unter Umständen auch die Schulden übernehmen. Der Erbe oder die Erbengemeinschaft ist also Rechtsnachfolger; ohne Testament sind das die nächsten Angehörigen wie Kinder oder Ehepartner. Sie können das Erbe ausschlagen. Ein Vermächtnis betrifft hingegen den Anspruch auf einen Gegenstand oder auch eine Immobilie, ohne dass bestimmte Pflichten erfüllt werden müssen. Der Vermächtnisnehmer wird nicht automatisch Eigentümer des ihm zugesprochenen Gegenstands. Er besitzt nur einen Anspruch, dass die Erben den Gegenstand herausgeben sollen. Weigern sich diese, so muss der Bedachte seine Rechte einklagen. Pflichten können auch bei einem Vermächtnis entstehen. Bei einem vermachten Haus zum Beispiel könnte es die Gewährung eines lebenslangen Wohnrechts für eine bestimmte Person sein. Das Finanzamt interessiert sich in jedem Fall für das Vermächtnis. Übersteigt es den Freibetrag, fällt auch für den Vermächtnisnehmer Erbschaftsteuer an.

## 116 | Entscheidet DAS GEHÖR darüber, ob man im Alter DEMENT wird?

**Neun Prozent aller Demenzerkrankungen** könnten mit einem schlechten Gehör zusammenhängen. Bisher gab es dafür zwei Erklärungen. Erstens: Die Ohren werden schlechter, und das Gehirn bekommt dadurch weniger Input. Zweitens: Das Gehirn muss härter arbeiten, um aus dem, was die Ohren noch aufnehmen, etwas Sinnvolles machen zu können. Die Energie fehlt dann für andere Aufgaben. Jetzt haben Forscher eine dritte Erklärung gefunden: Manche Teile des Gehirns, tief im Schläfenlappen an der Seite, übernehmen eine Doppelaufgabe. Zum einen sorgen sie für unser Langzeitgedächtnis. Zum anderen sind sie aber auch dafür da, Dinge, die wir gehört haben, kurzfristig zu speichern und zu bearbeiten. Wenn mit den Ohren etwas nicht stimmt, bilden sich in diesen Gehirnregionen bestimmte Eiweißmoleküle, die wiederum eine Alzheimer-Erkrankung wahrscheinlicher machen. Ein gutes Hörgerät, so glauben die Forscher, könnte daher womöglich dafür sorgen, dass das Gehirn länger fit bleibt.

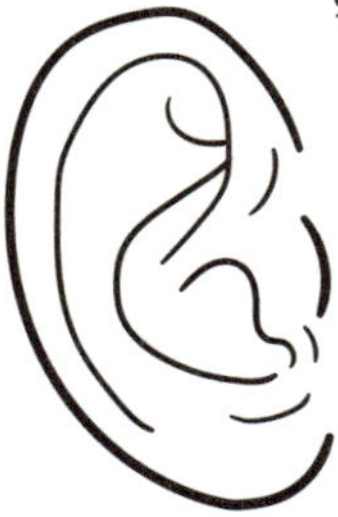

## 117 | Kauen wir im **TAKT**?

**Kaum steht der Teller auf dem Tisch,** wird losgeschaufelt. Gesund ist das nicht. Schnellesser sind oft Vielesser, weil das Sättigungsgefühl nicht mithält mit dem Esstempo. So steigt das Risiko für Übergewicht. Forscher aus Dänemark untersuchten, ob die hektischen Esser schlicht aus dem Takt geraten sind. Die Studie konnte mit fast 300 Probanden zeigen: Wer beim Essen Musik hört, lässt sich grundsätzlich mehr Zeit. Es gab jeweils fünf Stücke Schokolade. Ohne Musik war die Nascherei nach etwa 24 Sekunden verputzt. Mit Musik dagegen erlebten die Probanden, die nicht wussten, dass es um die Essgeschwindigkeit ging, einen mindestens zehn Sekunden längeren Schokogenuss. Vergleicht man die Essgeschwindigkeit bei unterschiedlichen Musikstilen, so zeigt sich: Nur sanfte Klänge bei zeitlupenartigen 45 Schlägen pro Minute machten einen weiteren Unterschied und sorgten für den deutlichsten Abbrems-Effekt. Sicher ist: Nicht nur das Auge isst mit – auch das Ohr ist an der menschlichen Nahrungsaufnahme beteiligt.

# 118 | Was hilft gegen REIZDARM?

Etwa 10 bis 15 Prozent der Bevölkerung sind davon betroffen, Frauen doppelt so häufig wie Männer. Manche leiden an Bauchschmerzen, andere an Blähungen, Verstopfungen oder Durchfall. Hinter dem Begriff Reizdarmsyndrom verbergen sich verschiedene Erkrankungen, die eines gemeinsam haben: Es hapert mit der Funktion des Darms. Normalerweise bildet die Darmschleimhaut eine innere Schutzschicht für den Körper, Nährstoffe werden darüber aufgenommen, schädliche Substanzen abgewehrt. Bei den betroffenen Patienten aber stimmt etwas mit dieser Barriere nicht mehr. Die Darmwand kann sich entzünden. Immunzellen werden aktiv, setzen Botenstoffe frei, die die Muskulatur des Darms reizen. Die Folge: Die wellenartigen Darmbewegungen laufen zu schnell oder zu langsam ab. Mediziner setzen nun vor allem darauf, die Barrierestörung zu beheben – etwa indem sie die Darmflora der Patienten verändern. Dafür haben sie sich für die Low-Fodmap-Diät ausgesprochen. Bei ihr sollen fermentierbare Kohlenhydrate gemieden werden, die Bauchschmerzen und Blähungen hervorrufen können. Sie stecken zum Beispiel in Milchprodukten, Obst und Honig, Nudeln und Brot. Auch das Antibiotikum Rifaximin oder manche Probiotika sollen helfen, die Darmflora zu verbessern. Stress dagegen kann die Beschwerden verschlimmern.

## 119 | WACHSEN Ohren und Nase tatsächlich EIN LEBEN LANG?

**Altern ist nichts für Feiglinge, schon klar.** Doch die Ohren steifhalten – das ist für alle Ü60, 70, 80, 90 gar nicht so einfach. Denn mit den Jahren erschlafft das Gewebe auch im Gesicht. Im Falle der Ohren bedeutet das, dass der Knorpel an Festigkeit und Stabilität verliert, das Unterhautbindegewebe und die Haut weniger straff sind. Tatsächlich erscheinen die Ohren dann mangels Spannkraft größer. Auch die Nase wirkt im Alter gern überdimensioniert. Schließlich schwindet insbesondere im Bereich der Wangen die Fettschicht unter der Haut. Gesichter älterer Frauen und Männer wirken dadurch oft kantiger, die Proportionen verschieben sich. Ohren und Nasen treten markant in Erscheinung – und verändern bisweilen gar ihre Form: Der »Zinken« etwa senkt in manchen Fällen seine Spitze leicht zu Boden. Übrigens leben ältere Menschen zudem oft auf größerem Fuß. Muskeln, Sehnen und Bänder leiern unter dem Körpergewicht im Laufe des Lebens aus, und die Füße werden breiter.

## 120 | Wer begeht HAMSTERKÄUFE – und wer nicht?

**Als die Coronapandemie sich auszubreiten begann,** leerten sich in manchen Supermärkten die Regale: Einige Kunden hamsterten, für andere blieb nichts mehr übrig. Wer macht so etwas? Forscher entdeckten bei der Analyse von Hunderttausenden Umfragedaten tatsächlich einen Faktor, den Psychologen bisher übersehen hatten: Wer optimistisch nach vorn blickt, benimmt sich im Supermarkt tendenziell anständig. Wer jedoch für die Zukunft schwarzsieht, findet Hamsterkäufe eher verständlich. Um den vom Computer entdeckten Zusammenhang zu überprüfen, ließen die Forscher damals rund 150 Testpersonen einen Text lesen. Darin stand, die Coronapandemie sei bald überwunden. Anderen Probanden gab man einen Text, der das Gegenteil behauptete: Die Krise werde noch lange anhalten. Und tatsächlich: Die Testpersonen der ersten Gruppe verurteilten Hamsterkäufe nach der Lektüre signifikant stärker als die der zweiten Gruppe. Der Trick scheint also zu funktionieren – auch wenn bislang nicht klar ist, warum.

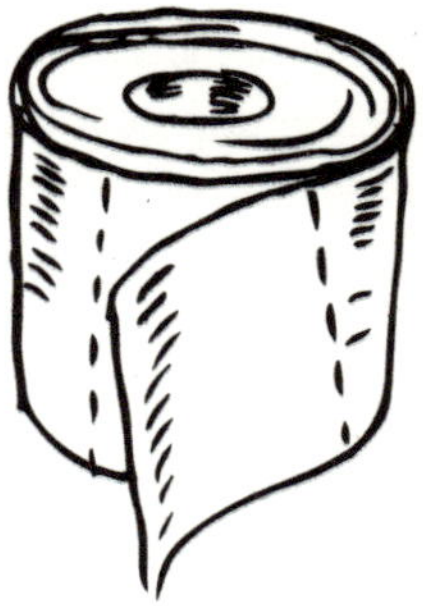

## 121 | Welcher **TYP MENSCH** ärgert sich besonders über **PECH IM SPIEL**?

**Psychologen stellten ihren 200 Probanden zwei Aufgaben** in Aussicht. Sie würden sich entweder ein paar lustige Comics ansehen – oder müssten in einem Text Buchstaben zählen. Klar: Die erste Aufgabe klingt vergnüglich, die zweite wie eine Strafarbeit. Entschieden würde das durch Würfeln. Was die Probanden nicht wussten: Sie alle wurden – scheinbar zufällig – zu der Strafarbeit verdonnert, hatten also »Pech im Spiel«. Manche nahmen das gelassen, andere wurden wütend. Zuvor hatte man den Probanden mehrere Aussagen vorgelegt. Sätze wie: »Mir sollten sehr gute Dinge widerfahren« oder »Ich verdiene etwas Besseres als meine Mitmenschen«. Im Englischen nennt man das »entitlement«, »erhöhtes Anspruchsdenken«. Die Studie zeigt nun: Es waren genau die Menschen mit erhöhtem Anspruchsdenken, die sich besonders stark über ihr Pech im Spiel aufregten. Was kann man mit dieser Erkenntnis im Alltag anfangen? Vielleicht: Wer bei »Mensch ärgere dich nicht!« ausrastet, dem sollte man mit Vorsicht begegnen. Denn möglicherweise hält er sich auch sonst für etwas Besseres.

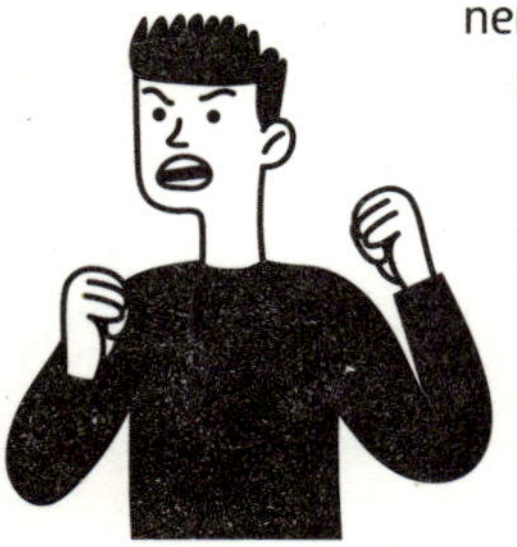

## 122 | Fühlen wir mehr **LIEBE** und **FREUNDSCHAFT**, wenn uns **WARM** ist?

**In manchen Momenten haben wir den Eindruck,** dass andere uns so akzeptieren, wie wir sind. Wir fühlen uns mit unseren Mitmenschen verbunden. Dieses Gefühl der »sozialen Verbundenheit« scheint auch etwas mit unserer Körpertemperatur zu tun zu haben. In einem gut geheizten Zimmer empfinden wir mehr davon als in einem kalten Raum. Eine neue Studie hat nun entdeckt: Wenn unsere Körpertemperatur im Tagesverlauf leicht nach oben geht, steigt auch unsere soziale Verbundenheit. Wenn mehr Körperwärme aber mehr soziale Verbundenheit bedeutet – könnte man eine angeschlagene Seele dann sozusagen mit einem wärmenden Pullover heilen?

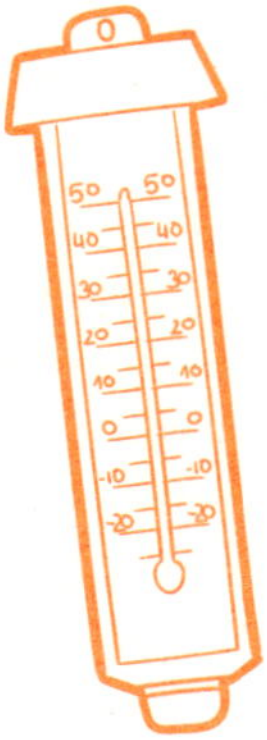

Forscher behandelten eine Gruppe von Depressionspatienten mit einem Wärmebett. Tatsächlich verbesserten sich die Symptome schon nach einer einzigen Behandlung, und der Effekt war noch Wochen später messbar. Mehr Körperwärme gibt uns also das Gefühl, stärker mit anderen verbunden zu sein – und kann im Extremfall sogar als Antidepressivum wirken.

## 123 | Warum essen wir keine SCHMETTERLINGE?

**Manche Dinge kann man gefahrlos verzehren, andere nicht.** Damit wir die einen von den anderen instinktiv unterscheiden können, hat uns die Natur mit dem Gefühl des Ekels ausgestattet. Wir verschmähen sogar unser Lieblingsessen, wenn Maden daran geknabbert haben. Auch vor diesen Insekten selbst ekeln wir uns – und deshalb essen wir sie nicht. Aber gilt das für Insekten grundsätzlich? Genau das hat ein Psychologe und Ekel-Fachmann untersucht. Der Satz stimmt tatsächlich für Ameisen, Grillen, Mücken, Schaben und Mehlwürmer. Ein einziges Insekt machte eine Ausnahme: der Schmetterling. Kaum jemand ekelt sich vor ihm. Dennoch will so gut wie niemand Schmetterlinge essen. Wie kann das dann sein? Die Antwort des Fachmanns: Wir empfinden den Schmetterling als »schönes« und »bewunderungswürdiges« Tier. Solche Tiere zu töten und zu essen fühlt sich »moralisch falsch« an. Der Ekel, der uns davon abhält, Schmetterlinge zu essen, ist also ein Ekel, der davor schützt, etwas Unmoralisches zu tun.

## 124 | Darf man ZWILLINGEN denselben VORNAMEN geben?

**Wie dürfen Menschen hierzulande heißen?** Dürfen Mädchen Jungsnamen tragen? Darf der Sohn heißen wie der Vater? Und ist es möglich, dass Geschwister oder gar Zwillinge denselben Vornamen haben? Grundsätzlich gilt: Die Vergabe des Vornamens ist das Recht der Eltern. Sie sind grundsätzlich frei in ihrer Wahl, doch über ihrem Recht steht der Schutz des Kindes. Doch was ist gut für ein Kind? Juristen sprechen vom »Mundwinkeltest« als Indikator: Wenn man bei einem Vornamen spontan lachen muss, sollte das Kind diesen Namen eher nicht sein Leben lang tragen. Zwillingen oder Geschwistern denselben Vornamen zu geben sei ebenfalls »kindeswohlwidrig«, da Kinder sich damit innerhalb der Familie und der Gesellschaft nicht abgrenzen können. Der gleiche Vorname nimmt ihnen die Möglichkeit der Differenzierung und der Identifikation mit sich selbst. Die Vornamen von Geschwistern müssen Unterscheidungskraft haben – und zwar schriftlich und mündlich: Hanna und Hannah sind nicht möglich. Ein Kind kann jedoch durchaus denselben Vornamen tragen wie die Mutter oder der Vater.

## 125 | Verändert SCHLECHTER SCHLAF den APPETIT?

**Wer Pfunde zulegt, denkt meist,** es liege an zu viel Völlerei und zu wenig Sport. Es kann aber auch am Schlaf liegen. Eine Ernährungswissenschaftlerin beobachtete, dass Studierende im Laufe des ersten Semesters im Schnitt bis vier Kilo zunahmen. Sie stellte fest: Jene, die Gewicht zulegten, hatten vor allem weniger Bettruhe als die anderen und weniger als vor Semesterbeginn, nur 6,8 Stunden durchschnittlich. In einem weiteren Experiment ließ die Ernährungswissenschaftlerin 24 Frauen wahlweise wie gewohnt schlafen – oder um ein Drittel weniger. Wer weniger geschlafen hatte, frühstückte mehr und aß mehr Schokolade. Die kurze Nachtruhe verändert also den Appetit und den Geschmack. Wer zu wenig Schlaf bekommt, bevorzugt süßere Speisen – und bewegt sich obendrein auch weniger, wie aus anderen Studien bereits bekannt ist. Es braucht also von Anfang an auch ausreichend Schlaf, um schlank zu bleiben.

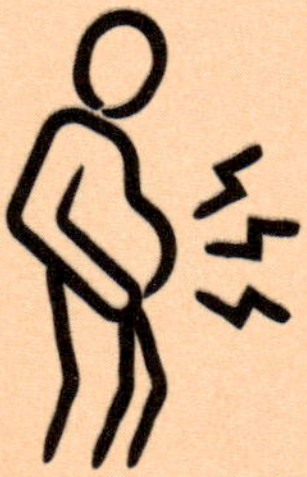

## 126 | Kann man **SICH SELBST HEIRATEN?**

**Für die Hochzeit mit sich selbst gibt es sogar einen Begriff:** Sologamie. Sie wird in keinem Land gesetzlich oder kirchlich anerkannt, was sie in den Augen der Anhänger nur umso intimer macht. Auch offiziell Verheiratete können sich zusätzlich selbst heiraten und damit ihre Eigenständigkeit in der Beziehung betonen. Populär machte die Sologamie 2003 Carrie Bradshaw aus der TV-Serie »Sex and the City«, gespielt von Sarah Jessica Parker. Sie erklärte, man brauche keinen Partner, um zu tun, was einen glücklich macht. Dem Gedanken folgte die Fitnesstrainerin Laura Mesi im Jahr 2017, inklusive weißem Kleid und Hochzeitsorte. Ein Reisebüro im japanischen Kyoto bot erstmals 2014 Sologamie-Arrangements für Ehefrauen an, die mit ihrer ursprünglichen Ehe unzufrieden sind. Wie bei einer »normalen« Hochzeit kann man sich selbst im Stillen heiraten oder man nimmt die Angebote der Hochzeitsindustrie wahr. Praktisch und kostensparend: Man braucht nur einen einzigen Ehering.

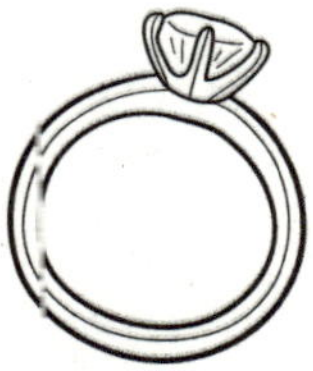

## 127 | Was kann uns vor **RÖNTGENSTRAHLUNG** schützen?

**Wer schon einmal geröntgt wurde,** kennt die schweren Bleischürzen, die den Körper vor den gesundheitsschädlichen Strahlen schützen. Blei kann hochenergetische elektromagnetische Strahlung sehr gut absorbieren, ist aber auch giftig und muss daher aufwendig und teuer als Sondermüll entsorgt werden. Für das Personal der Radiologie kann das hohe Gewicht der Schutzausrüstung auch zu Rückenbeschwerden führen. Daher wird schon seit Jahrzehnten an alternativen Materialien geforscht. Diverse Hersteller bieten mittlerweile Röntgenschutzkleidungen ohne Blei an. Sie wiegen etwa ein Drittel weniger und bestehen meist aus einer Kombination aus Kunststoffen und Schwermetallen wie Wolfram, Bismut oder Zinn. Aber sie bieten noch nicht ganz die gleiche Sicherheit wie Blei – weshalb sie bislang noch nicht überall eingesetzt werden. Allerdings haben inzwischen auch die Röntgengeräten eine immer geringere Strahlungsmenge, wodurch die Belastung für Patienten und Personal ohnehin sinkt.

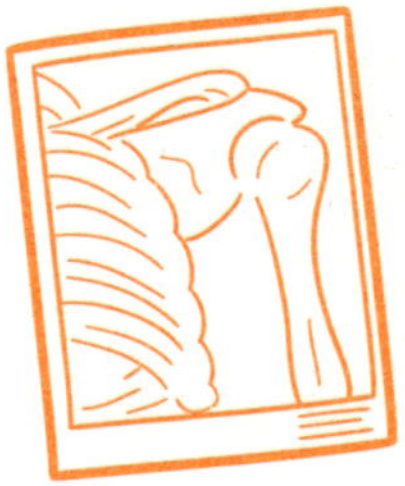

# 128 | Verbessert Lästern das Betriebsklima?

Lästern hat ein schlechtes Image: Meist denken wir dabei an getuschelte Gerüchte und boshafte Bemerkungen. Forscher verstehen darunter jedoch alle Äußerungen – positive und negative – über Abwesende. Am Arbeitsplatz sehen Wissenschaftler durchaus Vorteile im Tratsch: Er trägt wichtige Informationen durch ein Unternehmen, über interessante Projekte genauso wie über intrigante Kollegen. Auch für den Teamgeist ist der Flurfunk wichtig: Über ihn stimmen sich Gruppen unbewusst darüber ab, welche Regeln bei der Zusammenarbeit gelten. Wer zum Beispiel miterlebt, wie über Zuspätkommer gelästert wird, bemüht sich selbst um Pünktlichkeit – die Sorge um den eigenen Ruf ist ein mächtiger sozialer Motor. Oder wer erfährt, dass eine Mitarbeiterin nur deshalb regelmäßig zu spät kommt, weil sie ihre demente Mutter pflegt, wird verständnisvoller auf sie reagieren.

Wie stark das Lästern unser Verhalten lenkt, belegt eine Studie aus Stanford: Versuchsteilnehmer spielten dabei um geringe Geldbeträge. Einen Teil ihres Gewinns konnten sie in einen gemeinsamen Einsatz der Gruppe investieren, sodass für alle die Chance auf einen größeren Gewinn stieg. Nach jeder Runde wurde die Zusammensetzung der Spieler geändert – und die Teilnehmer konnten kurze Nachrichten austauschen. Auf diesen Notizen warnten die Spieler einander vor egoistischen Kollegen, auch wenn sie selbst von diesem Notsignal gar nicht mehr profitieren konnten. Sie lästerten also zum Wohle anderer. Auch auf die egoistischen Spieler wirkte das Lästern: Wo immer möglich, wurden sie von Spielrunden ausgeschlossen. Erhielten sie später die Chance, wieder einzusteigen, spielten sie kooperativer, verhielten sich also sozialverträglicher.

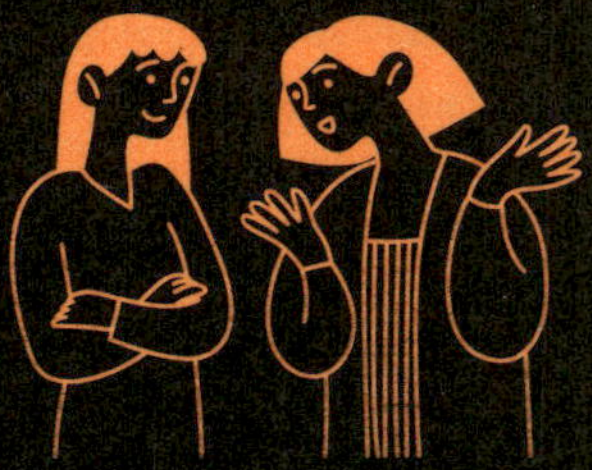

## 129 | Macht **GELD** nur glücklich, wenn man **MEHR** hat **ALS DIE NACHBARN**?

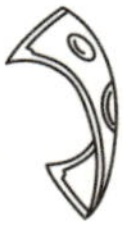

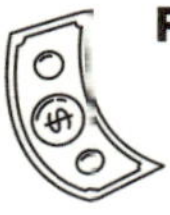

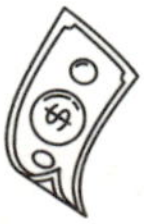

**Forscher haben untersucht, was glückliche Menschen** von anderen unterscheidet. Dabei fiel auf, dass bei den sehr Glücklichen »praktisch alle« genügend Geld hatten für Nahrung und Unterkunft. Wo das nicht der Fall war, ging es den Leuten schlecht. Armut macht tendenziell krank und unglücklich. Studien ergaben zudem: Wer mehr Geld hat, führt meist ein glücklicheres Leben. Vermutlich lässt die Wirkung ab einem bestimmten Jahreseinkommen nach. Dieser »Knick« liegt irgendwo zwischen 50 000 bis 80 000 Euro. Danach bringt jede Gehaltserhöhung nur noch einen relativ kleinen Zuwachs an guten Gefühlen. Und welche Rolle spielen dabei die Nachbarn? Deren Vermögen hat aus psychologischer Sicht in der Tat einen Einfluss. Denn wir Menschen neigen dazu, uns mit anderen zu vergleichen. Viele Studien zeigen: Wir fühlen uns dann besonders wohl, wenn wir glauben, mehr zu verdienen als unsere Nachbarn. Genau das gibt uns nämlich das gute Gefühl, in der menschlichen Hackordnung weiter oben zu stehen. Das klingt ernüchternd simpel, scheint aber überall auf der Welt so zu funktionieren.

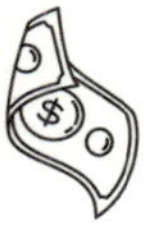

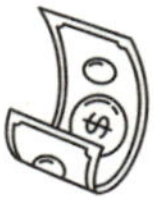

## 130 | Wo wohnen **ANGST, TRAUER, LIEBE** und **STOLZ** in unserem Körper?

**Starke Emotionen kann man körperlich fühlen** – das weiß jeder, der schon mal welche hatte. Doch sind die körperlichen Symptome dabei für jeden gleich? Oder schütteln die Emotionen jeden auf eine andere Art? Vor wenigen Jahren veröffentlichten finnische Forscher eine Studie, die dafür spricht, dass wir Emotionen tatsächlich alle ähnlich erleben. Sie erstellten eine Art Körperatlas der Gefühle. Fast 4000 Freiwillige aus mehr als 100 Ländern durchlebten dabei bestimmte Emotionen und trugen dann auf einer Körpersilhouette ein, wo sich bei ihnen gerade etwas tat. Die Übereinstimmungen verblüfften. Demnach wohnen eine ganze Reihe von Gefühlen zentral in unserer Brust: Freude, Überraschung, Liebe und Stolz. Wut aktiviert zusätzlich Kopf und Arme. Scham und Eifersucht, Depression, Trauer

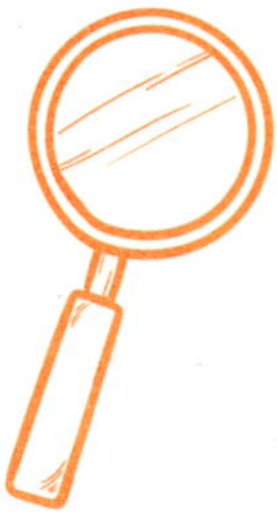

und Ekel machen weiche Knie. Freude und Liebe bringen dagegen Kraft in die Schenkel: Wir könnten dann Luftsprünge machen. Das Fazit: Emotionen sind verbunden mit einem einzigartigen körperlichen Fingerabdruck, und zwar weitgehend über kulturelle Grenzen hinaus.

## 131 | Bestimmen vor allem die MEDIEN, wen wir SCHÖN finden?

**Dazu gibt es zwei Antworten. Die erste lautet:** Einige Dinge finden die Menschen überall schön. In fast allen Kulturen. Große Männer sind attraktiver als kleine. Bei Frauen wird die sogenannte Sanduhr-Figur universell als begehrenswert empfunden. All das scheint biologische Gründe zu haben: Große Männer stehen tendenziell höher in der sozialen Rangordnung – so sehen Kerle aus, mit denen man Kinder haben will! Die weibliche Sanduhr-Figur signalisiert: Ich bin gesund und fruchtbar!

Doch es gibt noch eine zweite Antwort. Denn wen wir schön finden, das wandelt sich auch im Laufe der Zeit. Welchen Einfluss die Medien auf solche Veränderungen nehmen, haben Forscher im Osten von Nicaragua untersucht. Dort befragten sie rund 300 Dorfbewohner nach ihren Schönheitsvorstellungen. Einige hatten Zugang zu Elektrizität und Fernsehen, andere nicht. Und tatsächlich: Wo das Fernsehen regierte, bevorzugten die Befragten schlanke Frauen mit ausgeprägter Sanduhr-Figur in viel stärkerem Maße als in Siedlungen ohne elektronische Medien. In einigen Dörfern hielten Strom und TV-Geräte Einzug, während die Studie lief. Innerhalb weniger Monate verschob sich an diesen Orten das Schönheitsideal: Man sehnte sich dort plötzlich nach Frauen mit schlanker Taille, breiten Hüften und großen Brüsten. Moden und Zeitgeist prägen also unsere genauen Vorstellungen von Schönheit erheblich – und darauf haben die Medien einen bedeutenden Einfluss.

## 132 | Sollte man für seinen Partner OPFER BRINGEN?

**Beziehungen sind kompliziert.** Etwa wenn die Partnerin ein Jobangebot aus einer anderen Stadt bekommt: Soll man mit umziehen? Oder wenn man sich in einen anderen Menschen verliebt: Soll man dem nachgeben – oder für seinen Partner auf die Affäre verzichten? Lohnen sich solche Opfer überhaupt? Das hängt von mehreren Faktoren ab, wie Studien ergaben. Etwa von der Motivation: Will man das Opfer wirklich bringen? Falls ja, dann macht das tendenziell glücklicher – einen selbst, den Partner und die Beziehung. Sobald man die Sache durchzieht, wird es jedoch gefährlich. Manche haben nach einem erbrachten Opfer den eigenen Verlust vor Augen. Das macht sie tendenziell mürrisch und bitter. Große Opfer können also nach hinten losgehen. Aber manche Menschen – und ihre Beziehung – werden dadurch auch glücklicher. Es kommt nämlich immer darauf an, wie man die Sache hinterher bewertet: als gute Entscheidung – oder als großen Verlust.

## 133 | Wie wichtig ist der Po bei SPRINTERN?

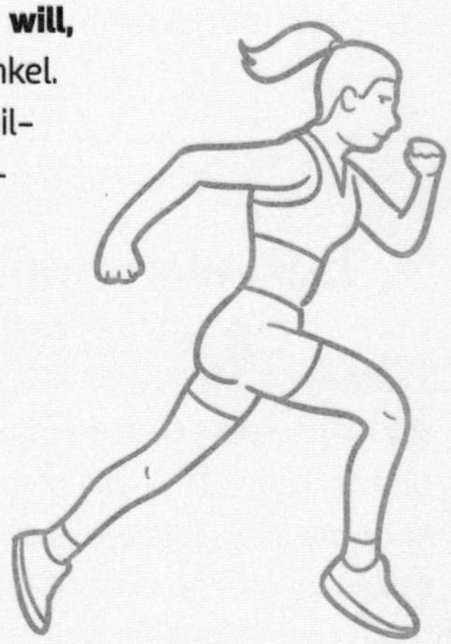

**Wer als Weltklassesprinter erfolgreich sein will,** braucht dafür zum Beispiel kräftige Oberschenkel. Wo wenige Hundertstelsekunden über Medaillen entscheiden, spielt aber der »Gluteus maximus« eine hervorgehobene Rolle, der »große Gesäßmuskel«, der dem Po die runde Form gibt. Wissenschaftler vermaßen die Größe von 23 Unterkörpermuskeln bei 42 Männern: 5 Topsprintern, 26 Sportlern auf etwas geringerem Niveau und 11 untrainierten Männern. Die Spanne der Bestleistungen über 100 Meter reichte in den ersten beiden Gruppen von 9,91 bis 11,25 Sekunden. 44 Prozent dieser Leistungsunterschiede waren durch die Größe des Gluteus maximus bedingt. Er war bei den Elitesprintern um 93 Prozent größer als bei den anderen. Es wird vermutet, dass dieser Unterschied teils angeboren und teils antrainiert ist. Wahrscheinlich kann eine Vergrößerung des Gluteus maximus und anderer Hüftstreckermuskeln die Sprintleistung verbessern. Dieses Wissen wurde bereits beim britischen Leichtathletikverband genutzt.

## 134 | Warum werden **VERIRRTE KINDER** häufiger gerettet als **ERWACHSENE?**

**Verlaufen sich Kinder in der Wildnis, handeln sie instinktiv richtig:** Sie bleiben stehen, sobald sie bemerken, dass sie den Weg verloren haben. Das haben kanadische Wissenschaftler herausgefunden. Sie analysierten die Angaben zu 800 Rettungseinsätzen. Dabei zeigte sich: Kinder konnten deutlich leichter von den Hilfskräften gefunden werden. Während sie in 96 Prozent aller Fälle lebend gerettet wurden, gelang dies nur bei 73 Prozent der Erwachsenen. Den verirrten Männern und Frauen kommt ihre innere Unruhe in die Quere: Statt ihre Kräfte zu schonen und auf Hilfe zu warten, versuchen sie meist, sich selbst aus der misslichen Lage zu befreien. Ihr Körper ist dann schon mit Stress- und Angsthormonen wie Adrenalin überschwemmt, was das Ausharren umso schwerer macht. Darum beginnen sie, nach dem richtigen Weg zu suchen – und verlieren daraufhin oftmals ganz die Orientierung.

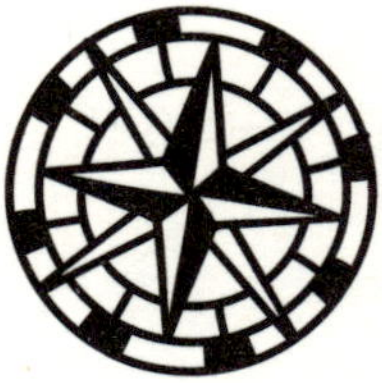

## 135 | Warum sind **DIE SCHLANGEN** vor **DAMENTOILETTEN** immer länger?

**Die Universität Gent hat untersucht,** warum Frauen bei Veranstaltungen im Durchschnitt sechs Minuten auf die Toilette warten müssen, Männer hingegen nur etwa elf Sekunden. Ein Hauptgrund: Männertoiletten bieten mehr Möglichkeiten auf gleichem Raum, da Urinale weniger Platz beanspruchen als Kabinen. Sie verfügen über 20 bis 30 Prozent mehr Kapazität. Zudem sind Kabinen der Frauentoiletten komplexer zu nutzen: Türen müssen geöffnet und geschlossen werden, oft reinigen Frauen den Toilettensitz vor Gebrauch und müssen mehr Kleidung ablegen. Darum brauchen sie laut der Studie etwa 50 Prozent länger. Computersimulationen entwickelten die idealen Layouts von Toilettenanlagen: Unisex-Toiletten mit einem Verhältnis von etwa 14 Kabinen zu 8 Urinalen könnten die Wartezeiten für alle Geschlechter minimieren. Dann würden Frauen durchschnittlich 2 Minuten und 18 Sekunden warten, Männer etwa 40 Sekunden.

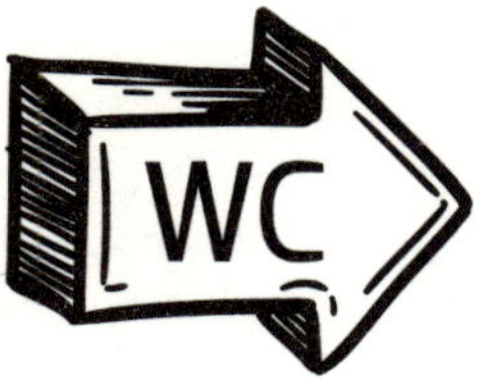

# 136 | Was ist die RICHTIGE Sitzposition auf dem Rad?

Die zentralen Kriterien für den richtigen Sitz auf dem Rad sind die Sattel- und Lenkerposition, sagt ein Radsportexperte. Dabei ist die Ferse-Pedal-Methode geeignet, um die richtige Sattelhöhe zu bestimmen: Man setzt sich auf den Sattel und kurbelt, bis das Pedal auf einer Seite am tiefsten Punkt steht. Nun wird die Ferse aufs Pedal gestellt. Ist das Knie nicht völlig gestreckt, steht der Sattel zu niedrig. Kommt die Ferse nicht aufs Pedal, ist er zu hoch. Die Sattelposition ist wichtig für den Antrieb, die Lenkerposition für den Komfort. Beim »Cockpit« ist zu prüfen: Ist ein flacherer Lenkervorbau besser oder ein steilerer, müssen die Lenkerform gewechselt oder Griffe ausgetauscht werden? Oder muss der Lenker näher zum oder weiter vom Körper, um Rücken und Nacken zu entlasten? Wenn Taubheitsgefühle in den Händen entstehen, sollten ergonomischere Lenkergriffe verwendet werden. Und wer Probleme am Gesäß hat: Wenigfahrer sollten weichere Sättel, Vielfahrer härtere bevorzugen. Wenn es trotz allem zwickt und zwackt, könnte ein geschulter Radhändler helfen, der sich auf Vermessungen spezialisiert hat.

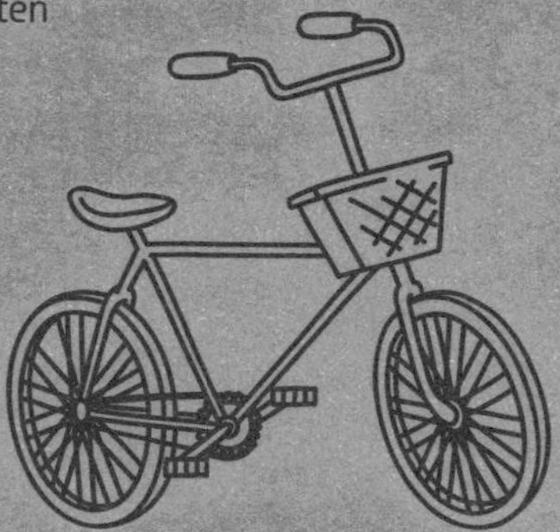

## 137 | Darf ich mich auf dem Balkon oder im Garten **NACKT SONNEN**?

**Wie herrlich, wenn man einen Balkon oder Garten hat,** um die Sonne zu genießen. Manche wollen dabei nahtlos braun werden, doch das gefällt nicht allen Nachbarn. Die fühlen sich vom Anblick der Nacktheit belästigt, beschweren sich oder klagen sogar. Grundsätzlich ist es erlaubt, sich nackt zu sonnen oder im Pool zu baden – es kann aber auch als Ordnungswidrigkeit geahndet werden. Entscheidend dafür ist die Lage von Balkon oder Garten. Ist er gut einsehbar, kann Nacktheit im Streitfall als Belästigung gelten und mit Bußgeld geahndet werden. Umgekehrt müssen Menschen, die sich nackt zeigen, auch mit Blicken anderer leben, können also nicht verlangen, dass Nachbarn dann wegsehen. Allerdings dürfen diese die Nackten auch nicht gezielt beobachten oder gar filmen, das verstößt gegen das Persönlichkeitsrecht. Betroffene können in diesem Fall auf Schmerzensgeld und Unterlassung klagen.

## 138 | Warum wird man **HEISER**?

**Sind Menschen heiser,** liegen dafür meist medizinische Auslöser vor. Besonders häufig ist ein viraler Infekt der oberen Atemwege, der auf den Kehlkopf übergreift, oder ein Rückfluss von Magensäure, ein Reflux. Als Folge entzündet sich die Schleimhaut, die Stimmbänder schwellen an und können sich nicht mehr richtig schließen. Dann fällt das Sprechen schwer und schmerzt. Auch bei Überanstrengung kommt es oft zu funktionellen Störungen der Stimmbänder. Zum Beispiel bei Menschen, die viel reden müssen. Dann stoßen die Stimmbänder zu stark gegeneinander oder werden zu stark angespannt. Daraus können kleine Knoten entstehen. Bereits eine Schwellung von nur einem Millimeter kann dazu führen, dass das Zusammenspiel von Stimmbändern, Atmung und Kehlkopfmuskeln nicht mehr richtig funktioniert und Menschen heiser werden. Dagegen hilft vor allem, die Stimme zu schonen, Salbeipastillen zu lutschen und zu inhalieren. Besonders heiße oder kalte Getränke oder Speisen sollten die Betroffenen meiden, ebenso scharfe Gewürze, Zigaretten und Alkohol. Bleiben die Symptome länger als drei Wochen bestehen, sollten Patienten einen Hals-Nasen-Ohren-Arzt aufsuchen.

## 139 | Werden KINDER IN DEUTSCHLAND immer dicker?

**»Generation XXL: Übergewichtige Kinder«** – solche Schlagzeilen alarmieren. Basis für die Einschätzung ist der Body-Mass-Index (BMI): Körpergewicht in Kilogramm, geteilt durch Größe in Metern zum Quadrat. Werte über 25 gelten für Erwachsene als Übergewicht. Doch für Kinder lässt sich kein Grenzwert festlegen, da sie während ihrer Entwicklung mal in die Breite und mal in die Höhe wachsen. Ihre Werte werden daher in Perzentilenkurven eingetragen. Diese zeigen, wo das Kind im Verhältnis zu anderen steht. Alle Werte zwischen dem 10. und 90. Perzentil gelten als normal. Der dürre Sechsjährige mit einem BMI von 13,8 hat genauso Normgewicht wie sein gleichaltriger Kumpel mit einem BMI von 17,85. Werte unter dem 10. Perzentil kennzeichnen Untergewicht, ab dem 90. Übergewicht, ab dem 97. Perzentil Fettleibigkeit. Laut der Kindergesundheitsstudie KiGGS sind 15,4 Prozent der Kinder in Deutschland übergewichtig, 5,9 Prozent gelten als fettleibig. Das sind zu viele. Frühere Erhebungen zeigten aber: Der Anteil Übergewichtiger ist seit der Jahrtausendwende nicht gestiegen. Allerdings sind Übergewichtige noch dicker, Untergewichtige noch dünner geworden. Die Mitte ist relativ stabil geblieben.

## 140 | Taugt das Auge als FENSTER ZUR SEELE?

**Tatsächlich verraten insbesondere die Pupillen viel über unsere Gefühle.** Wenn wir Angst empfinden, uns freuen oder einer Belohnung entgegenfiebern, weiten sie sich. Minimal, aber messbar. Forscher am Max-Planck-Institut für Psychiatrie fanden nun heraus, dass sich die Pupillen von Menschen mit Depressionen weniger stark verändern. Für ihre Studie spielten Probanden mit Symptomen der Krankheit und eine Kontrollgruppe um kleine Geldbeträge. Dabei vermaß ein Eyetracker 250-mal in der Sekunde ihre Augen. Das Ergebnis zeigte: Je schwerer die Depression eines Probanden, desto schwächer reagierten dessen Pupillen in Erwartung eines Gewinns.

Die Forscher vermuten, dass das Nervensystem der erkrankten Menschen weniger stark reagiert – was auch Symptome wie Antriebsschwäche erklären könnte. Die Erkenntnis kann eine biologische Messgröße für

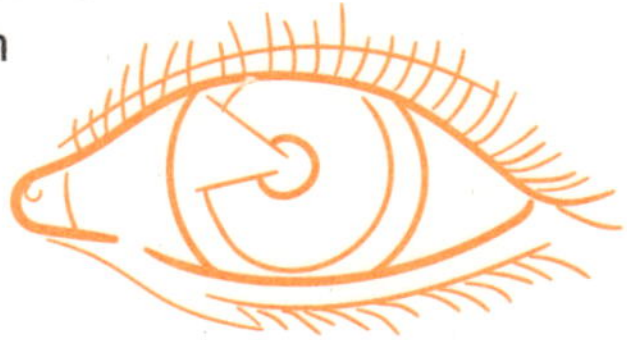

eine Diagnose verschaffen, die sonst weitgehend auf Angaben der Patienten beruht. Ärzte könnten Depressionen so besser erkennen und den Einsatz von Medikamenten genauer anpassen.

## 141 | Was ist eine »SELTENE ERKRANKUNG«?

**Oft erfahren die Patienten erst im Erwachsenenalter, woran sie leiden.** Obwohl die meisten von ihnen schon als Kinder Symptome zeigen oder sich von einem Facharzt zum anderen hangeln. Sieben Jahre dauert es im Durchschnitt, bis die Menschen mit einer sogenannten seltenen Erkrankung endlich die richtige Diagnose erhalten. Eine Krankheit gilt als selten, wenn nicht mehr als 5 von 10 000 Menschen daran leiden. Rund 8000 seltene Erkrankungen gibt es, in Deutschland sind vier Millionen Menschen betroffen. Mediziner wissen heute, dass vier von fünf seltenen Erkrankungen erblich bedingt sind. Doch je kleiner die Patientenzahl, desto weniger wissen sie über Ursachen und Behandlungsmöglichkeiten. Manche Patienten erhalten falsche Medikamente und überflüssigen Operationen.

Darum wurde vor 20 Jahren in der EU ein Gesetz verabschiedet: Pharmafirmen, die Behandlungsansätze gegen seltene Erkrankungen erforschen, können ihre Medikamente zehn Jahre lang exklusiv in Europa verkaufen – ohne dass ihnen ein Konkurrenzprodukt in die Quere kommt. In Deutschland entstand 2010 das Nationale Aktionsbündnis für Menschen mit seltenen Erkrankungen, drei Jahre später ein Nationaler Aktionsplan mit 52 Maßnahmenvorschlägen. Inzwischen gibt es mehr als 30 Zentren für seltene Erkrankungen.

## 142 | Kann man das BABY schon IM MUTTERLEIB operieren?

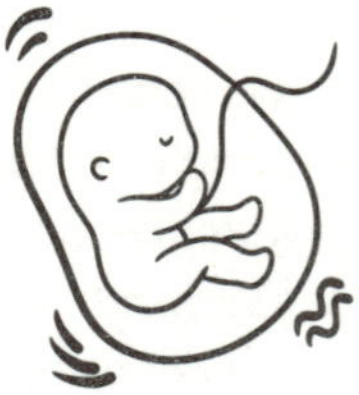

**Vor 40 Jahren operierte der amerikanische Pionier Michael Harrison** zum ersten Mal Föten. Er nahm sie aus dem Mutterleib, operierte sie und legte sie wieder zurück. Die meisten der Babys starben. Inzwischen verwenden Ärzte längst schonendere »Schlüssellochtechniken«, manche Operationen im Mutterleib gehören bereits

zum klinischen Alltag. So setzen Fetalmediziner Laser ein, um Ungeborene mit einem fetofetalen Transfusionssyndrom zu behandeln – einer Erkrankung des Mutterkuchens. Auch bei Verengungen von Herzklappen, verschlossenen Harnwegen oder Tumoren am Steißbein greifen Mediziner vor der Geburt ein. Oder wenn im Zwerchfell der Föten ein Loch klafft, wenn Darm und Leber sich in den Brustraum gedrängt haben und Herz und Lunge an der Entwicklung hindern. Daran leidet eines von rund 3000 Ungeborenen, ohne Fetaltherapie stirbt rund die Hälfte kurz nach der Geburt. Was lange als Grenzbereich der Hightech-Medizin für erkrankte Föten galt, wird inzwischen auch bei überlebensfähigen Föten eingesetzt – und ist durchaus umstritten. So operiert ein Fetalmediziner schon seit 18 Jahren Föten mit einem offenen Rücken, einer sogenannten Spina bifida. Bei ihnen greift das Fruchtwasser die frei liegenden Nervenfasern an – ohne die Operation im Mutterleib können viele Kinder nur mit Mühe laufen oder müssen ihr Leben im Rollstuhl verbringen.

## 143 | Warum zahlen wir MEHR GELD für MARKENPRODUKTE?

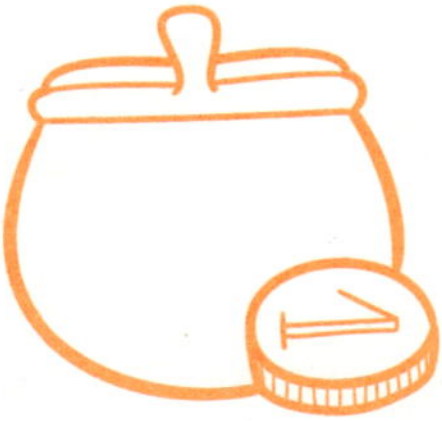

**Die wohl bekannteste Marke der Welt ist Coca-Cola.** Man sieht das Logo, die Form der Flasche und denkt: »Aha, Coke!« So geht es Menschen überall auf der Welt. Markenware kostet fast immer mehr als Produkte der Konkurrenz. Doch warum zahlen wir bereitwillig diesen Aufpreis? Wissenschaftler sagen: Erstens: Marken sparen Mühe. Statt ratlos vor dem Regal zu stehen, greift man sich das Markenprodukt. Die ersparte Denkarbeit lassen wir uns gern etwas kosten. Zweitens: Aus psychologischer Sicht gehen wir mit einer Marke eine emotionale Beziehung ein, ähnlich wie mit engen Freunden. Man bleibt ihnen treu – und schaut nicht aufs Preisschild. Drittens: Um eine Marke herum können sich manchmal Gemeinschaften formen. Sie wirken auf uns wie Kirchen, Parteien, Fußballvereine – oder wie der eigene Clan auf die Menschen der Steinzeit. Die Mitgliedschaft in der Marken-Gemeinde bestimmt dann einen Teil unserer Identität. Ein Beispiel dafür ist etwa die Kultmarke Harley-Davidson. Wer so eine Maschine kauft, fährt nicht einfach Motorrad – sondern wird Mitglied einer großen Familie. Und klar: Wenn es um den eigenen Stamm und die Identität geht, spielt Geld keine Rolle mehr.

## 144 | Wie wichtig ist **WIEDERHOLUNG** fürs **LERNEN?**

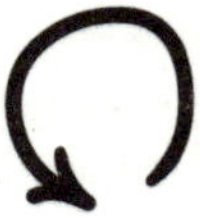

**Wiederholung ist äußerst wichtig fürs Lernen.** Die ersten Experimente dazu stammen aus dem 19. Jahrhundert. Damals versuchte der Psychologe Hermann Ebbinghaus, sich sinnlose Fantasiewörter ins Gedächtnis zu prügeln. Um eine Reihe von zwölf solcher Wörter fehlerfrei aufsagen zu können, brauchte er 68 Wiederholungen am ersten und weitere sieben am zweiten Tag. Bemerkenswert: Wenn er sich vier statt zwei Tage Zeit nahm, benötigte er nicht einmal halb so viele Wiederholungen. Man lernt also mit weniger Aufwand, wenn man nicht alles auf einmal paukt. Das bezeichnet man als »Spacing Effect«. Mindestens genauso wichtig ist es, auf welche Art man wiederholt. Statt sich zum Beispiel einen Text noch einmal durchzulesen oder Stellen anzustreichen, sollte man eine Art Quiz aus der Sache machen. Was kann man noch frei aus dem Kopf wiedergeben? Moderne Lern-Apps wie »Anki« oder »Quizlet« nutzen das Wissen der Psychologie. Sie wenden sowohl den Spacing Effect als auch die Abfragemethode an und führen nachweislich zu exzellenten Ergebnissen.

## 145 | Ist **ZU VIEL ZUCKER** schädlich für das Herz?

**Lange Zeit gingen Experten davon aus,** dass zuckerreiche Nahrungsmittel und Getränke das Herz indirekt schädigen: weil sie zu Übergewicht und Diabetes führen. Doch offenbar kann Zucker auch ein direkter Risikofaktor sein. Eine US-Studie wertete die Essgewohnheiten von mehr als 10 000 Menschen über einen Zeitraum von rund 15 Jahren aus. Das Ergebnis: Je mehr Zucker die Probanden verzehrten, desto höher war die Wahrscheinlichkeit, an einem Herz-Kreislauf-Leiden zu erkranken und zu sterben. Und zwar unabhängig davon, wie viele Kalorien sie insgesamt zu sich nahmen oder ob sie übergewichtig waren. Was die höhere Sterblichkeit verursacht, ist allerdings noch weitgehend ungeklärt. In einer weiteren Studie entdeckten Forscher zudem, dass stark zuckerhaltige Getränke das Risiko für Bluthochdruck erhöhen.

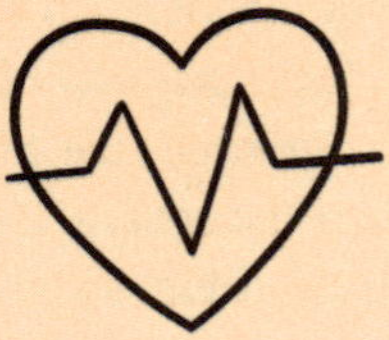

## 146 | Was ist eine PARANEOPLASIE?

**Manche Patienten leiden an auffälligen Rötungen** an Gesicht und Händen, andere entwickeln Schmerzen in den Fingergelenken. Was zunächst als eigenständige Erkrankung erscheint, kann ein frühes Warnzeichen für einen Tumor darstellen. Als Paraneoplasien bezeichnen Mediziner jene Symptome, die zu Beginn oder im Verlauf eines Krebsleidens entstehen können. So treten Paraneoplasien der Haut besonders oft bei Krebserkrankungen der Lunge, des Magen und Darms, der weiblichen Geschlechtsorgane und bei Blutkrebs auf. Bösartig sind diese Hautveränderungen selbst nicht, sollten Ärzte jedoch hellhörig machen. Noch kennen Mediziner den genauen Zusammenhang zwischen Tumor und Hautveränderungen nicht. Paraneoplasien sind selten, und es gibt keine verlässlichen Zahlen über ihre Häufigkeit. Doch kann die schnelle Suche nach einem Tumor Leben retten.

## 147 | Hilft KÖRPERLICHER SCHMERZ gegen PSYCHISCHE BELASTUNGEN?

**Manche beißen sich auf die Lippen, wenn sie traurig sind.** Andere schlagen in ihrer Wut mit der Faust gegen die Wand. Studien haben gezeigt, dass Schmerzen emotionalen Stress lindern können. Oft lag der Fokus dabei jedoch auf Menschen mit psychischen Schwierigkeiten, die sich selbst verletzen. Wie sieht es bei Gesunden aus? Und wie effektiv sind leichte Schmerzen im Vergleich zu mentalen Bewältigungsstrategien? Wissenschaftler aus New York zeigten ihren Probanden eine Reihe von Bildern, die miese Gefühle weckten: von Ungeziefer auf Kuchen etwa oder von Zahnarztbehandlungen. Danach konnten die Versuchspersonen ihre schlechten Gefühle durch verschiedene Strategien mildern. Sie sollten etwa versuchen, an etwas anderes zu denken. Oder die Bilder so umzudeuten, dass sie weniger schockierend wirkten. Alternativ konnten sie sich selbst leichte Elektroschocks verpassen. Tatsächlich wählten mehr als zwei Drittel zumindest gelegentlich den Schmerz. Mit Erfolg: Die Elektroschocks waren genauso wirksam wie die bewährten Techniken aus der Psychotherapie. Warum der harmlose Schmerz hilft, ist jedoch noch unklar.

## 148 | Kann **VIRTUELLE REALITÄT** eine **THERAPIE** ersetzen?

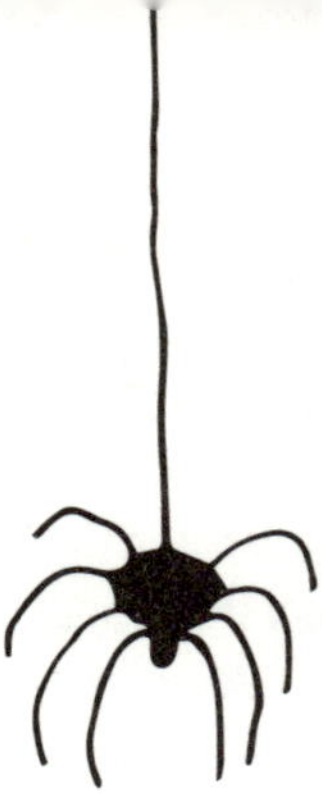

**Virtuelle Realität (VR) ist eine seltsame Sache.** Man stülpt sich eine klobige Brille über den Kopf, nimmt zwei Controller – und schon zieht einen die Technik mitten hinein in eine künstliche Welt. Psychologen versuchten, diese Technik für Therapien zu nutzen. Etwa bei Menschen, die eine Spinnenphobie haben. Oder bei Patienten, die unter sozialen Ängsten leiden. In einer traditionellen Therapie führt man die Betroffenen Schritt für Schritt hinein in derlei Situationen, bis sie allmählich ihre Angst verlieren. Könnte man das nicht auch mit virtueller Realität schaffen? Australische Forscher fanden anhand von Studien heraus, dass eine Therapie mit VR-Brille ebenso effektiv ist wie eine herkömmliche Behandlung. Eine japanische Metaanalyse kommt zu ähnlichen Ergebnissen. Arbeitslos werden Therapeuten durch die neue Technik aber wohl nicht. Offenbar funktioniert die Sache nämlich dann am besten, wenn ein Therapeut die Ausflüge in die künstlichen Welten begleitet. Die Beziehung zu einem Menschen, dem man vertraut, scheint auch hier die halbe Miete zu sein.

## 149 | Kann man mit Träumenden **KOMMUNIZIEREN?**

**Das gelang erstmals vor etwa zwei Jahren.** »Sprichst du Spanisch?« oder »Wie viel ist acht minus sechs?« – solche Fragen stellten die Schlafforscher ihren träumenden Versuchspersonen. Auf fast 40 Prozent ihrer Fragen erhielten sie eine Antwort, und in knapp jedem zweiten Fall war die Antwort korrekt. Für ihre Studie luden die Wissenschaftler vor allem Versuchspersonen mit einer besonderen Fähigkeit ein: dem Klarträumen. Klarträumern wird mitunter im Schlaf bewusst, dass sie träumen; teilweise können sie das Traumgeschehen auch beeinflussen. Erlebten die Probanden einen solchen »luziden« Traum, signalisierten sie das den Wissenschaftlern mit einer zuvor verabredeten Augenbewegung. Die Forscher stellten den Schlafenden daraufhin Ja-Nein-Fragen oder Rechenaufgaben. Die Testpersonen antworteten erneut über Signale. Nach dem Aufwachen berichteten manche, wie sie das wahrgenommen hatten: Mal hörten sie eine Stimme aus dem Off, wie die eines Erzählers im Film, mal kam die Frage im Traum aus dem Radio.

## 150 | Was gibt dem Leben EINEN SINN?

**Die Wissenschaft hat intensiv erforscht,** auf welche Art und Weise Menschen diese Frage beantworten. Dabei zeigten sich drei Elemente: das Gefühl, in einer stabilen und logisch zusammenhängenden Welt zu leben, der Glaube, eine sinnvolle Aufgabe zu erfüllen, und der Eindruck, als Mensch eine Bedeutung zu haben. Wer sein Leben auf diese Weise als sinnvoll versteht, lebt glücklicher. Bei manchen Menschen ist der Sinn im Leben aber eine wackelige Angelegenheit. Wenn sie gut gestimmt sind, sagen sie: Mein Leben ist sinnvoll. Doch sobald sie misslaunig werden, sagen sie: Mein Leben hat keinen Sinn. Andere dagegen sehen auch dann einen Sinn im Leben, wenn die Dinge für sie schlecht laufen. Was genau ist dann bei ihnen anders? Vor allem zwei Dinge. Das erste: Sie verfügen fast immer über ein stabiles übergeordnetes Weltbild. Solche Leute glauben zum Beispiel an einen Gott oder an politische Ideale. Der zweite mächtige Faktor sind enge Beziehungen zu anderen Menschen, Leute, denen man wichtig ist. Man könnte also etwas vereinfacht sagen: Glaube und Liebe verleihen dem Leben einen stabilen Sinn.

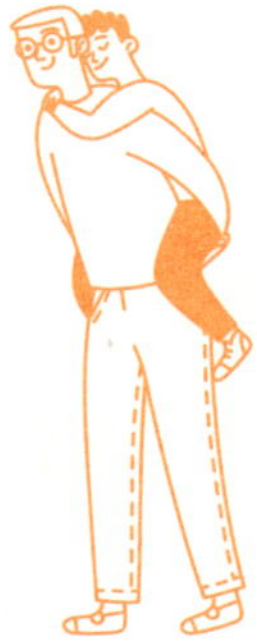

## 151 | Macht es GLÜCKLICH, in RENTE zu gehen?

**Manche Forscher sagen: Wer in Rente geht, wird glücklicher.** Andere sagen: Quatsch, man wird erst mal unglücklicher! Wieder andere behaupten: Der Ruhestand hat gar keinen Einfluss auf unser Wohlbefinden. Wer hat recht? Sicher ist, dass die Sache bei manchen Menschen gut läuft und bei anderen nicht so gut. Aber wovon hängt das ab? Zum Beispiel davon, welchen Job man vorher hatte. War die Arbeit unangenehm, mies bezahlt oder belastend? Dann wird der Ruhestand zur Erlösung. Die meisten Jung-Rentner empfinden das als beglückend. Andererseits verliert so mancher Ansehen und Prestige. Im Ruhestand parkt kein Dienstwagen mehr in der Garage. Und Geld hat man auch meist weniger als zuvor. Was Forscher wiederholt messen konnten, ist ein »Honeymoon-Effekt«: Relativ viele Rentner erleben den Ruhestand zunächst als tolle Zeit. Nach einigen Wochen lässt das Hochgefühl aber nach. Man landet wieder in etwa auf dem Glücksniveau, das man vorher hatte. Manche sind dann sogar niedergeschlagen und antriebslos. Wer schon im Berufsleben zu Depressionen neigte, hat hier ein erhöhtes Risiko. Macht die Rente glücklich? Manche schon.

## 152 | Was verraten unsere **KRITZELEIEN** über uns?

**Herumkritzeln ist eine beliebte Nebenbeschäftigung** beim Telefonieren, Konferieren, oder wenn man in der Schule zum Zuhören verdammt ist. Es ermöglicht, Erlebtes sozusagen nebenher zu verarbeiten und sei mit Träumen verwandt, sagen Psychologen. Und: Unser Gehirn sei so leistungsfähig, es würde sich dabei langweilen, nur zu telefonieren oder zuzuhören. Die Zahl der Kritzler gehe in Zeiten von Laptop und Tablet jedoch zurück.

Wer Tränen malt, kann Hilfe gebrauchen, auch Wolken und Mond zeigen: Wir fühlen uns allein gelassen. Wer ein Auge zeichnet, beobachtet sich womöglich oder fühlt sich beobachtet. Hinter einem Sonnenbild stecken meist zufriedene Menschen, Pfeile und Leitern kennzeichnen Ehrgeizige, zackige Linien verweisen auf Aggressionen. Wer dagegen Sterne zeichne, sei hilfsbereit und freundlich, Blumentypen sind verträglich, und Zeichner von Gesichtern gelten als einfühlsam und humorvoll. Mit geometrischen Formen gibt man sich als nüchterner Mensch mit Sicherheitsbedürfnis zu erkennen. Übrigens sind Zuhörende, die nebenher kritzeln, in der Regel nicht unaufmerksamer. Im Gegenteil: Laut einer Studie schneiden sie bei Erinnerungstests sogar um 29 Prozent besser ab.

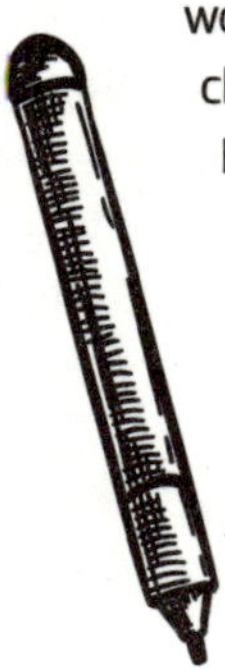

## 153 | Kann **MEDITATION** schädlich für die **PSYCHE** sein?

**Für die meisten Menschen ist Meditation** ein extrem hilfreiches Werkzeug, das viele verschiedene positive Effekte für die Gesundheit und das Seelenleben mit sich bringt. Dennoch kann es auch hier zu allerhand Nebenwirkungen kommen. Eine US-Psychologin entdeckte in ihren Studien 59 solcher Nebenwirkungen. Einige Meditierende berichten zum Beispiel von einem Verflachen ihres Gefühlslebens, von Kopfschmerzen oder Albträumen. Bei vielen Meditationstechniken konzentriert man sich gezielt auf seine Atmung. Genau das kann bei manchen Traumapatienten zu verstärkten Angstzuständen oder gar Panikattacken führen. Soll man in diesen Fällen komplett auf Meditation verzichten? Die Psychologin verneint. Sie hält Meditation für eine tolle

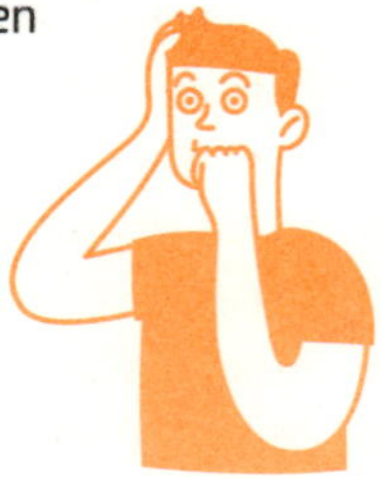

Sache und meditiert selbst regelmäßig. Für Traumapatienten genügt es, sich beim Meditieren auf etwas anderes zu konzentrieren als auf die Atmung – etwa auf ihre Hände, ihre Füße oder die Geräusche, die sie umgeben.

## 154 | Macht es **GLÜCKLICH**, anderen zu **HELFEN**?

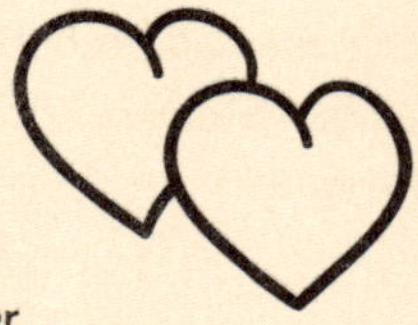

**Viele denken:** Wer anderen etwas Gutes tut, handelt aus Großherzigkeit. Man weiß aber schon länger, dass das so nicht stimmt. Wir werden selbst glücklicher, wenn wir andere unterstützen. Es erfüllt unser Leben mit Sinn und Bedeutung. Eine neue Meta-Analyse hat jetzt interessante Details dazu herausgefunden: Der Glückseffekt der Nächstenliebe ist nämlich nicht für alle gleich groß. Frauen etwa profitieren davon mehr als Männer. Und überraschenderweise empfinden jüngere Erwachsene nach einer gespendeten Wohltat mehr Glück als Menschen im Rentenalter. Warum aber arbeiten dann so viele Senioren ehrenamtlich? Die einfache Antwort: Sie haben mehr Zeit. Außerdem kann man feststellen, dass ein Ehrenamt ihre Gesundheit messbar verbessert. Anderen zu helfen, gibt Älteren zwar nicht mehr dasselbe gute Gefühl, das sie dabei noch in jungen Jahren empfunden haben. Dafür profitiert ihr Körper – die Hilfe für andere lässt sie sogar länger leben.

## 155 | Sind **HUNDEBESITZER** zufriedener als Menschen **MIT EINER KATZE?**

**Hund oder Katze – welches ist das bessere Haustier?** Aus Sicht von Soziologen ist die Antwort klar: Hunde machen Menschen eindeutig zufriedener als Katzen. Forscher befragten mehrere Tausend amerikanische Haushalte. Dabei erklärten 36 Prozent der Hundebesitzer, sie seien »sehr glücklich«. Bei den Katzenliebhabern sagten das nur 18 Prozent. Diese Differenz ist überraschend drastisch. Trotzdem warnen Wissenschaftler davor, einen direkten Zusammenhang zwischen Lebensglück und Haustier herzustellen. Nicht der Hund an sich sorge für die große Zufriedenheit, sondern vielmehr

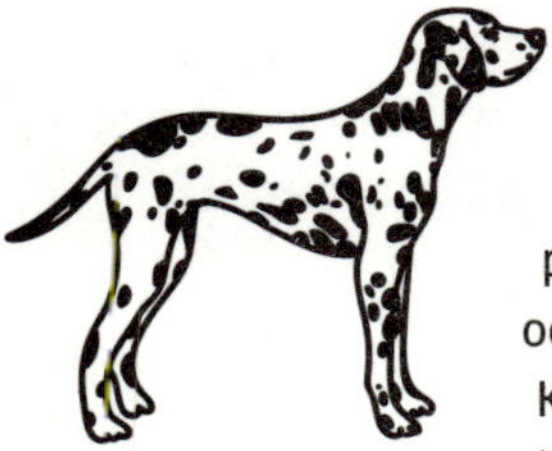

der Lebensstil, der mit ihm einhergeht: Hundebesitzer bewegen sich deutlich mehr, bleiben fitter. Das Gassigehen wirkt auch auf die Seele positiv: Hundebesitzer treffen häufiger auf Nachbarn oder andere Menschen mit Hunden, und diese sozialen Kontakte lassen das Wohlbefinden steigen. Und weil Hunde engeren Kontakt mit Menschen suchen, erhalten ihre Besitzer mehr positives Feedback: Sie schmusen und spielen häufiger mit ihrem Haustier, was Stress abbaut. Dabei belegen Studien: Auch Katzen suchen die Nähe ihrer Besitzer – nicht anders als Hunde.

## 156 | Verhandeln Jungs FORSCHER als Mädchen?

**Männer verdienen in Deutschland im Durchschnitt mehr Geld** als Frauen. Dieses »Gender-Pay-Gap« hat auch psychologische Ursachen: Frauen verhandeln tendenziell anders als Männer. Sie akzeptieren häufiger das Gehalt, das ihr Arbeitgeber ihnen anbietet. Oder sie knicken in Gehaltsverhandlungen oft schneller ein als ihre männlichen Kollegen. Dieser Effekt fällt sogar noch stärker aus, wenn auf der Gegenseite ein Mann sitzt.

Aber findet man dieses Muster auch schon bei Kindern im Grundschulalter? Forscher ließen Kinder im Alter zwischen vier und neun Jahren ein paar Aufgaben lösen und boten ihnen hinterher an, sich als Belohnung bunte Aufkleber abzuholen. »Wie viele möchtest du haben?«, fragte ein Erwachsener. Dann begannen die Verhandlungen. Im Kindergartenalter verhielten sich Jungs und Mädchen noch ungefähr gleich. Bei den Acht- und Neunjährigen jedoch forderten die Mädchen deutlich weniger, wenn sie mit einem Mann verhandelten, und gaben in den Gesprächen dann auch schneller auf. Bei den Jungs spielte das Geschlecht des Erwachsenen dagegen keine Rolle für das Ergebnis der Verhandlung.

# 157 | Verbessert MUSIK die Schlafqualität älterer Menschen?

In der Schlafmedizin sind mehr als 80 verschiedene Schlafstörungen bekannt. Am häufigsten ist die sogenannte Insomnie, Probleme beim Ein- und Durchschlafen. Fast jede fünfte Frau über 60 kämpft mit Einschlafstörungen. Dagegen haben ältere Männer vor allem Durchschlafstörungen. Ihre Rate verdreifachte sich im Vergleich mit Jüngeren und stieg auf 29,0 Prozent. Bei Frauen über 60 Jahre können sogar 34,4 Prozent nicht durchschlafen. Etwa jeder dritte ältere Mensch hat also keinen erholsamen Schlaf – und greift daher zu Schlafmitteln.

Könnte den Geplagten vielleicht ein simples Mittel helfen: abendliches Musikhören? Forschungen aus China ergaben: Senioren, die vor dem Einschlafen beruhigende Musik hörten, schliefen deutlich besser als Altersgenossen, die das nicht taten. Und wer das über einen Zeitraum von mehr als vier Wochen durchhielt, konnte seine Schlafqualität noch einmal signifikant erhöhen. Mit »beruhigend« war sanfte Musik gemeint, wenig rhythmisch und ohne Gesang. Allerdings ist diese Übersichtsstudie mit Vorsicht zu betrachten, wie die Forscher selbst einräumen. Es war die erste Arbeit dieser Art, mit einer überschaubaren Anzahl von Probanden. Auch bei der Musikauswahl war die Vergleichbarkeit gering. Doch da die Therapie frei von unerwünschten Nebenwirkungen ist, steht einem Selbstversuch ja nichts im Wege.

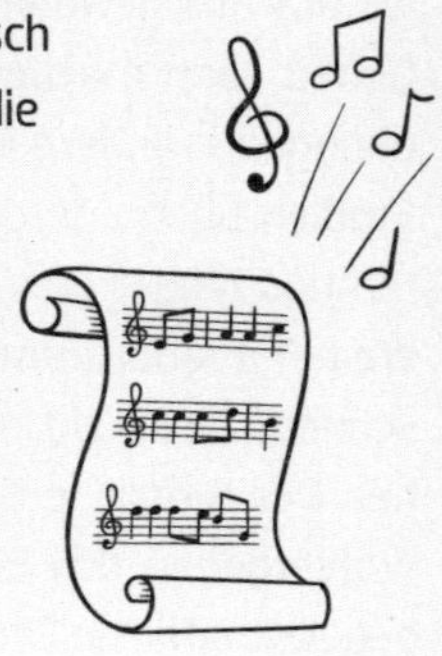

## 158 | Bekommt man einen **HERZINFARKT**, wenn man **SICH ÄRGERT**?

**Ärger und feindselige Gedanken erhöhen das Risiko,** am Herzen oder an den Blutgefäßen zu erkranken. Forscher werteten dazu ein ganzes Bündel Studien aus. Die Daten offenbaren: Wenn wir uns dauerhaft und wiederholt ärgern, steigt unser Risiko für einen Herzinfarkt oder Schlaganfall um rund 20 Prozent. Daran ist vermutlich auch unser Verhalten schuld ist: Wer sich ärgert, ernährt sich schlechter, treibt weniger Sport, raucht mehr und schläft schlechter – was alles dem Herzen schadet. Eine weitere Metastudie hat ergeben, dass schlechte Gefühle unser Herz auch auf direktem Weg belasten können. Manchmal baden wir sozusagen in unserem Ärger und bekommen ihn nicht mehr aus dem Kopf. Unser Körper reagiert auf solches »Wutgrübeln« mit erhöhtem Blutdruck und steigendem Puls. Natürlich bringt uns das nicht um. Die Sache wird erst dann problematisch, wenn Ärger zur Gewohnheit wird – und wir nicht mehr in der Lage sind, uns zu beruhigen oder unseren Zorn abzureagieren, zum Beispiel durch Sport oder Meditation.

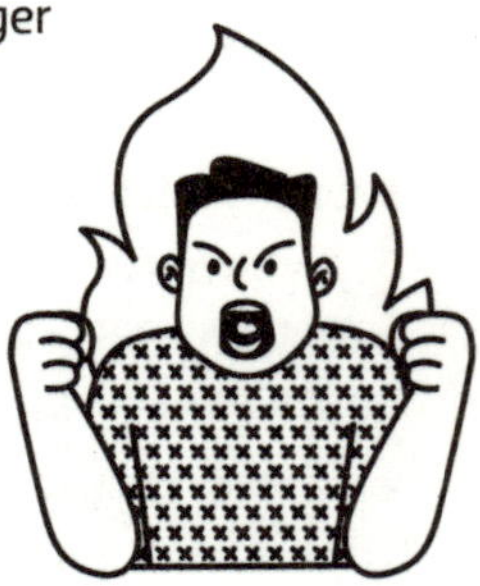

## 159 | Leben **DISZIPLINIERTE MENSCHEN** gesünder?

**Psychologen sehen Disziplin als Teil unserer Persönlichkeit** und sprechen von »Gewissenhaftigkeit«. Gewissenhafte Menschen sind besonders fleißig und ordentlich. Der Charakterzug macht sich vor allem bemerkbar, wenn wir uns aus gewohnten Abläufen herausbegeben – etwa wenn wir verreisen. Genau dann machen die Gewissenhaften beispielsweise weiter ihre Sportübungen – andere Menschen dagegen machen blau. Tatsächlich haben viele Studien bestätigt, dass disziplinierte Menschen ein gesünderes Leben führen und länger leben als weniger gewissenhafte. Aber: nicht überall auf der Welt. Auf Japan zum Beispiel trifft das nicht zu, im Gegenteil: Eine überdurchschnittliche Disziplin geht dort mit einer etwas schlechteren Gesundheit einher. Der mögliche Grund: In der japanischen Kultur geht es weniger um das Wohlergehen des Einzelnen, sondern mehr um das der Gemeinschaft. Der gesellschaftliche Druck auf den Einzelnen ist oft extrem – und das wirkt sich anscheinend besonders auf sehr disziplinierte Menschen aus, die alles tun, was man von ihnen verlangt. Sie laufen eher Gefahr, sich angesichts ihrer Pflichten selbst zu vernachlässigen – auf Kosten ihrer Gesundheit.

## 160 | Macht eine **SCHÖNHEITSOPERATION** glücklich?

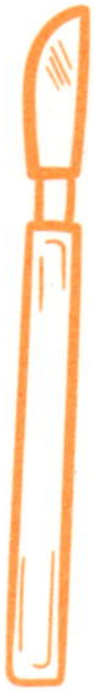

**Seit den 1970er-Jahren wissen Glücksforscher,** dass selbst ein Lottogewinn uns nicht für immer glücklich und ein schlimmer Unfall nicht für immer niedergeschlagen macht. Tendenziell federt unser Glücksempfinden immer wieder zurück in seine Ausgangsposition – wie eine Art Gummiband. Doch es scheint eine Ausnahme zu geben: Frühe Studien zeigten, dass Patienten noch sechs Jahre nach einer gelungenen Schönheitsoperation mit mehr Freude durchs Leben gingen. Machen Lifting und Bauchstraffung also nachhaltig glücklich?

Heute dämpfen Experten die Euphorie, denn bei der psychischen Langzeitwirkung sind die Ergebnisse der Untersuchungen gemischt. Die meisten Studien zeigen, dass das Selbstvertrauen vieler Patienten sich durch eine Operation anhaltend erhöht. Beim Gesamtglücksgefühl sieht die Sache aber weniger deutlich aus. Eine Studie kam sogar zum Ergebnis, dass der Glücksvorteil der Operation schon nach einem Jahr wieder verschwunden ist. Fazit: Eine Schönheitsoperation ist nicht so schlecht wie ihr Ruf, aber eben auch kein Wundermittel.

## 161 | Was ist eine **ACNE FULMINANS?**

**Manchmal können Hautkrankheiten** Jugendliche aus ihrem gewohnten Leben reißen. Vor allem wenn große Bereiche der Haut betroffen sind, kann dies das Teenagerleben enorm belasten, etwa wenn sich eine milde Form der Akne zu einer massiven Entzündung im ganzen Körper entwickelt. Hautärzte sprechen dann von einer Acne fulminans. Sie kommt äußerst selten vor, es ist von weniger als 200 Fällen weltweit die Rede. Gesicht, Brust und Rücken sind dann von großen, eitrigen Geschwüren übersät. Die Patienten leiden oft an Fieber, klagen über Gelenkschmerzen und sind in ihrer gesamten Lebensqualität stark beeinträchtigt. Noch ist die Ursache nicht bekannt. Es erkranken vor allem männliche Jugendliche. Als Risikofaktoren gelten ein erhöhter Testosteronspiegel und die Einnahme von Anabolika oder Antibiotika. Diese Patienten sollten rasch mit einer Therapie beginnen, um eine große Narbenbildung zu verhindern. Sie erhalten Schmerzmedikamente und Kortison, auch entzündungshemmende Cremes und desinfizierende Umschläge helfen bei der Abheilung der Geschwüre.

## 162 | Hilft SPORT bei KREBS?

**Auch Krebspatienten kann Sport helfen.** So lindert die körperliche Anstrengung Ängste und Depressionen, die oft mit der Diagnose einhergehen. Zudem setzen viele Tumore Substanzen frei, die den Muskelabbau fördern, und dem kann das Training entgegenwirken. Es ist wichtig, dass die Muskelmasse erhalten bleibt, denn die Muskulatur kann auch das Immunsystem stimulieren. In Tierversuchen haben Forscher beobachtet, dass Sport sich direkt auf die Körperabwehr gegen den Krebs auswirken kann: Bestimmte Immunzellen wanderten in den Tumor ein und ließen ihn schrumpfen. Die gleichen Zellen werden auch beim Menschen nach körperlicher Bewegung aktiv. Natürlich können wir Krebs nicht allein mit Sport bekämpfen, aber die Bewegung unterstützt die Tumorabwehr. Und sie gibt den Patienten die Möglichkeit, aktiv zu ihrer Genesung beizutragen. Studien haben inzwischen gezeigt, dass das Risiko für einen Rückfall bei Darmkrebserkrankungen durch Sport womöglich um bis zu 40 Prozent sinkt, bei Brust- oder Prostatakrebs um 25 bis 30 Prozent. Joggen, Laufen auf dem Crosstrainer im Fitnessstudio und Krafttraining können, wenn es den Patienten möglich ist, hilfreich sein.

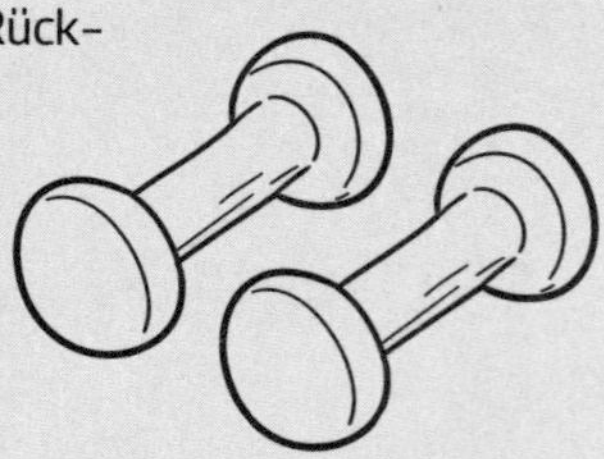

## 163 | Was steckt hinter dem ZAHNSCHMERZ bei Kälte?

**Wenn empfindliche Zahnhälse mit etwas Kaltem in Berührung kommen,** entsteht häufig ein heftiger, blitzartiger Schmerz. Dafür ist ein temperatursensibler Sensor in den Zähnen verantwortlich, wie ein Forscherteam herausfand. Er steckt in den Zahnzellen, den Odontoblasten, die den Zahnschmelz und das Zahnbein bilden. Bei diesem Sensor handelt es sich um einen Ionenkanal, genannt TRPC. Ionenkanäle sind Poren in Zellmembranen. Bei einem Temperaturabfall öffnen sich diese Kanäle, worauf Ionen in die Zellen fließen und den elektrischen Impuls auslösen: Der Schmerzschock ist da. In kariösen Zähnen befinden sich offenbar besonders viele TRPC5-Sensoren. Für ihre Studie deaktivierten die Forscher den Sensor in den Zähnen von Mäusen. Um die Reaktionen der Tiere auf einen Kältereiz messen zu können, benutzten sie eine eigens dafür entwickelte Technik mit Glaselektroden. So konnten sie die elektrischen Impulse aus den Zahnnerven der Mäuse registrieren. Waren dort die TRPC5-Sensoren deaktiviert, zeigten die Tiere keine Reaktion auf Kältereize. Ein Medikament, das die TRPC-Sensoren gezielt blockiert, könnte also helfen. Interessanterweise gibt es schon eines: das uralte Heilmittel Nelkenöl. Es enthält die organische Verbindung Eugenol. Und die kann den Kältesensor TRPC5 ausschalten.

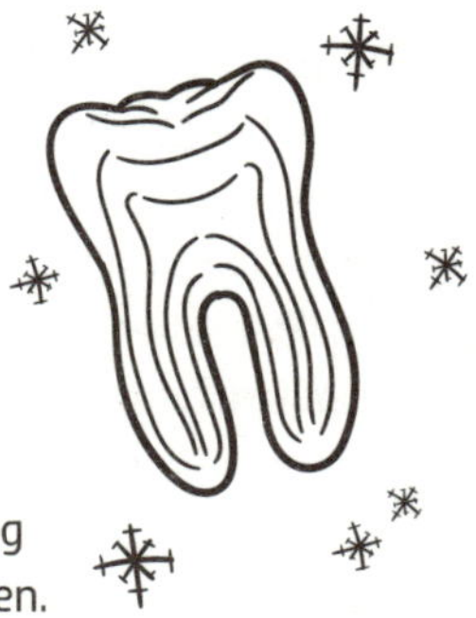

## 164 | Kann das HANDY krank machen?

**Ein Handy verursacht keinen Krebs, das ist längst geklärt.** Und doch gibt es Gesundheitsgefahren: Wer viel daddelt, bekommt eher taube Finger. Dahinter steht das sogenannte Karpaltunnelsyndrom. Der Nerv im Handgelenk wird eingequetscht. Studien offenbarten: Studierende, die ihr Smartphone mehr als fünf Stunden am Tag nutzten, hatten deutlich häufiger ein Kribbeln in Daumen bis Mittelfinger. Die Sehnen im Handgelenk verdicken infolge der Beanspruchung. Der Nerv hat dadurch weniger Platz und leitet Reize langsamer weiter. Berufsgruppen, die viele drehende Handbewegungen ausführen, wie etwa Schlachter, erkranken häufig am Karpaltunnelsyndrom. Übermäßige Handynutzung kann den Beschwerden den Weg bereiten. Im schlimmsten Fall muss der Engpass operiert werden, Chirurgen schaffen dann Platz im Karpaltunnel für den Nerv. Jedes Jahr machen sie in Deutschland Zehntausende solcher Eingriffe. Frauen sind drei- bis viermal so häufig betroffen wie Männer. Ihre Bänder sind weicher, und ihre Gelenke schwellen infolge der weiblichen Geschlechtshormone leichter an. Wer ein Kribbeln in den Fingerspitzen bemerkt, sollte einfach das Handy öfter mal weglegen.

## 165 | Kann **OPTIMISMUS** unglücklich machen?

**Grundsätzlich ist Optimismus eine tolle Sache.** Glückliche Menschen erwarten eher Gutes von ihrer Zukunft und sind daher eher glücklich. Doch was passiert, wenn wir es damit übertreiben? Wenn wir viel mehr Gutes erwarten, als das Leben bereithält? Psychologen sprechen dann von einer »Optimismusverzerrung«: Rund 80 Prozent der Bevölkerung neigen dazu. Britische Forscher schauten sich die Langzeitdaten von mehr als 1600 Menschen an. Diese hatten regelmäßig angegeben, welche Erwartungen sie an ihre finanzielle Zukunft hatten. Ebenso regelmäßig hatten die Wissenschaftler überprüft, inwieweit sich diese Erwartungen erfüllt hatten – und wie es um die Lebenszufriedenheit der Teilnehmer stand. Dabei zeigte sich: Am glücklichsten waren jene Personen, die ihre finanzielle Zukunft einigermaßen realistisch eingeschätzt hatten. Wer zu pessimistisch nach vorn blickte, war im Durchschnitt um 20 Prozent weniger glücklich. Übertriebene Optimisten waren um 13,5 Prozent unglücklicher als die Realisten – damit aber auch glücklicher als die Pessimisten. Optimismus ist also generell kein Weg ins Unglück. Wenn wir damit übertreiben, kann uns das aber trotzdem ein paar Punkte auf der Zufriedenheitsskala kosten.

## 166 | Was verstehen Psychologen unter dem **ABC-MODELL?**

**Es ist eine Erfindung des Psychologen Albert Ellis** aus den 1950er-Jahren. Er glaubte nicht daran, dass unsere Gefühle automatisch aus dem entstehen, was wir erleben. Er hatte sich mit der antiken Philosophie befasst, vor allem mit dem

Denken der Stoiker. Dort hatte er gelernt: Gefühle wachsen vor allem aus der Art und Weise, in der wir unsere Erlebnisse bewerten. Zuerst kommt also der Anlass, das aktivierende Ereignis (A), dem unsere Bewertung (B) folgt. Unsere Gefühle und Handlungen sind dann die Konsequenz (C). Wenn wir zum Beispiel im Stau stehen (A), stresst uns das nur (C), wenn unsere Bewertung (B) etwa heißt: »Mist, Mist, Mist, ich verpasse einen Termin!« Sie könnte aber auch ganz anders lauten. Etwa: »Tja, dann komme ich eben etwas später an, kein Problem.« Wir stehen mit dieser Bewertung genau im selben Stau, empfinden dabei aber keinen Stress. Das klingt banal, hat sich aber als mächtiges Werkzeug erwiesen, um unsere Psyche stabiler zu machen. Das ABC-Modell von Albert Ellis ist deshalb noch immer ein wichtiger Bestandteil der kognitiven Verhaltenstherapie.

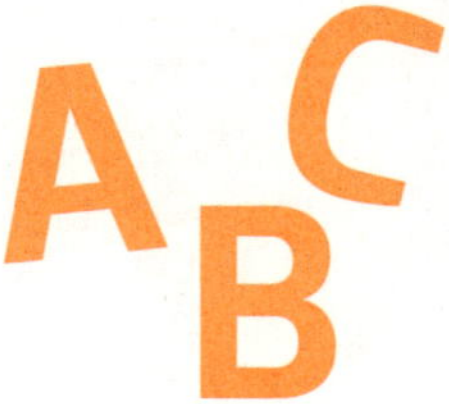


## 167 | Sind **AUSSENSEITER** kreativer?

**Amerikanische Forscher gaben Probanden Auszüge** aus einem Bewerbungsgespräch. Alle bekamen denselben Text – aber mit einem kleinen Unterschied: In der einen Hälfte erzählte der Bewerber, am liebsten alleine Golf zu spielen und zu verreisen. In der anderen Hälfte der Texte gab dieselbe Person an, stets mit Kumpels zu golfen und zu verreisen. Dieses winzige Detail führte dazu, dass der Bewerber ganz anders bewertet wurde: Die Probanden glaubten, der »einsame Wolf« wäre im Job kreativer als der gesellige Bewerber. Unsere intuitive Logik dahinter: Wer Dinge gern alleine macht, ist besonders unabhängig und denkt häufiger »out of the box«. Doch was ist da dran? Kommt ganz darauf an. Viele Kreative verbringen tatsächlich gern Zeit allein. Andererseits sind Kreative oft auch gut darin, sich in ihre Mitmenschen hineinzuversetzen und mit ihnen zusammenzuarbeiten. Auch wichtig: Unfreiwillige Einsamkeit scheint unserer Kreativität eher zu schaden. Fazit: Wir halten Außenseiter für kreativer, und manchmal liegen wir damit auch richtig. Außenseiter, die unter ihrer Einsamkeit leiden, sind aber vermutlich eher weniger kreativ.

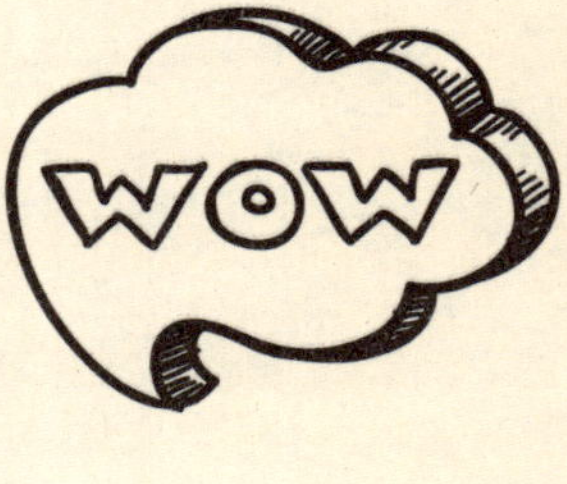

# 168 | Warum können sich manche Menschen nicht riechen?

Gegensätze ziehen sich an. Bei der biologischen Partnerwahl scheint zumindest in einer Hinsicht etwas dran zu sein. Männer und Frauen können sich dann besonders gut riechen, wenn ihre für die Krankheitsabwehr verantwortliche genetische Ausstattung möglichst verschieden ist. Und die hat Einfluss auf den Körpergeruch. Vielleicht steckt dahinter ein Trick der Natur, um Inzest zu verhindern. Denn je vielfältiger der beim Nachwuchs entstehende Genpool wird, umso besser sind seine Überlebenschancen.

Dass die geschlechtliche Anziehungskraft bei ähnlicher oder gleicher genetischer Ausstattung sinkt, wurde an Mäusen nachgewiesen. Ein Schweizer Forscher ging dann der Frage nach, ob das auch bei Menschen nachweisbar ist. Er ließ Frauen an von verschiedenen Männern getragenen Hemden schnuppern. Die fanden tatsächlich die Kleidung jener Herren anziehender, deren Körpergeruch auf eine andere genetische Antigen-Ausstattung hinwies. Anders bei Frauen, die die Pille nehmen, denn diese unterdrückt den Eisprung, der wiederum Einfluss auf das weibliche Geruchsempfinden hat. Setzt eine Frau die Pille ab, kann es passieren, dass die Anziehungskraft des vorher als attraktiv empfundenen Sexualpartners nachlässt. Eine deutsche Forscherin erweiterte die Schweizer Erkenntnisse: Sie befragte von 250 Paaren die Frauen und Männer einzeln nach ihrem Kinderwunsch und der Zufriedenheit mit dem Sexualleben. Anhand von Speichelproben der Testpersonen verglich sie dann die genetische Ausstattung der jeweiligen Paare. Auch hier passten Kinderwunsch und gegenseitige Anziehungskraft umso besser zusammen, je unterschiedlicher die Erbanlagen waren.

## 169 | In welchem Alter haben wir ein GUTES OHR für die GEFÜHLE ANDERER?

**Das wurde in Portugal untersucht.** Man spielte 164 Versuchspersonen Tonaufnahmen vor. Jede bestand aus Lauten, die eine Emotion ausdrückten. Etwa ein »Juhu!«, wenn jemand sich freute, ein »Ohhhhh!« bei einer Enttäuschung. Die Probanden sollten das jeweilige Gefühl erraten. Dabei zeigte sich, dass unser Ohr mit den Jahren darin immer besser wird: Jugendliche können das besser als Kinder, junge Erwachsene besser als Jugendliche. Ab etwa Mitte 30 dreht sich die Sache jedoch wieder um – und zwar ziemlich deutlich. Mit etwa 60 sind die Probanden im Hören von Gefühlen wieder so unbeholfen wie kleine Grundschulkinder. Bei den noch Älteren nimmt die Treffersicherheit sogar noch weiter ab. Am Gehör selbst scheint es nicht zu liegen. Auch waren die älteren Probanden geistig noch voll auf der Höhe. Die Gründe für die Abnahme der »Einhörfähigkeit« sind unklar. Möglich ist, dass sie mit zunehmendem Alter einfach nicht mehr so wichtig ist.

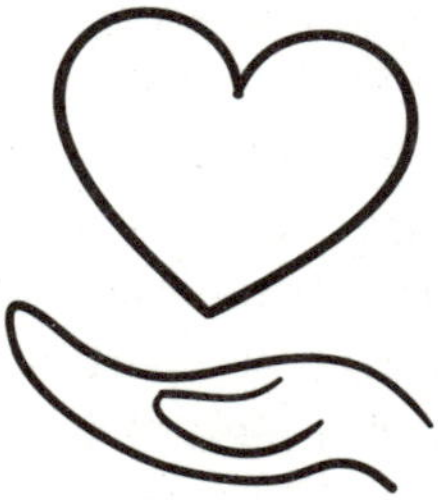

## 170 | VERTRAUEN wir Menschen mehr, die LÄCHELN?

**Dass man lächelnden Personen mehr vertraut,** ist fast überall eine Selbstverständlichkeit. Ein lächelndes Gesicht halten wir für viel ehrlicher als ein neutrales. Doch warum vertrauen wir einem Signal, das so leicht geschauspielert werden kann? Psychologen der USA ließen 123 Probanden zwanglose Kennenlerngespräche führen, die per Video aufgezeichnet wurden. Danach bat man die Teilnehmenden zu einem kleinen Spiel. Dabei ging es um Geld: Wie viel würde man seinem Gegenüber anvertrauen? Die Forscher entdeckten, dass der Zusammenhang von Lächeln und Vertrauen komplizierter ist als vermutet: Wir scheinen einem Lächeln nämlich genau dann zu vertrauen, wenn es auf Dauer echt ist, wenn es also stets im richtigen Moment kommt – wie eine Begleitmusik für das, was gerade gesagt wird. Ein schlecht gespieltes Dauerlächeln erzeugte dagegen nur wenig Vertrauen. Echt oder Fake – dafür haben wir offenbar ein gutes Gespür.

## 171 | Wie entsteht das ABSOLUTE GEHÖR?

**Der Begriff »absolutes Gehör« bezeichnet die Fähigkeit,** einen Ton genau identifizieren zu können, ohne Hilfsmittel. Ein »Absoluthörer« kann zum Beispiel erkennen: Das waren jetzt die Töne B oder A. »Relativhörer« brauchen einen Vergleichston zur Orientierung – zum Beispiel durch eine Stimmgabel. Ist diese – seltene – Fähigkeit angeboren oder erworben? Für das Erlernen spricht, dass es in China viel mehr Menschen mit absolutem Gehör gibt, vielleicht aufgrund ihrer tonalen Sprache. Bis zu 60 Prozent der chinesischen Musikstudenten verfügen über ein absolutes Gehör. Für die genetische Ursache spricht eine andere Untersuchung, wonach bei etwa 50 Prozent der Absoluthörer auch Familienmitglieder solcherart begabt waren.

Nun nutzten Wissenschaftler die Magnetresonanztomografie (MRT), um 61 Probanden ins Gehirn zu blicken. Je ein Drittel waren Musiker, einmal mit und einmal ohne absolutes Gehör. Das letzte Drittel waren musikalische Laien. Die Forscher spielten ihnen Tonfolgen im MRT vor und achteten auf die Hirnareale: Bei den »Relativhörern« – egal ob Musiker oder Laien – zeigte sich ein homogenes Bild, es leuchteten ganz ähnliche Teile ihres primären Hörzentrums und der benachbarten auditiven Großhirnrinde auf. Bei den Absoluthörern hingegen wurden erheblich größere Hirnbereiche aktiv, sowohl beim auditiven Kortex als auch im primären Hörzentrum. Die Nervenzellen, die für die Verarbeitung von Frequenzen zuständig sind, waren überdies enger miteinander verknüpft. Der Schlüssel zum absoluten Gehör scheint also die Frequenzverarbeitung zu sein, bei der die Neuronen in den vergrößerten Arealen enger und über breitere Frequenzbereiche hinweg zusammenarbeiten. Allerdings konnte die Untersuchung nicht klären, ob die vergrößerten Hirnregionen nun die Ursache des absoluten Gehörs sind oder ihre Folge, etwa erworben durch das musikalische Training. Womit die Frage »ererbt oder erworben?« weiter offen bleiben muss.

## 172 | Welche RISIKEN tragen EXTREM FRÜHGEBORENE KINDER?

**Vor einiger Zeit verkündeten Mediziner erneut einen Rekord:** Ein Mädchen war mit nur 21 Wochen und vier Tagen zur Welt gekommen. 13 Monate mussten es die Ärzte behandeln, bis es seine Familie nach Hause begleiten konnte. Von extrem Frühgeborenen

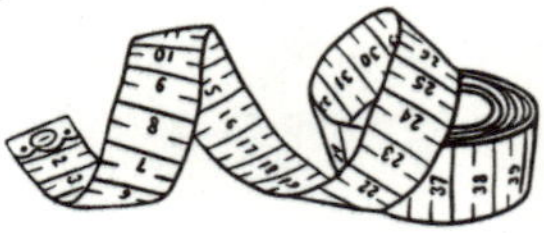

sprechen Mediziner, wenn die Babys vor Ablauf der 29. Schwangerschaftswoche geboren werden. Ob sie zunächst in speziellen Kliniken, sogenannten Perinatalzentren, betreut werden müssen, bemessen Ärzte nicht nur am Alter, sondern auch an ihrem Geburtsgewicht: Ein extremes Frühchen wiegt weniger als 1500 Gramm. Das Überleben der Babys hängt vor allem davon ab, ob ihre Lungen bereits weit genug entwickelt sind. Kortisonartige Medikamente, die die Mutter erhält, wenn eine Frühgeburt droht, können die Lungenreife des Kindes beschleunigen. Ein weiteres Risiko für die Kinder sind Hirnblutungen. Bei der Geburt können die plötzlichen Druckunterschiede dazu führen, dass die Blutgefäße platzen und es zu dauerhaften Behinderungen kommen kann. Auch Probleme mir den Augen und dem Darm können in den ersten zwei Monaten zu schwerwiegenden Folgen führen. Und so ist es immer wieder eine schwierige Entscheidung, wie intensiv die Kleinsten aller Kleinen behandelt werden sollten.

## 173 | Gibt es BLINDE MENSCHEN, die sehen könne?

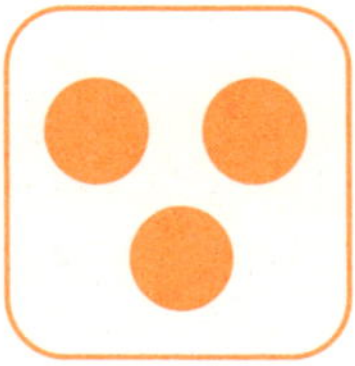

**Es gibt Menschen, die als blind gelten,** aber offensichtlich doch mehr sehen, als ihnen bewusst ist. Experten sprechen von »Blindsight«, dem Blindensehen. Bei den Betroffenen sind die Augen vollkommen intakt – allerdings funktioniert ein Teil ihres Gehirns nicht richtig, nämlich die primäre Sehrinde im Bereich des Hinterkopfs. Bewusst können solche Menschen nichts mehr sehen, sie leiden unter einer »Rindenblindheit«. In der modernen Forschung erlangte ein Patient unter dem Kürzel »TN« eine gewisse Berühmtheit. Seine primäre Sehrinde war durch zwei Schlaganfälle zerstört worden. Forschungsvideos zeigen, wie der Mann trotz völliger Erblindung einen Korridor entlanggeht und dabei Hindernissen ausweicht, die die Wissenschaftler ihm in den Weg gestellt hatten. In anderen Experimenten präsentiert man »Rindenblinden« Bilder auf einem Monitor. Sie beteuern, nichts sehen zu können. Wenn man sie aber nach der Farbe oder der Lage der gezeigten Gegenstände fragt, erraten sie verblüffend oft die richtige Antwort. Ihr Gehirn scheint also noch immer bestimmte Signale zu verarbeiten, die von der Netzhaut gesendet werden. Das Blindsight-Phänomen ist selten, aber es hat Bedeutung für uns alle. Es verrät etwas über unser Bewusstsein: Wir nehmen Dinge wahr, ohne es zu merken. Wir wissen nicht, dass wir sie wissen.

# 174 | Riechen wir in MONO oder in STEREO?

Der Mensch hat bekanntlich zwei Ohren und Augen. Unser Gehirn verknüpft die damit empfangenen Sinneseindrücke zu einem dreidimensionalen Bild. Wir hören und sehen also in Stereo. Gilt das auch für unseren Geruchssinn? Schließlich haben wir auch zwei Nasenlöcher! Kanadische Forscher verbanden Testpersonen die Augen und pusteten ihnen dann zwei Sprays in die Nasenlöcher. Das eine roch nach Rosenwasser, das andere nach gar nichts. Danach fragten sie: In welchem Nasenloch befindet sich der Rosenduft? Die Probanden tippten oft daneben. Erst als man den Versuch mit Eukalyptusduft wiederholte, stieg die Trefferquote plötzlich auf über 80 Prozent. Wieso dieser Unterschied? Neben dem eigentlichen Riechen gibt es in der Nase noch einen zweiten Wahrnehmungspfad. Der ist immer dann aktiv, wenn uns ein Geruch zum Beispiel stechend oder brennend erscheint. Verantwortlich dafür ist der Trigeminusnerv, der solche Signale direkt aus der Nase empfängt. Diese Warnfunktion kann rechts und links recht treffsicher unterscheiden. Doch was ist mit dem eigentlichen Riechen? Können wir vielleicht unbewusst sagen, durch welches Nasenloch ein Duft zu uns kam? Chinesische Forscher nutzten einen ähnlichen Versuchsaufbau wie ihre kanadischen Kollegen. Allerdings überwachten sie dabei, in welche Richtung die Augen der Probanden sich orientierten. Und siehe da: Die Versuchspersonen blickten tatsächlich in die Richtung, aus der der Duft kam – und zwar ohne es selbst zu bemerken. Gerüche können also durchaus als »unbewusster Richtungshinweis« für uns fungieren.

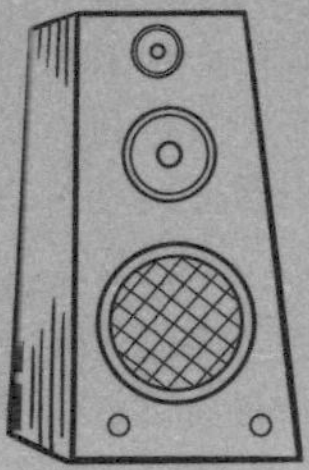

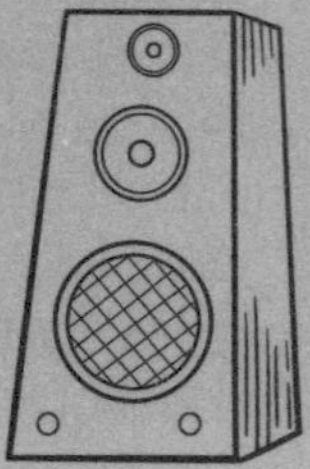

## 175 | Welches sind die **HÄUFIGSTEN URSACHEN** für **SCHWINDEL?**

**Etwa 20 bis 30 Prozent aller Menschen** erleben im Laufe ihres Lebens irgendeine Form von Schwindel. Besonders häufig tritt der gutartige Lagerungsschwindel auf, vor allem in höherem Lebensalter. Dazu kommt es oft, wenn die Menschen die Lage ihres Kopfes ändern oder sich nachts im Bett umdrehen. Beim Lagewechsel nämlich können sich kleine Steinchen im Gleichgewichtsorgan lösen und in einen der Bogengänge des Innenohrs gelangen. Dort reizen sie die Sinneszellen. Dem Gehirn wird eine Bewegung gemeldet, die nicht mit den Informationen des Sehnervs übereinstimmt – und Schwindel entsteht. Auch wenn etwa beim Aufstehen aus der Hocke das Blut in den Beinen versackt, kann Menschen schwindlig werden. Dann wird das Gehirn vom Blutkreislauf kurzzeitig nicht ausreichend versorgt. Wenn die Ärzte keine körperliche Ursache für die Beschwerden finden, sprechen sie von funktionalem Schwindel. Psychische Belastungen und Stress können ihn verstärken. Bei diesen Patienten ist es besonders wichtig, ihnen die Angst vor einer Erkrankung als Ursache ihres Schwindels zu nehmen. Und sie zu ermutigen, sich den Schwindel auslösenden Situationen bewusst auszusetzen.

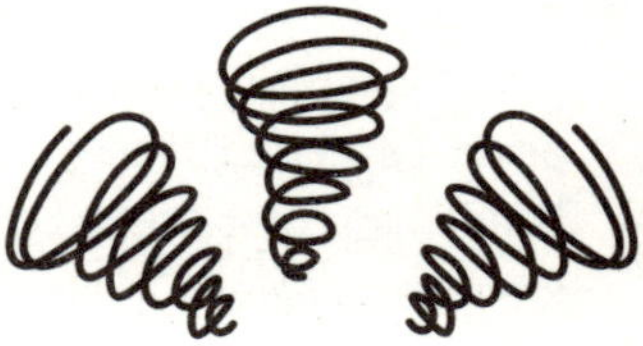

## 176 | Wie gefährlich ist eine **EILEITER-SCHWANGERSCHAFT?**

**Zunächst lässt meist nichts ahnen,** wie schlecht es um die jungen Frauen steht. Sie klagen über Unterbauchschmerzen und unregelmäßige Monatsblutungen. Was recht harmlos erscheint, kann eine lebensbedrohliche Ursache haben: Die Patientinnen sind schwanger, doch hat sich die befruchtete Eizelle statt in der Gebärmutter in einem der beiden Eileiter eingenistet und zerstört dort das Gewebe, was zu starken Blutungen führt. Dann muss rasch gehandelt werden. Die Ärzte entfernen dann den betroffenen Eileiter, um die Blutungen zu stoppen. In ein bis zwei Prozent aller Schwangerschaften kommt es zu diesen Irrläufern. Oft zunächst unbemerkt – denn die Konzentration des Schwangerschaftshormons Beta-HCG kann dabei im Urin so niedrig sein, dass die üblichen Tests negativ ausfallen. Noch wissen Ärzte nicht genau, welche Vorerkrankungen das Risiko für eine Eileiter-Schwangerschaft erhöhen. Wichtig für Frauen mit Kinderwunsch ist vor allem eines: Die Wahrscheinlichkeit, nach Entfernung eines Eileiters normal schwanger zu werden, ist nur wenig vermindert.

## 177 | Schützt KAFFEETRINKEN unsere Leber?

**Für viele Menschen ist es der erste Handgriff am Morgen:** das Drücken auf den Knopf der Kaffeemaschine. Was spätestens bei der dritten Tasse ein schlechtes Gewissen auslöst, könnte sogar der Gesundheit dienen, so berichteten amerikanische Forscher. An 495585 Teilnehmern hatten sie zehn Jahre hindurch untersucht, wie der Kaffeekonsum das Risiko für Erkrankungen an der Leber beeinflusst. Insgesamt erkrankten im Laufe der Studie 3600 Probanden an chronischen Leberschäden, 5439 an Fettleber und 184 an Leberkrebs. Insgesamt 301 Teilnehmer starben an einem Leberleiden. Regelmäßiges Kaffeetrinken senkte das Risiko für diese Erkrankungen um etwa 20 Prozent. Es lag am niedrigsten, wenn die Probanden täglich drei bis vier Tassen Kaffee zu sich genommen hatten. Die Wahrscheinlichkeit, an einer Lebererkrankung zu sterben, reduzierte sich bei den Kaffeetrinkern sogar um fast die Hälfte. Offensichtlich hemmt Koffein die Leberzellen daran, allzu viel Kollagen zu bilden, was für eine Leberzirrhose typisch ist. Da jedoch auch entkoffeinierter Kaffee in der Studie vor Lebererkrankungen schützt, vermuten die Forscher, dass eher andere Inhaltsstoffe eine entscheidende Rolle dabei spielen. Allerdings gelten diese Erkenntnisse nur für die Leber. Ob drei bis vier Tassen Kaffee am Tag auch anderweitig gesund sind, ist nicht eindeutig geklärt.

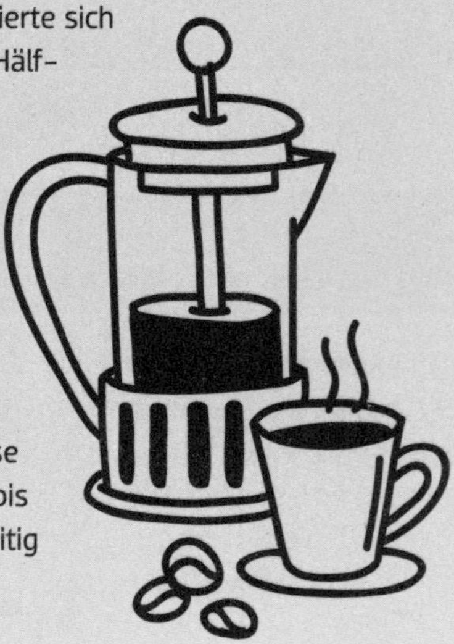

## 178 | Schadet **CANNABIS** dem Gehirn von Jugendlichen?

**Welche Folgen es für das Gehirn junger Menschen haben kann,** wenn sie regelmäßig Cannabis konsumieren, hat eine große Studie erstmals über mehrere Jahre mithilfe von Aufnahmen aus dem Kernspintomografen (MRT) untersucht. So war bei Jugendlichen, die Cannabis mehr oder weniger regelmäßig konsumierten, die Hirnrinde im Bereich der Stirn auffällig verdünnt. Je mehr Cannabis sie zu sich genommen hatten, desto schmaler fiel der Hirnbereich aus. Auch auf das Verhalten wirkten sich die Hirnveränderungen aus. Die von der Ausdünnung betroffenen Probanden reagierten impulsiver als andere, und es fiel ihnen schwerer, sich zu konzentrieren. Insgesamt wertete das Forscherteam 1598 MRT-Bilder von rund 800 Teilnehmenden aus. Die ersten Aufnahmen erfolgten zwischen dem 1. März 2008 und dem 31. Dezember 2011, die Folgeaufnahmen vom 1. Januar 2013 bis zum 31. Dezember 2016. Zu Beginn der Studie waren die Probanden im Durchschnitt 14,4 Jahre alt. Hier konnte erstmals an einer großen Stichprobe gezeigt werden, dass auch neuroanatomische Veränderungen auftreten können. Daher sollten vor allem Jugendliche, die Cannabis tatsächlich konsumieren, mehr über die gesundheitlichen Risiken erfahren.

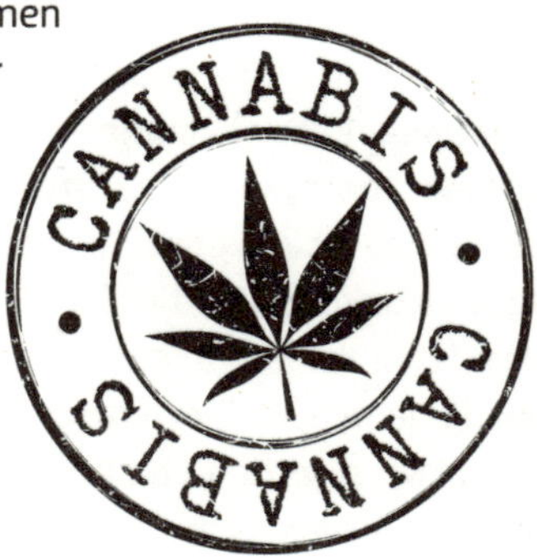


## 179 | Was ist die **SCHAUFENSTERKRANKHEIT?**

**Sie laufen einige Schritte,** dann müssen sie wegen starker Schmerzen stehen bleiben. Menschen, die unter der Schaufensterkrankheit leiden, haben eine Durchblutungsstörung in den Beinen, die sie durch Wadenkrämpfe zu häufigem Stehenbleiben zwingt. Daher der Name: Sie können nur »von Schaufenster zu Schaufenster« laufen. Bei der peripheren arteriellen Verschlusskrankheit (pAVK) verkalken die Arterien im schlimmsten Fall so stark, dass sie sich ganz verschließen. Und da im Verlauf auch andere Gefäße betroffen sind, ist mit einer schweren Schaufensterkrankheit nicht zu spaßen: 75 Prozent aller

Erkrankten erleiden einen Herzinfarkt. Das Problem: Die Krankheit wird oft erst spät diagnostiziert – manchmal erst, wenn die Schmerzen bereits bei ruhenden Beinen auftreten. Es empfiehlt sich also, bei Verdacht früh zum Arzt zu gehen. Fachleute können zum Beispiel eine Blutdruckkontrolle am Arm und an den Fußgelenken durchführen. Aus den beiden Werten lässt sich der Knöchel-Arm-Index ermitteln, der Hinweise auf die Verschlusskrankheit gibt. Auch Ultraschall und Röntgen können bei der Diagnose helfen.

## 180 | Lässt eine neue GENTHERAPIE BLINDE wieder sehen?

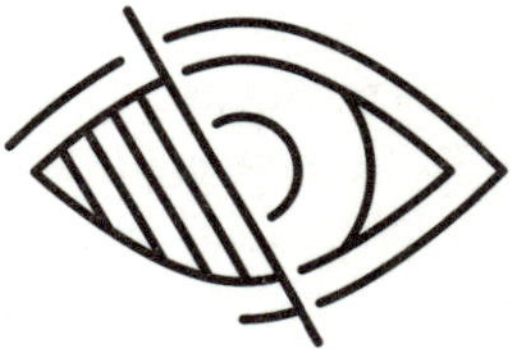

**Ein blinder Patient konnte nach einer neuartigen Therapie** wieder etwas sehen. Der 58-Jährige litt an Retinitis pigmentosa, einer Netzhauterkrankung. Rund 40 000 Menschen in Deutschland sind davon betroffen. Das Team der Sorbonne in Paris schleuste nun Geninformationen ins Auge des Patienten, die bestimmte Zellen der Netzhaut lichtempfindlich machten. Mediziner sprechen von einer optogenetischen Therapie. In der Forschung wird die Technik längst eingesetzt, um mit Lichtimpulsen Reaktionen in Zellen auszulösen. Allerdings reichte normales Tageslicht nicht aus, um die nun lichtempfindlichen Zellen zu aktivieren. Daher entwickelten die Forscher eine Brille, bei der eine Kamera das Bild mit der nötigen Lichtintensität und Wellenlänge auf die Netzhaut wirft. Nach sieben Monaten Training gelang es dem Probanden, mithilfe der Brille nach einem Glas Wasser zu greifen. Auch einen Zebrastreifen konnte er erkennen.

Sicher kann man aber mit dieser Therapie nicht jegliche Form der Blindheit behandeln. Vermutlich ist es auch nicht möglich, das Sehen wieder vollständig zu erreichen. Die Therapien erzeugen einfache Sinneseindrücke, die Patienten dann zu interpretieren lernen. Bislang ist in der EU nur eine Behandlung für bestimmte Patienten mit Retinitis pigmentosa zugelassen.

## 181 | Was hilft gegen RIECHSTÖRUNGEN?

**Wenn Menschen nicht mehr riechen können,** ist es ein wenig, als wäre die Farbe aus ihrem Leben gewichen. Sie können den Duft ihres Partners nicht mehr wahrnehmen, und das Essen schmeckt für sie wie Pappe, weil Riechen und Schmecken eng miteinander verknüpft sind. Insgesamt leiden etwa fünf Prozent der Bevölkerung an einem Verlust ihres Geruchssinns. Oft entwickeln sie Riechstörungen, weil ihre Nase oder auch ihre Nasennebenhöhlen chronisch entzündet sind. Die Folge: Die Schleimhaut der Nase schwillt an, sodass die Luft mit den Düften gar nicht mehr in den oberen Teil der Nase gelangen kann, zur Riechschleimhaut. Dagegen kann Kortison helfen. Doch können die duftempfindlichen Zellen der Nase selbst manchmal Schaden nehmen, nach einer Chemotherapie etwa oder einer Verletzung. Dann kann ein Riechtraining mit speziellen Sticks in vier verschiedenen Düften helfen: Rose, Zitrone, Eukalyptus und Gewürznelke. 20 bis 30 Sekunden lang sollen die Betroffenen an jedem Stick schnuppern, morgens und abends je zweimal. Sechs bis neun Monate dauert die Therapie. Am Ende der Behandlung bemerken bis zu 60 Prozent der Betroffenen eine Besserung.

## 182 | Was ist eine HERZMUSKELENTZÜNDUNG?

**Ohne es zu ahnen, erkranken jedes Jahr viele Menschen** an einer Herzmuskelentzündung. Häufig haben sie kurz zuvor eine Infektion durchgemacht, mit Influenzaviren zum Beispiel, Masern-, Herpes- oder dem Coronavirus. Mediziner sprechen von einer Myokarditis. Problematisch ist, dass die Symptome nicht sehr eindeutig sind. Sogar das Elektrokardiogramm (EKG) und die Blutwerte können völlig normal sein. Manchmal spüren die Betroffenen Atemnot, Enge in der Brust, Herzstolpern, Schwindel oder haben Wassereinlagerungen in den Beinen. Bestimmte Blutwerte können erhöht sein. Im Ultraschall ist dann zu sehen, wenn das Herz nicht kräftig genug pumpt oder sich Flüssigkeit zwischen dem Herzen und dem Herzbeutel angesammelt hat, als Folge der Entzündung. Ein Kernspintomogramm hilft schließlich, das Ausmaß der Myokarditis zu sehen. Um das Risiko zu minimieren, sollten Menschen Infekte ernst nehmen und sich körperlich schonen, bis sie wieder gesund sind.

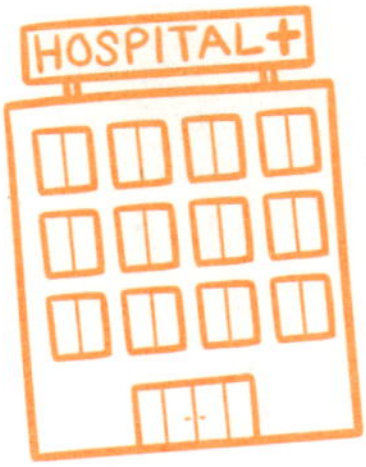

# 183 | Kann man allergisch reagieren, obwohl KEINE Allergene vorhanden sind?

Schnupfen, eine juckende Nase und tränende Augen – solche Symptome können Menschen mit Heuschnupfen selbst dann quälen, wenn sie nicht mit Allergenen wie Gräser- oder Birkenpollen in Kontakt kommen. Um das zu untersuchen, verabreichten Forscher Menschen mit Heuschnupfen über ein Nasenspray Allergene und untersuchten, wie stark sie reagierten. Die eine Hälfte der Probanden legte sich danach für acht Stunden schlafen, die andere blieb bis zum nächsten Abend wach. Eine Woche später wurden die Teilnehmenden wieder in den Versuchsraum gebracht. Dieses Mal bekamen sie ein allergenfreies Nasenspray. Bei den Probanden aus der Schlafgruppe setzten trotzdem allergische Symptome ein, bei der Gruppe, die wach geblieben war, nicht. In anderen Räumen blieben die Symptome aus. Der Körper hatte offenbar einen unbestimmten Reiz – den Versuchsraum – mit einer bestimmten Reaktion – etwa juckende Nase, tränende Augen – verbunden. Zu dieser Konditionierung kam es aber nur, wenn die Personen schliefen. Die Forschenden schließen daraus, dass das Immunsystem auch fehlangepasste Reaktionen sehr schnell erlernen kann. Das erkläre, warum viele Allergiker von Symptomen berichten, obwohl keine Allergene nachweisbar sind. Die Studie zeigt außerdem mal wieder, wie wichtig Schlaf fürs Lernen ist.

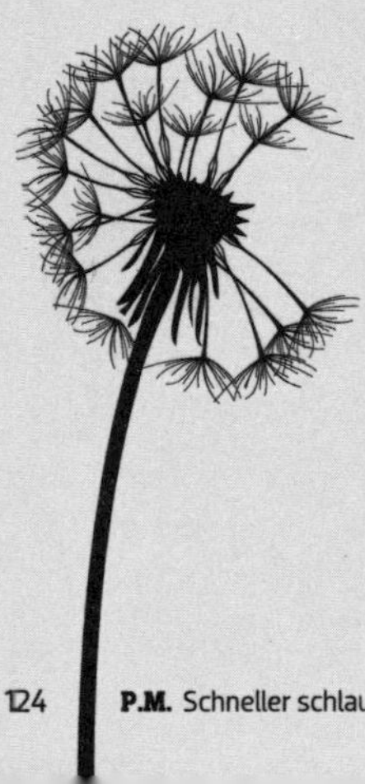

## 184 | Machen uns BÜCHER zu BESSEREN MENSCHEN?

**Bücher können Menschen verändern.** Das ist keine neue Erkenntnis. Wer die Macht des Buches fürchtet, lässt Werke verbieten oder öffentlich verbrennen – wie unsere Vergangenheit brutal gezeigt hat. Aber kann es sein, dass die Tätigkeit des Lesens selbst uns zu einem anderen Menschen macht? Nämlich dann, wenn wir uns in Romanen mit selbstlosen Helden identifizieren, mit hoffnungslos Verliebten oder herzlosen Bösewichten? Es gibt dazu etliche Untersuchungen. Dabei zeigt sich: Wer regelmäßig fiktionale Literatur liest, kann sich im Durchschnitt tatsächlich etwas besser in andere Menschen hineinversetzen und hat auch etwas mehr Mitgefühl mit anderen. Eine aktuelle Studie kommt zu dem Ergebnis: Genau diese erhöhte Empathie macht uns auch ein bisschen moralischer. Andererseits sagen manche Gehirnforscher, dass es weniger die Bücher und andere an uns herangetragene Erkenntnisse seien, die uns prägen, sondern die Erfahrungen, die wir selbst machen. Unterm Strich bleibt: Bücher können uns zu besseren Menschen machen – zumindest ein bisschen.

## 185 | Verführen uns FACEBOOK und TWITTER dazu, schlecht über andere zu reden?

**Soziale Medien erfüllen dieselbe Funktion,** die früher der Marktplatz in einem Bauerndorf innehatte: Sie sind der Ort, an dem alle zusammenkommen, um übereinander zu tratschen. Tratsch ist wichtig für den Zusammenhalt. Er sorgt dafür, dass man weiß, was im Dorf alles passiert. Außerdem erzieht der Klatsch die Leute dazu, sich einigermaßen zu benehmen. Aber kann es sein, dass Twitter und Facebook das Negative zu sehr verstärken und so zu Hass und Spaltung führen? Ein Team der Universität Cambridge wertete mehr als zwei Millionen Posts und Tweets von Politikerinnen und Politiker aus den USA aus. Welche Beiträge waren dabei besonders erfolgreich? Vor allem drei Faktoren sorgten dafür, dass Beiträge fleißig geteilt wurden: Politiker sprachen über ihre politischen Gegner statt über die eigene Partei. Sie sprachen negative Emotionen an statt positive. Und sie warfen ihren Gegnern moralische Verfehlungen oder Verdorbenheit vor, statt sich sachlich mit den Argumenten der anderen zu befassen. Die drei Regeln funktionierten bei allen Politikerinnen und Politikern gleich, egal zu welcher Partei sie gehörten. Auf Facebook und Twitter zahlt es sich also hinsichtlich der Aufmerksamkeit tatsächlich aus, schlecht über andere zu sprechen.

## 186 | Hilft LACHGAS gegen DEPRESSIONEN?

**Manche Depressionen sind mit üblichen Therapien nicht zu lindern.** Dann könnte eine Behandlung mit Lachgas womöglich ein Ausweg sein, so berichtete ein Team der Universität Chicago. An der Studie nahmen 24 Probanden mit einer therapieresistenten Depression teil, alle erhielten drei Behandlungen im Abstand von etwa einem Monat: In einer Sitzung atmeten die Patienten eine Stunde lang ein Gas ein, das halb aus Lachgas und halb aus Sauerstoff bestand. In der zweiten Behandlung atmeten sie eine Mischung ein, die nur zu 25 Prozent aus Lachgas bestand. Und bei der dritten Behandlung erhielten sie nur Sauerstoff. Das Ergebnis: Beide Gemische aus Sauerstoff und Lachgas linderten die Symptome deutlich, über einen Zeitraum von mindestens zwei Wochen. Insgesamt besserte sich die Symptomatik bei 85 Prozent aller Teilnehmenden, acht von ihnen waren nach der Behandlung gar nicht mehr depressiv. Doch die Studie muss ihre Wirksamkeit noch in großen multizentrischen Studien zeigen. Zudem klagten viele der Probanden über Übelkeit, Erbrechen und Kopfschmerzen. Daher verglichen die Wissenschaftler nun die Mischung mit 50 Prozent Lachgas mit jener von 25 Prozent. Tatsächlich litten die Probanden bei weniger Lachgas unter weniger Nebenwirkungen – bei gleicher Wirksamkeit.

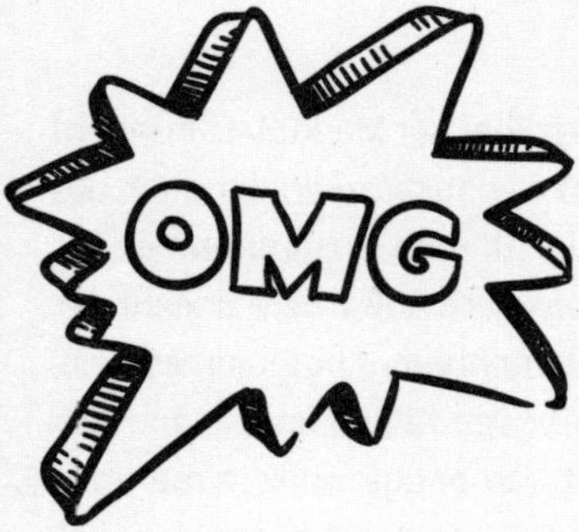

## 187 | Leben HILFSBEREITE MENSCHEN länger?

**Jemand passt auf unsere Kinder auf,** während wir zur Spätschicht fahren – wunderbar! Jemand besorgt uns Getränke aus dem Supermarkt – toll! Einige Studien zeigen: Auch wenn wir selbst anderen helfen, geht es uns besser. Doch wie läuft das auf lange Sicht? Erhöht Hilfsbereitschaft vielleicht sogar unsere Lebenserwartung? Eine Forschungsgruppe verfolgte die Lebensdaten von mehr als 6000 US-Bürgerinnen und -Bürgern über einen Zeitraum von mehr als 20 Jahren. Dabei zeigte sich ein überraschendes Muster: Wer anderen sehr wenig half im Verlauf der Jahrzehnte, starb relativ früh. Gleiches galt allerdings für jene, die anderen sehr viel halfen. Am längsten lebten jene Menschen, die es mit dem Philosophen Aristoteles hielten. Er schrieb schon vor mehr als 2000 Jahren: Die Wahrheit liegt in der goldenen Mitte. Wichtig, so die Forschenden, scheine auch die richtige Balance zwischen gegebener und empfangener Hilfe zu sein. Wer in der Studie etwa gleich viel Hilfe leistete, wie er selbst empfing, hatte eine besonders hohe Lebenserwartung.

## 188 | WANN ist man ERWACHSEN?

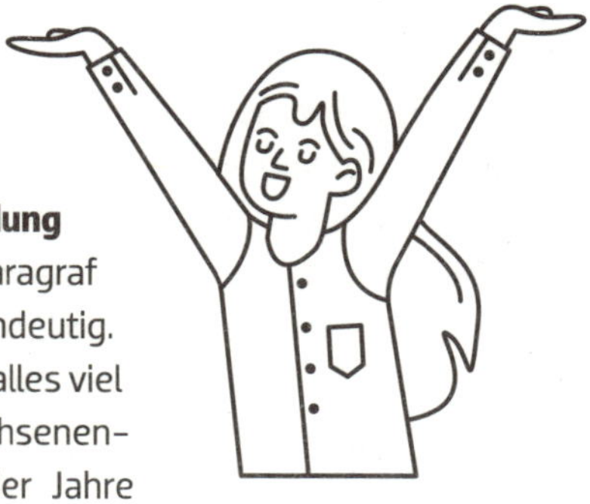

**»Die Volljährigkeit tritt mit der Vollendung** des 18. Lebensjahres ein«: Der zweite Paragraf des Bürgerlichen Gesetzbuchs klingt eindeutig. Aber in der gelebten Realität ist natürlich alles viel komplizierter. Der Übergang zum Erwachsenenalter ist ein Transformationsprozess, der Jahre braucht. Auch vor dem Gesetz ist man mit 18 Jahren nicht in jeder Hinsicht »erwachsen«. Stattdessen gelten 18-, 19- und 20-Jährige als »Heranwachsende«. Wer in diesem Alter eine Straftat begeht, wird meist nach dem milderen Jugendstrafrecht verurteilt. Und um zum Beispiel ein Kind zu adoptieren oder als Heilpraktiker zu arbeiten, muss man mindestens 25 Jahre alt sein.

Auch Jugendmediziner plädieren dafür, die Grenze zwischen Jugend- und Erwachsenenalter bei 24 Jahren anzusetzen. Hirnforscher gehen inzwischen sogar davon aus, dass das Gehirn um die drei Jahrzehnte braucht, bis es ausgereift ist. Besonders schwierig: Während die logisch-intellektuellen

Fähigkeiten mit etwa 16 Jahren schon voll ausgeprägt sein können, hinken Schlüsselfunktionen wie Selbstkontrolle und Gefühlsmanagement extrem hinterher. Die Folge: ein Hang zu Selbstüberschätzung und Risikobereitschaft – also das, was junge Menschen für die älteren Generationen gleichzeitig unerträglich, andererseits aber auch irgendwie unwiderstehlich macht.

## 189 | Wie kommt es zu einem PLÖTZLICHEN HERZSTILLSTAND?

**Millionen Fernsehzuschauer waren Zeugen,** als der dänische Fußballprofi Christian Eriksen während der Fußball-EM 2021 plötzlich zusammenbrach. Der 29-Jährige hatte einen Herzstillstand erlitten. Da am Spielfeldrand stets Ärzte für Notfälle bereitstehen, kam er glimpflich davon, denn wenn das Herz zu schlagen aufhört, zählt jede Minute. Warum ein Herz plötzlich nicht mehr richtig pumpt, kann mehrere Ursachen haben: Besonders berüchtigt ist der Herzinfarkt, wenn Herzmuskelzellen absterben, weil die Herzkranz-Blutgefäße verstopft sind. Außerdem kann eine Entzündung des Herzmuskels vorliegen. Bei Eriksen resultierte der Stillstand vermutlich aus Herzrhythmusstörungen. Er litt an einem Kammerflimmern. Sein Herz zog sich nicht wie üblich 60- bis 80-mal pro Minute zusammen, sondern bis zu 800-mal. Dabei arbeiten die Herzmuskelzellen so rasend schnell und unkoordiniert, dass die Herzkammern kein Blut mehr in den Kreislauf pumpen und Körper und Gehirn nicht mehr mit Sauerstoff versorgt werden. Bei Eriksen kam sofort ein Defibrillator zum Einsatz, der das Herz in seinen normalen Takt zurückbringen kann. So ein Gerät ist aber normalerweise nicht zur Hand, daher sollten Umstehende gleich mit einer Herzdruckmassage beginnen. Dafür legt man beide Handballen aufeinander auf die Mitte der Brust des Kollabierten. Dann sollte man mit Kraft drücken, etwa fünf Zentimeter tief, etwa jede Sekunde zweimal. Jedes Jahr erleiden im Schnitt 65 000 Menschen in Deutschland einen plötzlichen Herztod.

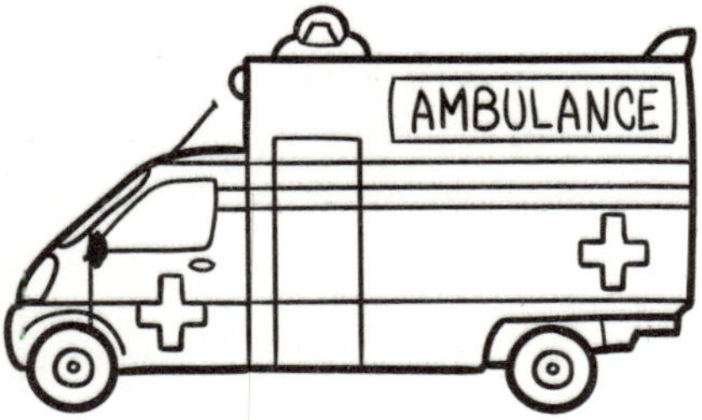

## 190 | Wie oft enden Beziehungen durch **GHOSTING**?

**Ghosting bezeichnet eine besondere Art und Weise,** eine Beziehung zu beenden: Eine Seite bricht ohne Vorwarnung jeden Kontakt ab. Sie löst sich in Luft auf wie ein Geist. Ghosting macht für die Person, die verlassen wurde, eine Trennung besonders schmerzhaft. Eine Studie aus Rotterdam hat festgestellt, dass viele »Ghoster« schlicht Angst haben vor belastenden Gesprächen, Wutausbrüchen oder auch Gewalt des Partners. Auch zur Verbreitung von Ghosting existieren inzwischen Studien: Noch vor zehn Jahren gaben nur etwa 13 Prozent der Menschen an, schon einmal so einen harten Kontaktabbruch erlebt zu haben. Bis 2019 hatte sich die Zahl bereits verdoppelt. Die meisten Fachleute vermuten, dass romantische Liebe heute nach anderen Regeln funktioniert als früher. Viele Beziehungen entstehen über soziale Medien oder Dating-Apps. Dort genügt ein einziger Klick, um einen Menschen zu blockieren. Wird Ghosting für junge Erwachsene inzwischen sogar akzetabel? Psychologinnen entdeckten, dass unter Studierenden Ghosting extrem verbreitet sei. Mehr als die Hälfte der Unibeziehungen würde auf diese Weise beendet. Häufiger gehe das auch von beiden Seiten aus. Beide Parteien tilgen den oder die Ex aus ihrem Smartphone – und damit aus ihrem Leben.

## 191 | Leiden **KINDER** zunehmend unter **MIGRÄNE**?

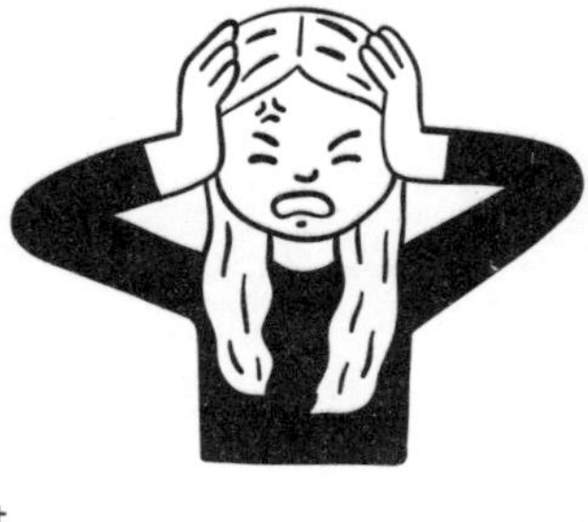

**Die Anzahl der von Kopfschmerzen und Migräne** betroffenen Teenager hat in den vergangenen Jahrzehnten zugenommen. Auswertungen des Robert Koch-Instituts aus dem Jahr 2017 ergaben, dass unter den 11- bis 17-Jährigen mehr als jedes dritte Mädchen und jeder fünfte Junge wiederholt an Kopfschmerzen leidet. Die Deutsche Migräne- und Kopfschmerzgesellschaft berichtet sogar von 54,4 Prozent der Jugendlichen mit Kopfschmerzen und weiteren 9,1 Prozent mit Migräne. Und die Onlineumfrage einer Krankenkasse ergab, dass 40 Prozent der befragten Kinder zwischen sechs und acht Jahren regelmäßig darunter leiden. Wie kommt es zu dieser Entwicklung? Viele Erwachsene meinen ja, es liege daran, dass die Jugend zu viel an ihren Handys und Computern hängt. Ein Forscher untersuchte Jugendliche im Alter von 13 bis 17 Jahren mit dem Ergebnis, dass diese Faktoren bei der Entstehung der Symptome gar keine Rolle spielen. Stattdessen erhöhen zu wenig Bewegung sowie zu viel Kaffee und Alkohol das Risiko für Kopfschmerzen und Migräne. Andere Studien hatten außerdem Rauchen, Flüssigkeitsmangel und zu wenig Schlaf als Auslöser ausgemacht.

## 192 | Was verrät das SCHRITTTEMPO eines Menschen über SEIN ALTER?

**Ein amerikanisches Forschungsteam untersuchte,** was eine Ganganalyse über das Alter und die geistige Fitness von Personen verraten kann. Die Wissenschaftler nahmen sich einen Datensatz von 904 Probanden vor, die zum Zeitpunkt der Studie 45 Jahre alt waren. Seit dem dritten Lebensjahr hatten sie regelmäßig an Tests für eine Langzeitstudie teilgenommen. Sie erhielten nun drei Aufgaben: Zunächst sollten sie normal schnell auf einem Laufband gehen. Danach sollten sie währenddessen das Alphabet aufsagen. Und zum Schluss sollten sie so schnell wie möglich gehen, ohne zu rennen. Bei allen drei Aufgaben wurde ihre Gehgeschwindigkeit gemessen. Darüber hinaus erfassten die Wissenschaftler den Intelligenzquotienten (IQ), machten Bildaufnahmen ihrer Gehirne und erhoben weitere Daten, um ihr biologisches Alter zu ermitteln, darunter Blutdruck, Atemvolumen und Herzfrequenz. Das Ergebnis: Manche Personen waren so gesund und fit, als wären sie mehrere Jahre jünger – vor allem diejenigen, die besonders schnell gehen konnten. Das Fünftel der langsamsten Personen war zwischen dem 26. und 45. Lebensjahr schneller biologisch gealtert als das Fünftel mit den schnellsten Läufern. Zudem schnitten die Langsamen im IQ-Test durchschnittlich um 16 Punkte schlechter ab. Dass Bewegung einer Demenz vorbeugen kann, ist bereits bekannt. Woran das liegt – oder ob sich vielleicht intelligente Menschen einfach mehr bewegen, muss noch herausgefunden werden.

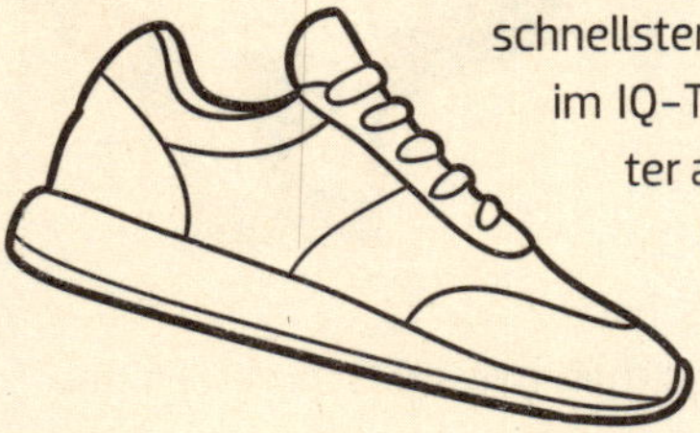

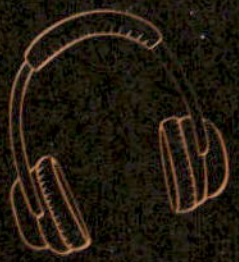

# 193 | Hilft *Musik* gegen STRESS?

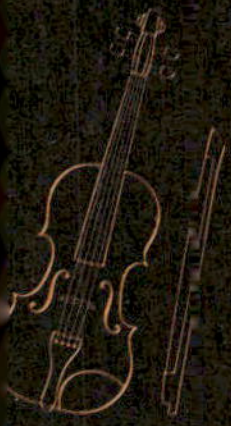

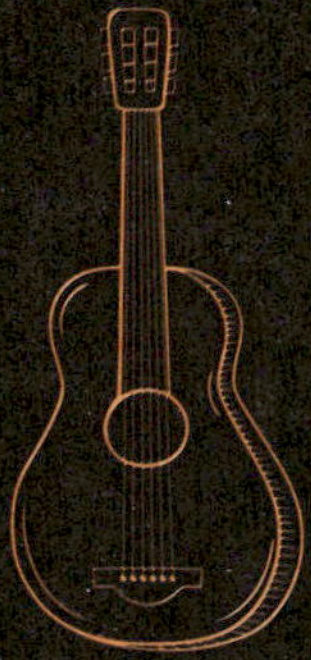

Spontan würde wohl jeder sagen: Natürlich funktioniert das! Ein etwas brutaler psychologischer Test ist der »Trier Social Stress Test«. Dabei bittet man arglose Probanden vor eine knallharte »Jury« in weißen Kitteln. Dort müssen sie einen »Bewerbungsvortrag« halten – mit Mikrofon und Kamera. Niemand in der Jury verzieht dabei eine Miene. Danach müssen die Testpersonen kopfrechnen. Sobald sie einen Fehler machen, müssen sie zur Strafe von vorn beginnen. Diese Psychofolter wirkt: Bei den meisten Probanden erhöht sich der Anteil des Stresshormons Cortisol im Blut ruck, zuck auf das Doppelte bis Dreifache.

Kann uns Musik dagegen immun machen? Das hat jetzt eine neue Studie überprüft – mit enttäuschendem Ergebnis: Die Stresshormone sprudelten im beschriebenen Trier-Test bei den Probanden ungebremst weiter – auch wenn die sich vorher mit ruhigen Klängen entspannt hatten. Musik wirkt also nicht als Ritterrüstung gegen Stress. Aber hilft sie vielleicht, den Stress schneller wieder abzubauen? Direkt nach dem Stresstest spielten Psychologen ihren Probanden für jeweils zwei Minuten eine bestimmte Musik oder neutrales Rauschen vor. Dabei zeigte sich: Manche Klänge lassen den Stress tatsächlich signifikant schneller sinken. Die Studie liefert sogar einen konkreten Tipp für unsere Anti-Stress-Playlist: Die besten Werte im Experiment erzielte eine klassische Komposition aus dem 19. Jahrhundert – das »Intermezzo« aus der Oper »Carmen« von Georges Bizet.

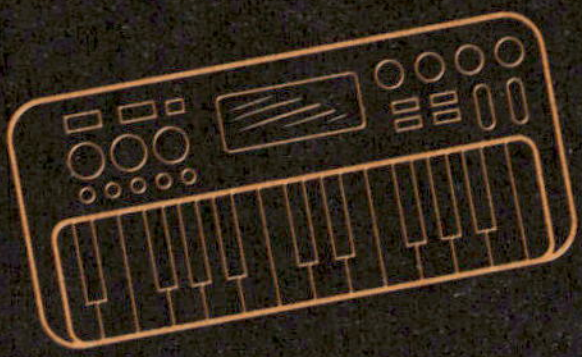

## 194 | Warum SUCHEN wir manchmal DIE EINSAMKEIT?

**Auch gesellige Menschen überfällt bisweilen das Bedürfnis,** Zeit für sich allein zu verbringen. Warum ist das eigentlich so? Psychologen aus den Niederlanden entdeckten: Manchmal suchen wir ausgerechnet dann die Einsamkeit, wenn andere uns ausgegrenzt haben. So eine Erfahrung – Kinder lassen ein anderes Kind nicht mitspielen – bezeichnen Fachleute als »Ostrazismus«. Dass wir als Reaktion darauf manchmal die Stille suchen, überrascht. Bisher hatte man zwei ganz andere Reaktionen beobachtet: Man neigt nach einer Ausgrenzung zu besonderer Freundlichkeit, um wieder »mitspielen« zu dürfen. Oder man verhält sich aggressiv, um es den anderen heimzuzahlen. In einem Experiment wurden die Probanden nun in ein Rollenspiel geschickt, das eine Zugfahrt imitierte. Immer drei Menschen sitzen dabei in einer Reihe. Und in manchen Reihen unterhalten sich die beiden äußeren Personen miteinander – die in der Mitte wird systematisch übergangen. Bietet man den Ignorierten und Ausgegrenzten eine weitere Zugfahrt an, entscheiden sich viele von ihnen dafür, jetzt lieber ganz allein in einer Reihe zu sitzen. Sie nutzen die Einsamkeit, um die erlebte Kränkung zu verarbeiten. Interessant: So reagieren auch Menschen, die von Natur aus gesprächig sind und gern Zeit mit anderen verbringen.

## 195 | Woher kommt unsere ANGST VOR DEM DUNKELN?

**Ein Grund dafür liegt in unserer Evolution:** Als tagaktives Wesen war der Mensch nachts verwundbarer, etwa für die Angriffe von Raubtieren. Wäre es da nicht großartig, über eine Art Superkraft zu verfügen, die unser Überleben in der Dunkelheit sichert? Tatsächlich hat uns die Natur mit einer solchen Geheimwaffe ausgestattet: mit einer Emotion namens Angst. Die Furcht vor dem Dunkeln entsteht bei uns etwa im Alter von zwei Jahren. Sie sorgt dafür, dass das ängstliche Kleinkind nachts bei Mama und Papa bleibt, statt auszubüxen und in der Finsternis durch die gefährliche Savanne zu stromern.

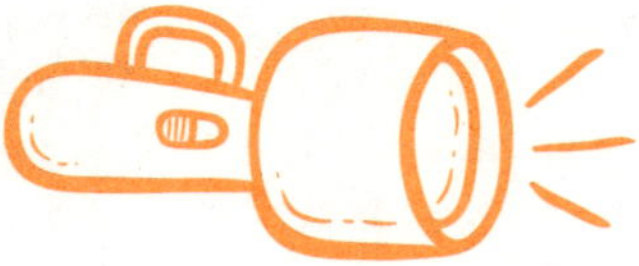

Jetzt hat ein Forschungsteam aus Australien ermittelt, wie die Dunkelheit konkret auf unser Gehirn wirkt. Es legte dafür Freiwillige in einen Hirnscanner. Mal leuchtete vor deren Augen ein relativ helles Licht, mal ein Schummerlicht – und mal herrschte Dunkelheit. Die Forscher unterhielten sich dabei mit den Probanden. Die Aufnahmen im Scanner verblüfften: Nur 30 Sekunden Licht genügten, um die Aktivität in der Amygdala signifikant zu reduzieren – in jenem Teil unseres Gehirns also, der für extreme Angst und Furcht zuständig ist. Gleichzeitig aktivierte das Licht auch die Verbindungswege zum ventromedialen präfrontalen Kortex, dem Hirnareal, mit dem wir unsere Angst in den Griff bekommen. Im hellen Licht waren die Effekte stärker als im Schummerlicht. Unsere Angst beherrschen – das können wir im Hellen viel besser als im Dunkeln.

## 196 | Wann machen wir uns ERSTMALS SORGEN darüber, WAS ANDERE ÜBER UNS DENKEN?

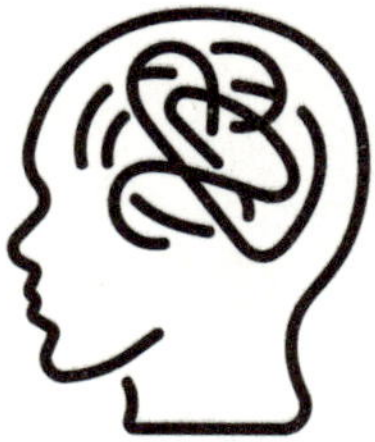

**Der Mensch ist ein Herdentier.** Deshalb ist uns keinesfalls egal, was andere für eine Meinung von uns haben. Finden sie uns toll? Dann können wir in Zukunft vermutlich mit ihrer Hilfe rechnen. Halten sie uns für Taugenichtse? Dann werden wir womöglich bald von unserer Herde ausgeschlossen – was über lange Zeiträume der Menschheitsgeschichte lebensgefährlich sein konnte. Aus dieser Perspektive steckt hinter der Sorge um unser Image also mehr Sicherheitsdenken als Eitelkeit. Doch wann genau entwickeln wir diese Sorge?

Ein Forscher in North Carolina beobachtete in einem Verhaltensexperiment, wie Kinder, wenn sich die Gelegenheit bietet, gern kleine Abziehbilder klauen. Allerdings hören sie damit auf, sobald sie merken, dass sie dabei beobachtet werden. Doch dies taten die Versuchskinder im Schnitt erst in einem Alter ab fünf Jahren. In dieser Entwicklungsstufe, das legen auch andere Studien nahe, schummeln Kinder plötzlich weniger, um ihren guten Ruf nicht zu ruinieren. Im Gegenteil: Sie verschenken Gegenstände auf einmal großzügig, wenn andere ihnen dabei zusehen. Sie arbeiten also ganz gezielt an ihrem Image. Bei jüngeren Kindern lässt sich das nur sehr selten beobachten. Aber auch mit fünf Jahren sind wir in Sachen Imagepflege noch Anfänger: Unser diesbezügliches Geschick wird bis ins Erwachsenenalter hinein immer besser und ausgefeilter.

## 197 | Hilft **NASENKNORPEL** bei der Therapie von **KNIEGELENKEN?**

**Bei Millionen von Menschen weltweit geht der Knorpel** in den Gelenken mit den Jahren zugrunde, sie leiden an einer Arthrose. Bislang gibt es dafür keine Therapie. Das will ein Team aus Basel nun ändern. Den Forschern gelang es, die schwere Kniearthrose von zwei Patienten mit Knorpelgewebe aus deren Nase zu reparieren. Zuvor hatten sie Nasenknorpelzellen im Labor gezüchtt. Da bei einer Kniearthrose jedoch auch Entzündungen eine Rolle spielen, musste geprüft werden, ob der Nasenknorpel von den Entzündungsfaktoren im Gelenk angegriffen wird. Ergebnis: Er trotzt nicht nur der Entzündung, sondern kann sie sogar lindern. Daher wurde den Patienten Knorpelzellen aus der Nase entnommen, und die Biomediziner züchteten daraus stabiles Knorpelgewebe, das die Patienten dann im Knie erhielten. Beide konnten ihren normalen Alltag wieder aufnehmen und brauchen bis heute keine Knieprothese. In einer klinischen Studie wollen die Forscher dieses Verfahren nun an weiteren Patienten testen. Und bald möchten sie das Gewebe aus der Nase auch in andere Gelenke transplantieren. Dafür haben sie inzwischen die Erlaubnis erhalten.

## 198 | Ist **KERZENRAUCH** ungesund?

**Niemand muss wegen gesundheitlicher Bedenken** auf ein romantisches Candle-Light-Dinner verzichten. Doch mit welcher Art von Kerzen man sein Zuhause dekoriert, sollte überlegt sein. Beim Abbrennen einer Kerze entstehen grundsätzlich erst einmal schädliche Stoffe wie Stickoxide, Kohlendioxid und Kohlenmonoxid. Aber zumindest bei den handelsüblichen Kerzen aus den gängigen Materialien Palmöl, Paraffin, Sojaöl und Stearin bleibt die Konzentration der Schadstoffe weit unterhalb bedenklicher Grenzwerte. Kritischer wird es allerdings, wenn die Kerzen Düfte enthalten. Dann werden besonders viele flüchtige organische Verbindungen freigesetzt. Sie können im heißen Inneren der Flamme verbrennen, sodass Substanzen wie Formaldehyd oder Acetaldehyd entstehen, die Reizungen der Haut, der Atemwege und der Augen hervorrufen können.

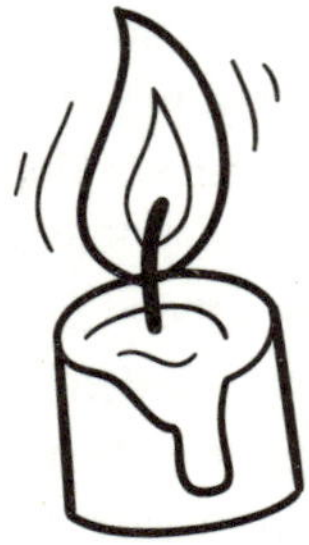

Acetaldehyd gilt als krebserregend. Trotzdem: Alle getesteten Kerzen blieben noch immer unterhalb der Grenzwerte für Luftschadstoffe. Lediglich empfindliche Menschen sollten überlegen, ob sie nicht lieber zu geruchsneutralen statt zu Duftkerzen greifen sollten.

## 199 | Wurde die **KINDERLÄHMUNG** überall auf der Welt **AUSGEROTTET?**

**Noch in den Jahren 1953 und 1954** kamen in Deutschland fast 10 000 Menschen durch Kinderlähmung ums Leben, vor allem Kinder und Jugendliche. Heute dagegen erinnern sich nur noch wenige daran. In Deutschland traten zuletzt im Jahr 1992 zwei Poliofälle auf, bei Patienten, die aus Ägypten und Indien kamen. Vom Poliovirus übertragen, verläuft die Krankheit bei den meisten Menschen ohne Symptome. Vier bis acht Prozent entwickeln leichte Beschwerden wie Fieber und Schnupfen, Müdigkeit und Magen-Darm-Beschwerden. Sind aber auch Gehirn und Rückenmark von der Infektion betroffen, kann es zu den gefürchteten Lähmungen kommen. Dies ist bei etwa einem Prozent der Infizierten der Fall. Bereits 1988 begann die Weltgesundheitsorganisation eine Polio-Impfkampagne. Dadurch konnten bis heute 19 Millionen Menschen vor einer Lähmung und 1,4 Millionen vor dem Tod durch Polio bewahrt werden, berichtet das Robert Koch-Institut in Berlin. Immerhin wurden bereits zwei von drei Typen des Poliovirus weltweit ausgerottet. Allein im Nahen Osten kommen noch immer Polioviren vom Typ 1 vor, in Pakistan und Afghanistan.

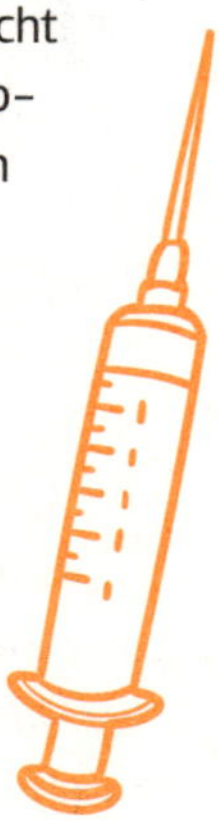

# 200 | Kann man IN *Träumen* WERBUNG schalten?

Von jeher interessieren sich Menschen für den Grenzbereich zwischen Traum und Wirklichkeit und die Frage, inwieweit sich Träume steuern lassen – die eigenen, aber auch die anderer Menschen. Zum Beispiel zu therapeutischen Zwecken: Wer im Schlaf einen ekligen Mix aus Zigarettenrauch und faulen Eiern schnuppern muss, hat laut einer Studie in der Woche darauf deutlich weniger Lust aufs Rauchen.

Auch der Werbeindustrie böten Eingriffe ins Unterbewusstsein faszinierende Möglichkeiten. Die amerikanische Bierfirma Coors versuchte bereits 2021, einen solchen Traum-Werbespot zu entwickeln. Probanden sollten sich kurz vor dem Einschlafen ein Kurzvideo anschauen, mit simuliertem Gleitflug durch frische Bergwelten, dazwischen tauchen Bierdosen auf. Außerdem sollte man in der folgenden Nacht beim Schlafen eine passende Klangcollage laufen lassen, um die Bier-Träume anzuregen. Laut Darstellung der Brauerei hatte es zuvor einen wissenschaftlich begleiteten Testlauf im Schlaflabor gegeben. Internationale Expertinnen und Experten aus dem Bereich Schlaf- und Traumforschung verfassten daraufhin alarmiert gemeinsam einen offenen Brief: »Wenn Menschen Träume zu Verkaufszwecken ins Gehirn gepflanzt werden (...), dann müssen wichtige ethische Fragen gestellt werden«. Der Grund: Unser Gehirn braucht die Traum-Zeit, um neue Eindrücke mit bereits Gelerntem abzugleichen. Nur so können wir darauf hoffen, im Verlauf unseres Lebens nicht nur älter, sondern auch weiser zu werden.

## 201 | Wie entsteht eine MITGEFÜHLSERSCHÖPFUNG?

**Mitgefühl beim Arzt oder in der Psychotherapie ist eine feine Sache.** Wenn wir als Patienten den Eindruck haben, dass der andere uns emotional zur Seite steht, fühlen wir uns besser aufgehoben. Die Ärztin oder der Therapeut braucht ein warmes Herz, aber einen kühlen Kopf. Was passiert jedoch mit Fachleuten, die das Gefühl haben, dass der Job ihnen über den Kopf wächst? Seit den 1990er-Jahren haben Studien gezeigt, dass in solchen Fällen das übliche Mitgefühl für die Patienten schwindet. Man ist genervt und denkt insgeheim: »So schlimm ist es doch gar nicht, guck doch mal, wie gut du es hast.« Im Deutschen sagen wir »Mitgefühlserschöpfung« oder »Mitgefühlsmüdigkeit«. Eine neue Studie aus Schweden hat herausgefunden: Fast die Hälfte aller Therapeutinnen und Therapeuten meiden zwischenmenschliche Kontakte im Privatleben, um sich das verbliebene Mitgefühl für den Job aufzusparen. Und ungefähr 40 Prozent der Befragten sagen, dass sie sich vom Idealbild des mitfühlenden Therapeuten überfordert fühlen. Die Studie sagt aber auch: Die Mitgefühlserschöpfung nimmt mit steigender Berufserfahrung immer weiter ab. Die Zeit selbst scheint den Fachleuten die nötige innere Stabilität zu geben. Für uns Patienten könnte das bedeuten: Wir sollten uns im Zweifel lieber einen Profi suchen, der schon viele Berufsjahre auf dem Buckel hat.

## 202 | Welche Faktoren BEEINFLUSSEN unsere TOLERANZ?

**Alle sollen glauben und denken dürfen, was sie wollen:** Dieser Aussage stimmen in westlichen Kulturen wohl die meisten Menschen zu. Doch wenn es ans Eingemachte geht, findet die politische Toleranz oft ihre Grenzen. Doch woran liegt es eigentlich, ob wir auch jenen gegenüber duldsam sein können, deren Ansichten mit unseren eigenen so gar nicht übereinstimmen? Einige Faktoren wurden bereits ermittelt. So sind etwa neugierige Menschen im Schnitt toleranter. Klar: Sie wollen erst einmal hören, was der andere so zu sagen hat. Umgekehrt scheint eine starke Angst vor Terroristen die politische Toleranz eher zu mindern. Zwei dänische Forscher befragten rund 800 Menschen in Dänemark und 1600 in den USA, klopften eine ganze Reihe psychologischer Faktoren ab – und fragten zugleich nach der Toleranz der Teilnehmenden. Wie sehr konnten sie Neonazis akzeptieren? Kommunisten? Das Ergebnis: Von den gemessenen Merkmalen hatte die Intelligenz der Einzelpersonen den stärksten Einfluss auf die Toleranz. Für die Probanden der Untersuchung schließen die Forscher daher: Intelligentere Menschen sind zumindest im Durchschnitt toleranter. Besonders deutlich zeigte sich der Zusammenhang da, wo die Geduld am schwersten fiel. Also etwa dort, wo es zum Beispiel für eine politisch links stehende Person darum ging, sich mit einem Neonazi auseinanderzusetzen.

## 203 | Wo sind die Menschen GLÜCKLICHER: auf dem LAND oder in der STADT?

**Es war schon immer so:** Die Bewohner von Metropolen blicken hinab auf die Menschen in der »Provinz«. Doch ist das Leben in der Großstadt wirklich besser? Mehrere Studien besagen: Egal in welchem Land – überall sind die Menschen in den Großstädten im Durchschnitt weniger zufrieden mit ihrem Leben. Das ist seltsam. Wir scheinen das Stadtleben für cooler zu halten, aber auf dem Land glücklicher zu sein – zumindest gilt das für die westlichen Industrienationen. Fachleute bezeichnen dieses Phänomen als »rural happiness paradox« – das »Paradox der glücklichen Landbevölkerung«. Jetzt hat ein dänischer Soziologe sich die Sache am Beispiel seiner Heimat noch einmal genauer angesehen. Warum geht es den Menschen auf dem Land besser? Vielleicht weil sie genau dort wohnen, wo sie am liebsten sein wollen? Ziehen viele nur deshalb in die Stadt, weil sie dort einen Job haben? Seine Daten zeigen das Gegenteil: Wer in der Stadt lebt, hat sogar eher das Gefühl, genau am richtigen Ort gelandet zu sein. Auch Einkommen und Bildung liefern keine Erklärung. Zwei andere Faktoren lösen jedoch das Rätsel. Da ist zum einen der soziale Zusammenhalt: Das Gefühl von Solidarität ist auf dem Dorf zwei- bis dreimal so stark wie in der Großstadt. Der zweite Faktor ist der Zugang zur Natur. Auf dem Land wohnt man meist näher an Seen, Wäldern und Wiesen. Womöglich atmet man bessere Luft. Fazit: In der Stadt haben wir zwar mehr Möglichkeiten, uns auszuleben. Aber Gemeinschaftsgefühl und Natur sind auf dem Dorf einfach besser. Dort leben deshalb im Schnitt die glücklicheren Menschen.

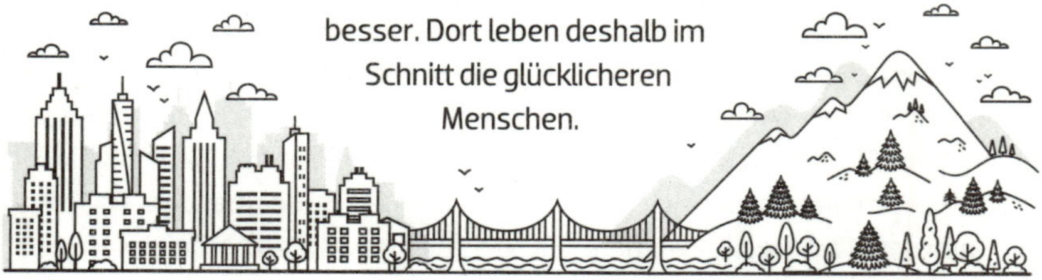

## 204 | Was machen **VERKLEIDUNGEN** mit uns?

**Schon die Kelten kostümierten sich,** um böse Geister zu vertreiben. Und die Römer tauschten während der Saturnalien die Rollen: Aus Herren wurden Sklaven und umgekehrt. Dass wir an den »tollen Tagen« in andere Rollen schlüpfen, ist ein großer Spaß, bietet aber auch Chancen für den Alltag: Wir können Erfahrungen machen, die sich uns sonst nicht auftun würden. Ein schüchterner Mann etwa, der im Fasching als verwegener Pirat auftritt, kann als solcher Dinge tun, die er sich sonst nie und nimmer trauen würde. Hat er damit Erfolg, verhält er sich vielleicht künftig auch im Alltag mutiger. Wie sehr das Sprichwort »Kleider machen Leute« zutrifft, wiesen ein Psychologe und ein Managementprofessor nach. Sie steckten Versuchspersonen in weiße Kittel. Eine Gruppe trug dabei vermeintlich Arzt-, die andere Malerkittel. Beide Gruppen mussten Konzentrationsaufgaben lösen. Und siehe da: Die »Ärzte« schnitten besser ab. Sie nahmen den Auftrag offensichtlich ernster als die »Maler«. Eine ähnliche Erfahrung hat vermutlich jeder schon einmal gemacht: Für ein wichtiges Gespräch ziehen wir uns sorgfältiger an als im Alltag. Das macht im Idealfall nicht nur einen guten Eindruck, sondern stärkt auch das Selbstbewusstsein.

## 205 | Was hilft bei **MUSKELKATER**?

**Wer kennt das nicht:** Die Muskeln schmerzen fürchterlich, ein bis zwei Tage nach dem Sport oder dem Ausflug in die Berge. Vermutlich rührt der Muskelkater von kleinen Rissen in den Muskelfasern her, auf die der Körper mit einer Entzündung reagiert. Als Folge dringt Flüssigkeit in den Muskel, der dann anschwillt – und schmerzt. Damit es erst gar nicht dazu kommt, sollte man nur Sport treiben, wenn man ausgeruht ist, rät ein Sportmediziner. Auch sollten die Muskeln fünf bis zehn Minuten lang aufgewärmt werden, am besten mit schnellem Gehen oder Hüpfen. Auf intensives Dehnen direkt vor und nach dem Training dagegen sollte man verzichten. Regelmäßiges Training sollte

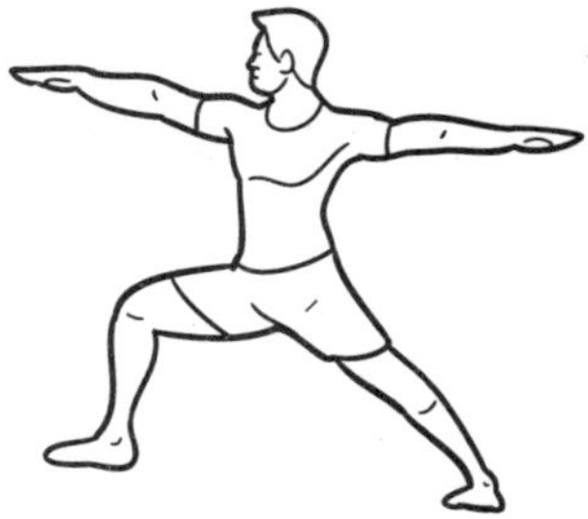

stufenweise gesteigert werden, damit sich die Muskeln an die Belastung gewöhnen. Ist der Muskelkater einmal aufgetreten, kann es helfen, die Muskeln vorsichtig zu dehnen. Auch ein warmes Bad oder ein Saunabesuch können die Symptome mildern. Für die Reparatur der Muskeln ist eiweißreiche Kost ratsam, Quark etwa oder Käse. Medikamente gibt es nicht.

## 206 | Was ist eine **AMBROSIA-ALLERGIE?**

**Unscheinbar wächst die Pflanze heran,** mit ihren gefiederten Blättern, den grüngelben Blüten, den winzigen Haaren an den Stängeln. Seit einigen Jahren gelangt die Beifuß-Ambrosie (Ambrosia artemisiifolia) nach Deutschland, was der medizinischen Welt Sorge bereitet. Denn die unauffällige Pflanze gehört zu den stärksten allergieauslösenden Gewächsen überhaupt. Auch bei Menschen, die sonst nicht auf Pollen reagieren. Zu den Reaktionen zählen asthmatische Anfälle, Heuschnupfen und Bindehautreizungen. Ursprünglich stammt die Beifuß-Ambrosie aus Nordamerika. Sie gelangte unter anderem über Vogelfutter nach Europa. Dieses ist oft mit Ambrosia-Samen verunreinigt, da die Pflanze als Unkraut in Sonnenblumenfeldern vorkommt. Sie wächst vor allem an Straßenrändern, in Neubaugebieten oder auf Schutthalden, also nicht mehr intakten Böden. In privaten Gärten findet man sie vor allem unter Vogelfutterplätzen. Wer eine junge Pflanze entdeckt, sollte sie möglichst noch vor der Blüte mit Handschuhen ausreißen und über den Kompost oder die Mülltonne entsorgen. Größere Ambrosia-Bestände sollten Behörden wie dem Grünflächenamt oder dem Julius Kühn-Institut gemeldet werden.

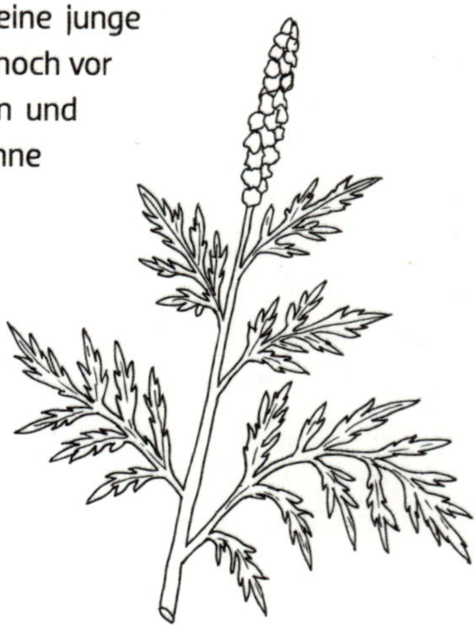

# 207 | Lässt sich IM BLUT von Kindern ASTHMA NACHWEISEN?

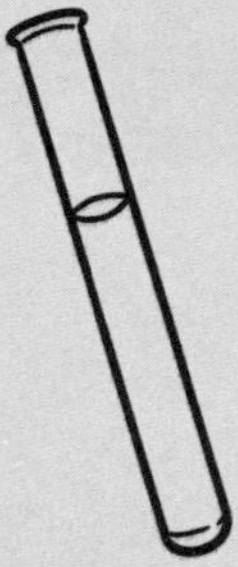

Warum Kinder häufiger als Erwachsene an allergischem Asthma erkranken, ist noch nicht ganz erforscht. Man weiß, dass Reizstoffe, zum Beispiel Hausstaub oder Blütenpollen, als sogenannte Allergene wirken können, wenn sie eingeatmet werden. Der kindliche Organismus stuft sie als Fremdkörper ein und bekämpft sie mithilfe seiner Immunabwehr. Bekannt ist auch, dass der Körper dann Proteine bildet, die die Atemwege verengen, was zu den Asthmaanfällen führt. Nun haben Wissenschaftler offenbar ein weiteres Puzzleteil entdeckt, durch eine Studie mit 14 erkrankten und 9 gesunden Kindern. Die Ergebnisse: Das Blut von Kindern, die an allergischem Asthma leiden, scheint sich zu verändern und andere Immunzellen zu enthalten. Vor allem ein bestimmter Immunzelltyp, der auf seiner Oberfläche das Protein CD8 trägt, kommt bei den asthmatischen Kindern in geringerer Anzahl vor. Um die unterschiedlichen Zelltypen zu entdecken und letztlich dem CD8-Träger auf die Spur zu kommen, hatten die Forscher das Verfahren der Massenzytometrie genutzt, wobei Zellen auf bestimmte Eigenschaften untersucht werden können. So lassen sich Biomarker entdecken, unverkennbare Merkmale einzelner Immunzellen – wie eben das Protein CD8. Mit der Entdeckung verbindet sich die Hoffnung, Asthma bei Kindern bald gezielter behandeln zu können.

## 208 | Was ist INTERSEXUALITÄT?

**Intersexuelle Menschen weisen Geschlechtsmerkmale auf,** die insgesamt nicht eindeutig den Kategorien Mann oder Frau zuzuordnen sind. Bei manchen sind bestimmte Gene verändert, bei anderen werden männliche Sexualhormone nicht produziert. Mindestens 20 Diagnosen werden unter dem Begriff »Intersexualität« zusammengefasst. Im Schnitt kommt jedes Jahr unter 1000 Neugeborenen ein Kind ohne eindeutiges Geschlecht zur Welt. Für diese Menschen hat sich zuletzt in Deutschland einiges verändert: Seit 2017 gibt es ein Gesetz, das es Eltern ermöglicht, in so einem Fall das Geschlecht als »divers« ins Geburtenregister eintragen zu lassen.

In den 1950er-Jahren wäre das undenkbar gewesen. Das Geschlecht, so die Theorie damals, sei nicht nur biologisch geprägt, sondern vor allem von der Umwelt. Dies führte auch zu dem häufig zitierten Fall von Bruce Reimer: Als Baby wurde sein Penis bei der Operation einer Vorhautverengung versehentlich irreparabel verletzt. Auf Anraten des Arztes ließen die Eltern ihren Sohn im Alter von 22 Monaten daher körperlich in ein Mädchen verwandeln. Doch Brenda wollte die Mädchenrolle nicht akzeptieren und ließ später die vorangegangenen Eingriffe rückgängig machen. Im Mai 2021 wurde in Deutschland ein Gesetz beschlossen, das die Lehren aus Schicksalen wie diesem zieht: Geschlechtsangleichende Operationen dürfen bei intersexuellen Kindern nur noch durchgeführt werden, wenn sie medizinisch notwendig sind. Andernfalls muss abgewartet werden, bis das Kind selbst entscheiden kann. Für Betroffene ist das Gesetz ein großer Erfolg.

## 209 | Wie schwer fällt uns das WARTEN AUF PRÜFUNGSERGEBNISSE?

**Was macht das lange Warten auf wichtige Ergebnisse** mit unserem Innenleben? Eine amerikanische Psychologin sagt: Es gleicht einer Folter. Dabei ist es egal, ob wir auf eine Schulnote warten oder auf das Ergebnis einer Krebsuntersuchung. Subjektiv fühle sich beides an, »als ginge es um Leben und Tod«. Man erlebt dann viel mehr Angst und Sorgen und schläft schlecht. Viele Betroffene konsumieren mehr Alkohol. Doch der Stress bleibt derselbe. Aber

was macht das Warten erträglicher? Ältere Studien haben gezeigt, dass Achtsamkeitsmeditationen helfen. Ebenso sogenannte Flow-Erfahrungen – etwa durch völliges Vertiefen in ein Computerspiel. Die Psychologin hat jetzt noch eine dritte Strategie entdeckt: Man malt sich aus, welche Vorteile eine schlechte Nachricht mit sich bringen würde. Was hätte man davon, bei der Prüfung durchzufallen? Diese Methode hat offenbar zwei wünschenswerte Effekte: Man erlebt in der Wartephase messbar mehr glückliche Momente. Und man ist auch besser gerüstet, wenn das Ergebnis tatsächlich negativ ausfällt.

## 210 | Sind wir heute DEPRESSIVER als früher?

**Das weiß natürlich keiner so genau.** Schließlich kann man vergangene Generationen nicht mehr auf die Couch legen. Dennoch hat ein Forschungsteam versucht, die Frage annähernd zu klären. Mithilfe der Google-Software »Ngram Viewer« wurde die unfassbare Menge von mehr als 14 Millionen gescannten Büchern zwischen 1895 und 2019 untersucht. Würden bestimmte Sprachmuster darin Hinweise auf die psychische Verfasstheit der Gesellschaft geben? Die Ergebnisse waren interessant: Für die USA zeigte sich ein Anstieg der kollektiven Depression um das Jahr 1899 – also kurz nach der Zeit des Spanisch-Amerikanischen Krieges. Auch die Studentenunruhen 1968 erhöhten offenbar die Depression. Psychologisch am gesündesten waren die USA demnach 1978. Seither sind die Anzeichen für eine Depression gestiegen und heute mehr als doppelt so hoch wie zu jedem Zeitpunkt des 20. Jahrhunderts. In Deutschland zeigen die Daten einen massiven Anstieg der Depression unmittelbar nach dem Ende des Zweiten Weltkriegs. Danach sinken die Werte und bleiben lange Zeit relativ konstant – bis zur Wirtschafts- und Finanzkrise im Jahr 2007. Seither steigen auch bei uns die Depressionswerte stark an. Sie sind inzwischen sogar doppelt so hoch wie im Krisenjahr 1946. Fazit: Glaubt man den auf diese Weise ermittelten Zahlen, dann sind wir heute so depressiv wie nie in den vergangenen 125 Jahren. Die Untersuchung endet mit dem Jahr 2019. Man kann vermuten, dass die derzeitige Weltlage die Situation nicht besser gemacht hat.

## 211 | Welche **KRANKHEITEN** werden durch **KATZEN ÜBERTRAGEN?**

**Es ist sehr unwahrscheinlich, dass Katzen ihre Besitzer** mit einem Krankheitserreger infizieren. Dennoch kommen diese sogenannten felinen Zoonosen mit Viren oder Bakterien, Pilzen oder Parasiten manchmal vor. Gefährlich werden kann vor allem der Erreger von Toxoplasmose in der Schwangerschaft. Wenn sich eine werdende Mutter damit infiziert, kann es beim Kind zu Behinderungen oder Erkrankungen kommen, im ersten Drittel der Schwangerschaft sogar zu einer Fehlgeburt. Der einzellige Erreger verbreitet sich über Katzenkot und wird oft über verunreinigte Gartenerde übertragen. Daher sollten Schwangere bei der Gartenarbeit Handschuhe tragen und danach ihre Hände gut waschen. Laut Robert Koch-Institut kommen solche Toxoplasmose-Infektionen bei Schwangeren pro Jahr jedoch nur 6- bis 23-mal in Deutschland vor.

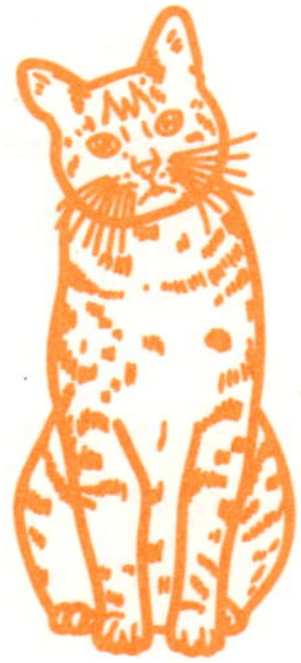

Selten können Katzen auch Bakterien wie Salmonellen oder Parasiten wie Giardien übertragen. Das kann zu harmlosen Durchfällen bis hin zu schweren Magen-Darm-Erkrankungen führen. Spulwurmlarven können zum Beispiel die Augen befallen. Und schließlich können Bisse und Kratzer der Vierbeiner Wundinfektionen auslösen, im schlimmsten Fall kann es zu einer Blutvergiftung kommen. Daher sollte man tiefe Wunden stets medizinisch versorgen lassen.

## 212 | Werden wir **GLÜCKLICHER**, wenn wir anderen **TEURE GESCHENKE** machen?

**Manchmal schon.** Es macht uns generell glücklicher, Geld für andere auszugeben als für uns selbst. Wenn unsere Geschenke dann auch noch teuer sind, empfinden wir das als Luxus, den wir uns leisten können. Gehen die Gaben zudem nicht an Familienmitglieder, sondern an Freunde oder gar Fremde, dann verschafft uns das zusätzlich das Gefühl, ein guter Mensch zu sein. All das steigert unser Glück. Allerdings scheint das nicht für alle gleich zu funktionieren. Unter anderem spielt unser Einfühlungsvermögen dabei eine Rolle. Eine US-Studie ergab: Wenn wir ein besonders feines Gespür für eigene und fremde Emotionen haben, empfinden wir auch messbar mehr Glück, nachdem wir etwas Teures verschenkt haben. Dass Geschenke auch zu teuer sein und Unglück bringen können, offenbart jetzt eine Studie aus China. Dort ist es durch den wachsenden Wohlstand zuletzt zu einer Art Geschenke-Wettrüsten gekommen. Das Geld fehlt dann aber für Kleidung, für Schulbücher und so weiter. Das macht die betroffenen Menschen messbar unglücklicher.

## 213 | Wie behandelt man einen KLUMPFUSS?

**Meist entdecken es die Ärzte bereits beim Ultraschall** in der Schwangerschaft, spätestens aber bei der Geburt: Ein Fuß des Babys ist verdreht und deformiert, es leidet an einem »Klumpfuß«. Etwa ein bis zwei von 1000 Kindern werden in Mitteleuropa und Nordamerika damit geboren, dreimal so viele Jungen wie Mädchen, bei der Hälfte der Kinder sind gleich beide Füße verformt.

Bei 90 Prozent aller Kinder mit einem Pes equinovarus kann man jedoch mit einer in Deutschland angewendeten Therapie sehr gute Ergebnisse erzielen. Der Orthopäde Ignacio Ponseti hatte in den 1940er-Jahren ein Verfahren entwickelt, bei dem der fehlgestellte Fuß ruhiggestellt und mit einem Gips nach und nach korrigiert wird. Im Anschluss muss ihn eine Schiene jahrelang stabilisieren. Ponseti schuf damit eine Alternative zu den damals üblichen großen Operationen. Allerdings erfordert die Behandlung viel Ausdauer von den Eltern. Über Jahre hinweg müssen sie dafür sorgen, dass ihre Kinder nachts spezielle Sandalen tragen, die über eine feste Schiene miteinander verbunden sind.

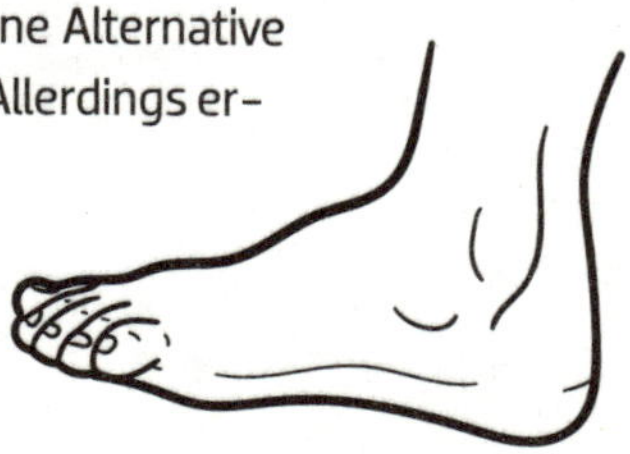

In Frankreich und Teilen Belgiens stellen die Mediziner die Füße nach der Geburt nicht ruhig, sondern dehnen in den ersten drei Monaten die verkürzten Bänder und korrigieren vorsichtig die Stellung der verdrehten Füße. Im Anschluss an jede Physiotherapie erhalten die Kinder einen Tapeverband. Tatsächlich ist diese Methode dem Ponseti-Verfahren ebenbürtig. Nach Ansicht von Fachleuten sollte es möglich sein, beide Verfahren erfolgreich miteinander zu kombinieren.

# 214 | Was kann VORLESEN über KOMA-Patienten verraten?

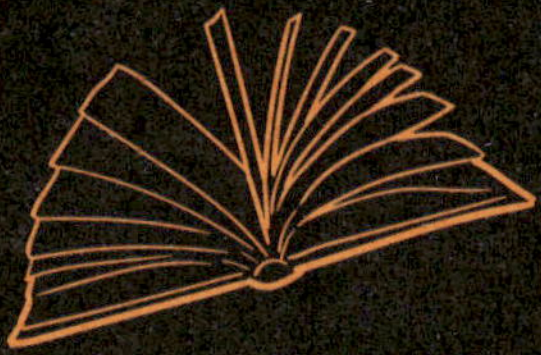

Eine Vorlesestunde kann wichtige Informationen über Patienten mit schweren Bewusstseinsstörungen verschaffen. Eine Studie ergab, dass das Herz von Zuhörenden passend zum Inhalt einer vorgelesenen Geschichte mal schneller, mal langsamer schlägt. Die Forscher beobachteten, dass die Änderungen des Herzschlags bei allen an ähnlichen Stellen der Handlung auftraten. Dann stieg und sank die Herzfrequenz im gleichen Takt. In verschiedenen Experimenten wurde der Herzschlag der Probanden gemessen: Mal hörten diese konzentriert Abschnitte aus dem Buch »20 000 Meilen unter dem Meer« von Jules Verne, mal wurden sie durch Kindergeschichten gezielt abgelenkt.

Bei einem Versuch mit 19 komatösen Patienten stellten die Forscher schließlich fest, dass dieser Gleichtakt in einer Gruppe verschwindet, wenn Patienten unter Bewusstseinsstörungen leiden. Die Reaktion der komatösen Patienten sagte nämlich etwas über ihre Prognose aus. Schlug bei den Patienten das Herz an den passenden Stellen einer Geschichte langsamer oder schneller, hatten sie eine größere Chance, innerhalb von sechs Monaten das Bewusstsein wiederzuerlangen. Sollten sich die Ergebnisse bestätigen, stünde Ärztinnen und Ärzten künftig eine Methode zur Verfügung, um den Zustand ihrer Patienten mit Bewusstseinsstörungen besser einzuschätzen.

## 215 | Wie viele Menschen STERBEN BEIM SEX?

**Eigentlich sollte es sich um eine der schönsten Sachen der Welt handeln,** aber in seltenen Fällen führt Sex leider zum Tode. Rechtsmediziner werteten die Daten von 38 000 Autopsien aus 45 Jahren aus. Sie fanden heraus, dass in 99 Fällen, also 0,26 Prozent, Sex als Auslöser des Todes naheliegt, da die Toten in entsprechenden Situationen aufgefunden wurden. Mit anderen Worten: 2 von 1000 Toten ereilte ihr Schicksal beim Sex. Die große Mehrheit der Sextoten waren Männer – nur 8 der 99 Fälle waren Frauen. Etwa ein Drittel aller Toten starben offenbar beim Masturbieren. Von den 61 übrigen Fällen hatten 43 mit einer Geliebten oder einer Prostituierten Sex. In den seltensten Fällen raffte der Tod das Liebesspiel mit der eigenen Partnerin dahin. Der typische Sextote ist demnach männlich, Ende 50, übergewichtig und stirbt beim Sex mit einer anderen – meist an einem Schlaganfall oder Herzversagen. Die Forschenden interpretieren, dass die Verstorbenen sich beim Seitensprung wohl besonders verausgabt und ihren Kreislauf überfordert hatten, zumal bei den meisten Vorerkrankungen vorlagen. Die Ergebnisse der Studie dürften jedoch etwas verzerrt sein. Denn wenn ein Ehepartner beim Sex mit seiner Gattin zu Tode kommt, wird meist keine Autopsie durchgeführt. Todesfälle beim Seitensprung seien in der Studie vermutlich deutlich überrepräsentiert, hieß es.

## 216 | Was ist eine XENO-TRANSPLANTATION?

**Es war ein Meilenstein der Medizingeschichte:** Am 7. Januar 2022 setzten Ärzte in New York dem herzkranken David Bennett erfolgreich ein Schweineherz ein. Er starb zwei Monate später, möglicherweise spielte dabei ein Schweinevirus eine Rolle. Seit vielen Jahren widmen sich Forschende solchen Xenotransplantaten – also Organen, die von Tieren in Menschen verpflanzt werden sollen. Denn weltweit fehlt es an menschlichen Ersatzorganen, allein in Deutschland stehen etwa 8500 Menschen auf der Warteliste für Organspenden. Schweine eignen sich zwar prinzipiell gut als Organspender, da ihr Stoffwechsel dem von Menschen recht ähnlich ist. Dennoch sind herkömmliche Körperzellen der Tiere zu fremd, um vom menschlichen Immunsystem akzeptiert zu werden. Daher wurde das Erbgut des Spendertiers so modifiziert, dass sein Herz nicht als Fremdgewebe abgestoßen oder angegriffen

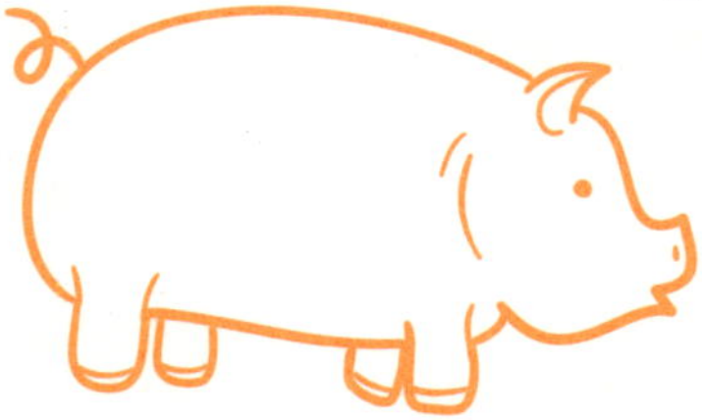

wird. Das genetische Verfahren ist aufwendig – Experten rechnen daher nicht damit, dass kurzfristig eine große Zahl von Patienten mit entsprechenden Organen versorgt werden kann. Grundsätzlich ist es aber möglich, Organe von Tieren in menschliche Körper einzupflanzen – und damit ein krankes Organ zu ersetzen.

## 217 | In welchem Alter **VERLIEREN** wir die **MEISTEN FREUNDE**?

**Ältere Menschen haben einen kleineren Freundeskreis als jüngere.** Die Erklärung: Wenn wir älter werden, verschieben sich unsere Prioritäten. Statt voller Neugier Informationen über die Welt zu sammeln, wollen wir lieber unsere Ruhe haben und emotional ausgeglichen leben. Psychologen bezeichnen das als »social pruning«, was man mit »sozialer Baumschnitt« übersetzen könnte: Wir konzentrieren uns immer stärker auf einen inneren Freundes- und Familienkreis, dem wir uns eng verbunden fühlen. Wenn wir in Rente gehen, verlieren wir zudem den Kontakt zu Kolleginnen und Kollegen.

Diese Schrumpfung unseres sozialen Netzwerks beginnt aber deutlich früher als bisher vermutet. Ein Forschungsteam untersuchte die Handydaten von mehr als 30 Millionen Menschen. Dabei zeigte sich: Mit 25 haben wir mit Abstand die größte Anzahl von Freunden. Danach geht die Kurve steil und stetig nach unten. Etwa zwischen 45 und 55 erleben die meisten dann eine Pause in ihrem »sozialen Baumschnitt«. Sobald wir jedoch auf die Rente zurollen, geht die Talfahrt weiter. Mit 80 haben wir nur noch ein Drittel der Kontakte, die wir mit 25 hatten. All das klingt trauriger, als es ist. Denn die Daten zeigen zum einen: Die Zahl der wirklich engen und guten Kontakte bleibt über die gesamte Lebensspanne ziemlich konstant. Zum anderen scheinen wir durch den »sozialen Baumschnitt« an Lebensqualität zu gewinnen. Wir verbringen dann mehr Zeit mit den Menschen, die uns wirklich wichtig sind.

## 218 | Gibt es ÜBUNGEN, die eine DEMENZ VERLANGSAMEN?

**Bislang existiert keine Pille gegen Demenz.** Aber könnte es Übungen geben, die den Zerfall unserer Erinnerung verlangsamen? Tatsächlich hat die »kognitive Stimulation« hier vielversprechende Ergebnisse geliefert. Die Methode umfasst zwei wöchentliche Kleingruppensitzungen von jeweils 45 Minuten, sieben Wochen lang. Dabei geht es immer darum, das Denken der Betroffenen in verschiedener Form anzuregen, über Körperübungen, durch Gespräche über die Vergangenheit, das Lösen kleiner Rätsel. Die Methode wird seit 2016 von der Deutschen Gesellschaft für Neurologie bei einer leichten bis mittelschweren Demenz empfohlen. Doch wie zuverlässig wirkt sie? Ein Team britischer Forscher hat 44 Studien zu einer sogenannten Metaanalyse zusammengefasst. Und wirklich: Verschiedene Werte scheinen sich bei den Betroffenen direkt nach einem Training leicht zu verbessern. Das Gedächtnis funktioniert ein wenig zuverlässiger, der gesamte Prozess der Demenz tritt sozusagen auf die Bremse. Wenn man sich die Werte jedoch ein paar Wochen nach dem Training noch einmal ansieht, bleibt von den schönen Effekten nicht mehr viel übrig. Auf Dauer scheint sich die Lebensqualität der Betroffenen nicht messbar zu verbessern.

## 219 | Macht BABYGERUCH Frauen aggressiv?

**Das legt eine neue Untersuchung israelischer Wissenschaftler** zumindest nahe. Das Team hatte Experimente mit dem Duftstoff Hexadecanal durchgeführt, der vor allem auf der Kopfhaut von Neugeborenen vorkommt. In einer Versuchsreihe mit 127 Testpersonen setzte es eine Gruppe einem neutralen Duftstoff aus, die andere bekam Hexadecanal zu riechen. Gleichzeitig mussten die Probanden ein Computerspiel spielen. Das Ergebnis des Experiments zeigte einen klaren Unterschied zwischen den Geschlechtern: Frauen spielten unter dem Einfluss von Hexadecanal deutlich aggressiver als jene aus der Vergleichsgruppe mit dem

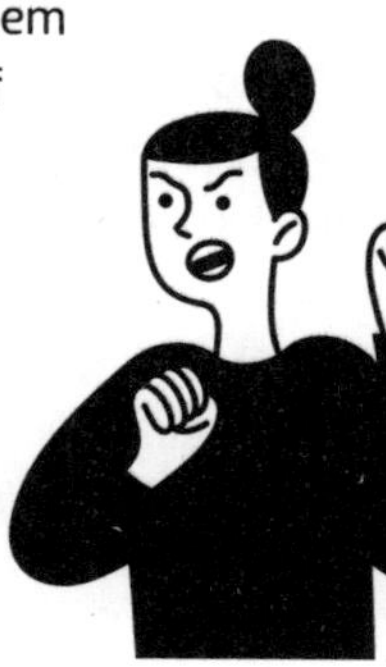

neutralen Duftstoff. Männer hingegen schienen durch Hexadecanal besänftigt zu werden. Untersuchungen mit einem MRT-Scanner bestätigten die Ergebnisse: Zwar regt Hexadecanal bei Männern wie bei Frauen die gleiche Hirnregion an. Doch wurden bei Männern zusätzlich solche Areale aktiviert, die mit der Kontrolle von Aggressionen zusammenhängen. Die Forscher vermuten, dass dies auf unsere biologische Vorgeschichte zurückgeht. Die Evolution könnte mütterliche Aggression begünstigt haben, weil diese sich im Tierreich eher auf die Verteidigung von Neugeborenen richtet. Väterliche Aggression hingegen könnte sie vermindert haben, weil Männchen sie häufiger auch gegen eigenen Nachwuchs ausleben. In beiden Fällen trüge die Wirkung von Hexadecanal also zum Schutz des Kindes bei.

## 220 | LEBEN wir IMMER LÄNGER?

**Bis zum Jahr 2019 stieg die Lebenserwartung** der Deutschen kontinuierlich an. Doch 2020 kam ein Einbruch: Das durchschnittliche erwartete Lebensalter in Deutschland ging um etwa dreieinhalb Monate zurück. Der Grund: Die Coronapandemie hat viele ältere Menschen vorzeitig das Leben gekostet. Seit 2023 steigt die Lebenserwartung wieder, hat aber noch nicht den Wert von 2019 erreicht.

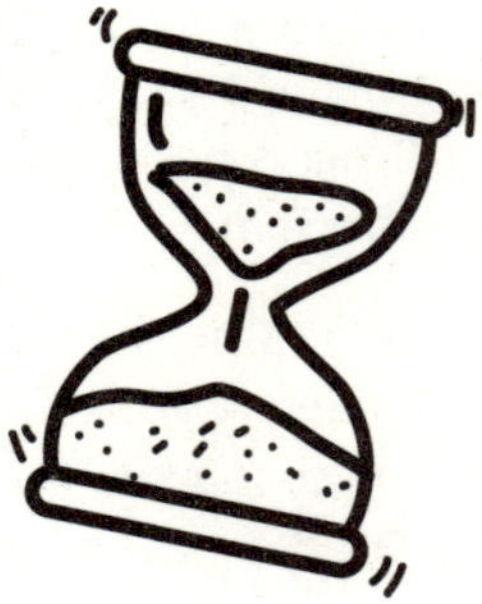

Fachleute fragen sich allerdings, ob die Lebenserwartung künftig stagnieren oder gar sinken könnte, wegen chronischer Krankheiten, die ständig zunehmen. Einer repräsentativen Umfrage des Robert Koch-Instituts von 2012 zufolge bezeichnen sich 43 Prozent der Frauen und 38 Prozent der Männer als chronisch krank. Die Leiden reichen von Krebs über Asthma bis zu anhaltender Depression. Im Unterschied zu einem Infekt verschwinden sie nicht mehr, sondern beeinträchtigen das Leben fortan. Betroffene sterben im Schnitt früher als Gesunde. Auch dass immer mehr Kinder und Jugendliche erkranken, hat einen Einfluss: Wer früher erkrankt, sammelt mehr Folgeleiden an. Das wiederum könnte langfristig bedeuten, dass die Lebenserwartung der Bevölkerung sinkt.

# 221 | Wie gefährlich ist ein LOCH IM TROMMELFELL?

Das Trommelfell kann platzen – so viel wissen wir. Dabei denken wir an Silvesterknaller und andere laute Geräusche. Ein Spezialist für Hals-, Nasen- und Ohrenheilkunde stellt jedoch klar: »Vom Lärm allein reißt das Trommelfell nicht. Dafür braucht es eine Druckwelle wie bei einer Explosion.« Deshalb kommt es in Kriegsgebieten zu vielen Trommelfellverletzungen. Manchmal – wenngleich selten – auch zu Hause. Etwa als Folge einer eitrigen Mittelohrentzündung. Oder aber im Bad: Wer das Wattestäbchen zu tief in den Gehörgang schiebt, kann die feine Membran durchstoßen. Aber das Trommelfell kann auch wieder zusammenwachsen. HNO-Ärzte legen dafür eine Silikonhaut auf die defekte Partie. Das Trommelfell heftet sich von selbst an die künstliche Haut und regeneriert sich langsam wieder. Das dauert zwei bis drei Monate. Bis dahin ist Vorsicht vor Infektionen angebracht: Das Trommelfell schützt die Gehörknöchelchen vor Infektionen und hält die Bänder, die sie verknüpfen, feucht und elastisch. Durch einen Riss können Keime eindringen, und die feinen Strukturen trocknen schneller aus. Infektionen und Hörverlust können eine Folge sein.

## 222 | Was ist das **BLUE-TOE-SYNDROM?**

**So ein kleiner Zeh kann fürchterlich schmerzen,** wenn man sich gestoßen hat! Was aber, wenn er sich einfach so blau verfärbt, ganz ohne Stoß? Möglicherweise leiden die Betroffenen dann an einem Blue-Toe-Syndrom, bei dem die Blutgefäße im Zeh verstopfen. Winzige Blutpfropfen – sogenannte Thromben – haben sich dann aus Ablagerungen aus den Blutgefäßen an anderer Stelle im Körper gelöst, was zu starken Schmerzen führen kann. Wird ein Blue-Toe-Syndrom nicht rechtzeitig entdeckt, muss im schlimmsten Fall der Zeh amputiert werden. Um es von anderen Durchblutungsstörungen zu unterscheiden, ertasten die Mediziner zunächst den Puls in den Arterien von Leiste und Kniekehlen und führen einen Doppler-Ultraschall der Blutgefäße durch. Typischerweise schlägt bei diesen Patienten der Puls kräftig, auch sind im Ultraschall keine Strömungsgeräusche zu hören, die auf eine starke Verengung der Blutbahn hinweisen. Erst mit der Oszillografie, bei der das Volumen in den Gefäßen erfasst wird, fällt auf, dass kein Blut fließt und die winzigen Blutgefäße des Zehs verstopft sind. Dann erhalten die Patienten Infusionen mit dem Hormon Prostaglandin und auch Acetylsalicylsäure, um die Durchblutung des Zehs zu verbessern.

## 223 | Was ist ein **DUCHENNE-LÄCHELN?**

**Vielen Dank für die Blumen!** Wenn wir uns freuen oder mit anderen freundlich im Kontakt stehen, lächeln wir. Und wir erkennen sofort, ob unser Gegenüber uns wirklich zugetan ist – dann nämlich, wenn wir ein Duchenne-Lächeln sehen. Das ist ein echtes Lächeln, das man nicht vortäuschen kann, weil es unterbewusst geschieht. Ein falsches, aufgesetztes Lächeln hingegen wird willentlich vom Großhirn kontrolliert: Es kann von einem Moment auf den anderen ein- und ausgeschaltet werden, und die Augen lächeln dabei nicht mit. Benannt wurde das aufrichtige Lächeln nach dem französischen Physiologen Guillaume-Benjamin Duchenne. Er entdeckte im 19. Jahrhundert, dass zu einem echten Lächeln nicht nur hochgezogene Mundwinkel gehören, sondern

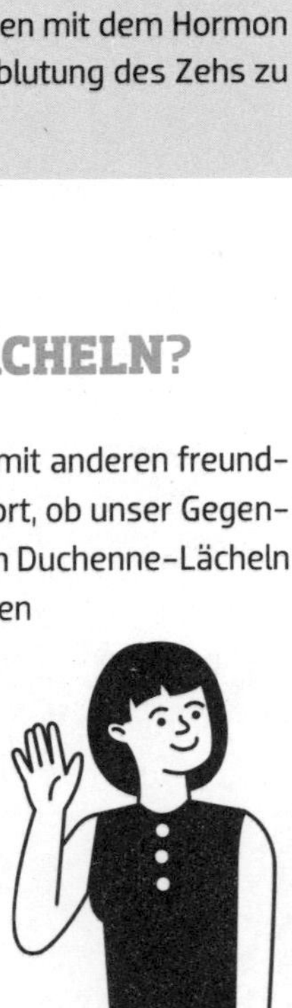

auch die Ringmuskeln um die Augen kontrahiert werden. Der Wissenschaftler bestimmte die beteiligten Muskeln – und damit die heute nach ihm benannten »Duchenne-Marker« –, indem er die Gesichter von Probanden mit elektrischem Strom reizte. Das Duchenne-Lächeln lässt einen Menschen vertrauenswürdig wirken. Außerdem sagt unser Gehirn: Wenn uns jemand ehrlich anlächelt, schenken wir ihm mehr Aufmerksamkeit. Und es funktioniert sogar, wenn nur die Augen sichtbar sind.

## 224 | Welches **ZAUBERWORT** motiviert uns zu **GUTEN TATEN**?

**Das verrieten Experimente an der Stanford University.** Für einen dieser Versuche erhielten Freiwillige ein Flugblatt mit einem Spendenaufruf. Auf der Hälfte der Zettel stand: »Hier sind die Fakten: 63 Prozent der Studierenden haben gespendet.« Die andere Hälfte las: »Gemeinsam schaffen wir's. 63 Prozent der Stanford-Studierenden haben gespendet. Sei dabei!« Das zweite Flugblatt sorgte für eine signifikant höhere Bereitschaft, den Geldbeutel zu öffnen: Die Spendensumme stieg insgesamt um 80 Prozent. Denselben Trick wiederholten die Forscher in einigen Uni-Toiletten – mit Aufklebern auf den Papierhandtuchspendern. Jeder Sticker enthielt den Satz »63 Prozent aller Stanford-Studierenden verbrauchen jetzt weniger Papiertücher«. Bei der einen Hälfte stand davor wieder: »Hier sind die Fakten«. Bei der anderen: »Gemeinsam schaffen wir's. Sei dabei!«. Es funktionierte auch hier: Wo die Aufkleber das Gemeinschaftsgefühl betonten, wurden über die Woche 14 Prozent weniger Papiertücher verbraucht. Offenbar erhöht das Zauberwort »gemeinsam« also unsere Bereitschaft, Gutes zu tun. Fragebögen zeigten: Die schlichte Botschaft »Gemeinsam schaffen wir's. Sei dabei!« erhöht das Gefühl, zusammen an einer guten Sache zu arbeiten. Das stärkt die Motivation. Und sie sorgt für einen zweiten Effekt: Der Appell an die Gemeinschaft senkt offenbar das Gefühl, sozial unter Druck gesetzt zu werden. Anders gesagt: Etwas allein machen zu müssen, weil alle es tun – das nervt. Aber bei einer guten Gemeinschaftsaktion dabei zu sein – das fühlt sich klasse an.

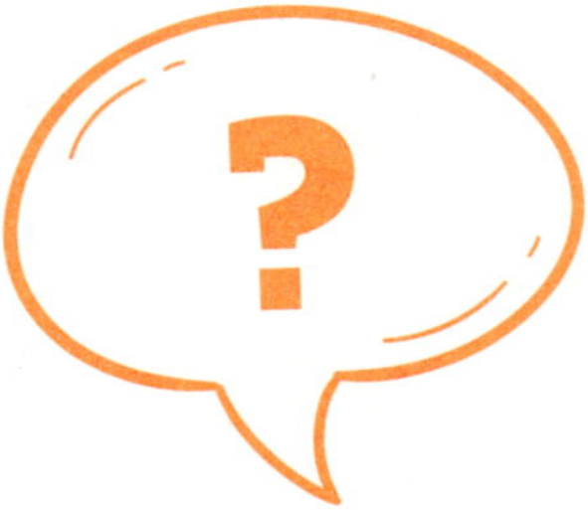

## 225 | Macht STRESS uns zu SCHLECHTEREN PARTNERN?

**Lassen stressige Zeiten uns als Paar erst so richtig zusammenwachsen** – oder ist das Gegenteil der Fall? Um das zu klären, ließen drei Psychologinnen 121 heterosexuelle, kinderlose Ehepaare zwei Wochen lang jeden Abend Tagebuch schreiben. Die Paare waren zum ersten Mal und weniger als sechs Monate verheiratet. Die Forscherinnen legten den Freiwilligen Fragebögen vor: Wie gestresst waren sie? Welche Art von Unterstützung wünschten sie sich von ihrem Partner? Welche Hilfe würde sich wohl ihr Partner von ihnen wünschen? Und was taten sie konkret, um ihrem Partner zu helfen? Die statistische Auswertung zeigte: Vor allem die Ehemänner wurden in stressigen Zeiten zu schlechteren Partnern. Sie merkten auf einmal weniger gut, ob ihre Frauen Unterstützung benötigten. Und wenn die Signale der Partnerin doch zu ihnen durchdrangen, halfen sie weniger als in entspannteren Phasen. Offenbar hatten sie einfach zu viel mit sich selbst zu tun. Frauen hielt derselbe Stress allerdings nicht davon ab, für ihren Partner da zu sein – hier trat der Effekt kaum auf.

## 226 | Warum machen FACEBOOK, INSTAGRAM & CO unglücklich?

**Soziale Medien wie Facebook, X oder Instagram** sind nicht unbedingt schlecht. Trotzdem werden manche Menschen beim Gebrauch von Social Media aber unglücklich. Den Prozess dahinter hat sich jetzt eine kanadische Studie genauer angesehen. Ein Forscherteam bat die Probanden, mit dem Smartphone soziale Medien zu nutzen. Bei den ersten 20 Posts sollten sie dabei immer dieselben Fragen beantworten: Vergleichst du dich gerade mit dem Absender? Falls ja: Auf welchen Bereich bezieht sich dein Vergleich? Etwa auf Aussehen, Bildung, Beziehungsglück, Urlaubsreisen, Gesundheit, Geld oder Beliebtheit? Die entscheidende dritte Frage lautete: Fühlst du dich in dieser Dimension besser oder schlechter als die andere Person? Das Ergebnis: Soziale Medien verändern, wie wir uns mit anderen vergleichen. Wir achten auf einmal mehr auf Äußer-

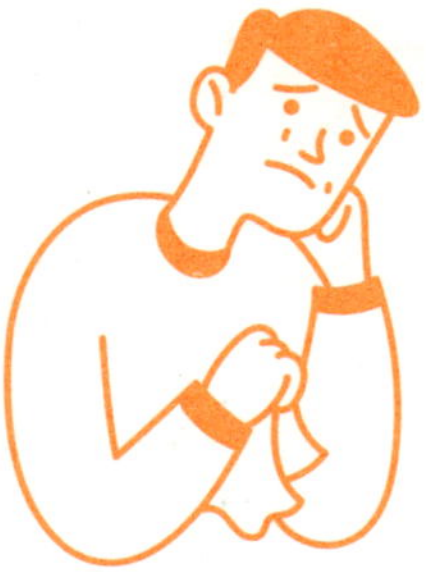

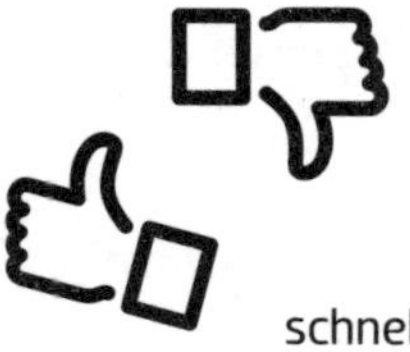

lichkeiten – wie gut jemand aussieht, wie beliebt er ist, wo er gerade Urlaub macht. Und häufig schneiden wir dabei schlecht ab. Solche »Aufwärtsvergleiche« lassen Selbstvertrauen, Stimmung und Lebenszufriedenheit schnell und messbar sinken. Das Gemeine daran: Die Wirkung ist am stärksten bei Menschen, die schon ein angeknackstes Selbstvertrauen haben. Doch warum unterlaufen uns solche schädlichen Vergleiche ausgerechnet in den sozialen Medien? Die Vermutung der Fachleute: Weil alle anderen dort nur die tollen Momente ihres Lebens präsentieren. Im Vergleich dazu wirkt unser eigener Alltag grau und unbedeutend.

## 227 | Warum merkt sich das KURZZEITGEDÄCHTNIS nur wenige Dinge?

**Das Kurzzeitgedächtnis – oder Arbeitsgedächtnis –** ist nicht gerade das Prunkstück unseres Geistes. In älteren Lehrbüchern hieß es: In unserem Arbeitsgedächtnis ist nur Platz für sieben Dinge. Neuere Studien haben diese Zahl gar auf vier nach unten korrigiert. Doch warum ist das eigentlich so? Neuerdings sagen Fachleute: Womöglich ist unser Arbeitsgedächtnis gar nicht dafür da, sich Vergangenes zu merken. Vielleicht besteht sein Job darin, unsere Zukunft vorherzusagen. Seit einigen Jahren vermuten Hirnforscher nämlich, dass es sich bei Teilen unseres Gehirns tatsächlich um eine Art Vorhersage-Maschine handelt. So reagiert unsere Sehrinde auf optische Reize, die niemals stattgefunden haben, vom Gehirn aber erwartet werden. Anders gesagt: Das Gehirn schließt permanent eine Wette mit sich selbst ab: »Was passiert vermutlich als Nächstes?«. Wirklich verarbeiten muss es dann nur noch jene Daten, die von dieser Vorhersage abweichen. Das spart eine Menge Rechenkapazität. In der Fachwelt spricht man vom Prinzip des »predictive coding«. Genau an dieser Stelle kommt unser Arbeitsspeicher ins Spiel. Sein Fassungsvermögen ist begrenzt. Das heißt: Wir müssen uns bei unseren Erwartungen auf die wesentlichen Faktoren konzentrieren. Wir planen, so die Forscher, nur vier Schritte weit in die Zukunft. Und das ist offenbar die beste und sparsamste Art, uns in der Welt zurechtzufinden.

## 228 | Wann bekommen **MÄDCHEN** heute ihre **ERSTE REGELBLUTUNG**?

**Noch im Jahr 1840 erlebten Mädchen ihre erste Periode** im Durchschnitt mit 17 Jahren, im Jahr 1970 bereits mit 13,2 Jahren. Und seit 30 Jahren liegt das mittlere Alter stabil bei 12,5 bis 13 Jahren. Bei stark übergewichtigen Mädchen tritt die Regelblutung im Durchschnitt schon mit 12,1 Jahren auf – vermutlich weil im Fettgewebe besonders große Mengen des Hormons Östrogen entstehen, was wiederum die körperlichen Veränderungen in der Pubertät auslöst. Stark untergewichtige Mädchen dagegen erleben die Menstruation erst mit 14,9 Jahren. Wann ein einzelner Teenager genau mit der ersten Periode rechnen muss, lässt sich recht gut bestimmen: Als Faustregel gilt, dass es nach Beginn des Brustwachstums noch mindestens zwei Jahre dauert. Wichtig ist, die Jugendlichen auf diese Erfahrung vorzubereiten, damit sie beispielsweise ein kleines Notfallpaket mit Monatsbinden dabeihaben. Vor allem sollten sie lernen, sich die Tage der Regelblutung möglichst angenehm zu gestalten und die Periode unverkrampft als positives Zeichen der Fruchtbarkeit zu sehen.

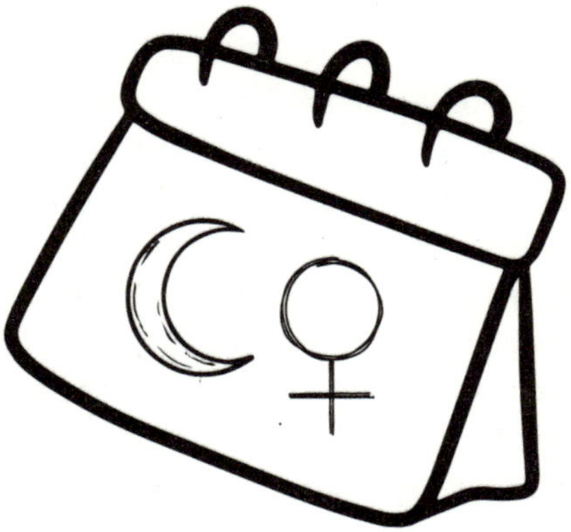

## 229 | Wird **MULTIPLE SKLEROSE** durch ein Virus **AUSGELÖST?**

**Eine Viertelmillion Menschen leidet in Deutschland** an Multipler Sklerose: Die Betroffenen müssen erleben, wie die eigene Körperabwehr die Schutzhüllen ihrer Nervenbahnen angreift. Dabei leiden sie an Taubheitsgefühlen und Sehstörungen, an schwerer Erschöpfung und im Verlauf auch an Lähmungen. Zwar können inzwischen Medikamente das Fortschreiten verzögern, jedoch die Krankheit nicht heilen. Nun berichtete ein Team aus Boston, dass ein Virus bei der Entstehung der Erkrankung eine entscheidende Rolle spielt: Das Epstein-Barr-Virus (EBV), der Erreger des Pfeifferschen Drüsenfiebers. Das Team analysierte Blutproben von mehr als zehn Millionen Militärangestellten. Denn diese wurden zum Zeitpunkt der Aufnahme und anschließend alle zwei Jahre auf HIV getestet, der Rest der Blutprobe wurde aufbewahrt. So konnte untersucht werden, ob jemand schon beim Eintritt ins Militär eine EBV-Infektion hinter sich hatte oder sich im Lauf der Militärzeit ansteckte. Allerdings tritt diese Virusinfektion sehr häufig auf: Zu Beginn ihrer Militärlaufbahn waren nur knapp sechs Prozent der Militärangestellten noch EBV-negativ. Dennoch konnten die Forscher im Verlauf von 20 Jahren 801 neue Fälle von Multipler Sklerose ausfindig machen und bestimmen, ob und wann diese Patienten eine EBV-Infektion hatten. Das Ergebnis: Nur einer von ihnen war bei Einsetzen der Symptome EBV-negativ. Gemessen an einer Vergleichsgruppe ist das Risiko für Multiple Sklerose nach einer EBV-Infektion 32-mal so hoch. Aus dieser Erkenntnis könnten neue Ansätze zur Bekämpfung der Erkrankung entstehen, zum Beispiel eine Impfung gegen EBV.

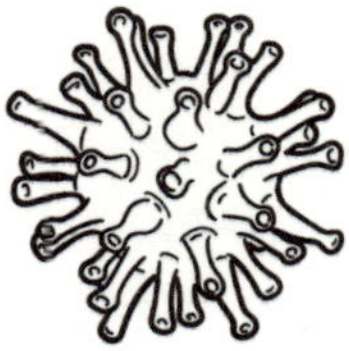

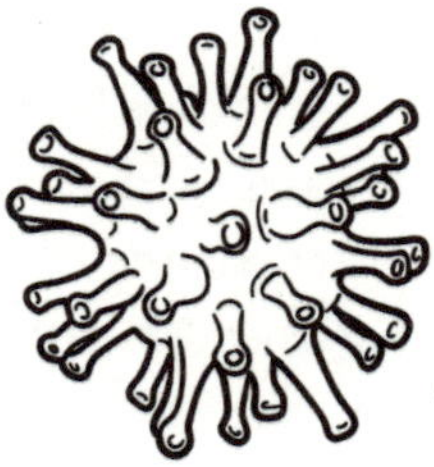

# 230 | Wie verstehen KLEINKINDER, wer eine *ENGE BEZIEHUNG* hat?

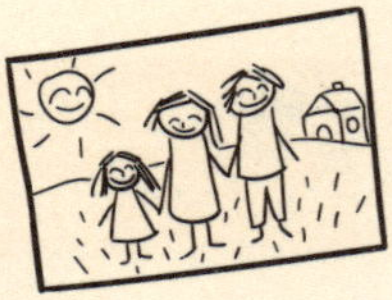

Fremder Speichel ist für die meisten vor allem eklig. Jemanden anzuspucken bedeutet sozial gesehen tiefen Abscheu. Tolerieren wir dagegen den Speichel eines anderen, trinken etwa aus derselben Flasche oder küssen ihn gar, dann gehören wir in aller Regel zusammen. Denn das machen vor allem enge Familienmitglieder oder vertraute Paare. Dieses soziale Signal verstehen offenbar bereits Kleinkinder. Und es dient ihnen zur Unterscheidung, wer verwandt ist und wer nur befreundet. Forscher machten Experimente mit Kindern verschiedener Altersstufen. Sie zeigten Kindern zwischen fünf und sieben Jahren gezeichnete Animationen, in denen Erwachsene oder andere Kinder Essen oder Spielsachen mit einem Kind teilten. Wenn das Teilen von Essen mit dem Austausch von Speichel einherging, etwa beim Schlecken am gleichen Eis, identifizierten die kleinen Probanden Erwachsene als Elternteil und nicht etwa als Lehrkraft des dargestellten Kindes. Und andere Kinder waren dann dessen Geschwister. Sogar bei Säuglingen konnten die Forscher dies nachweisen: Eine Schauspielerin spielte mit zwei Puppen eine Szene vor. Einmal steckte sie ihren Finger in ihren Mund, dann in den der Puppe, dann wieder in ihren Mund. In einer anderen Szene berührte sie ihre eigene Stirn, dann die einer zweiten Puppe und dann wieder die eigene. Danach gab sie vor, traurig zu sein, und es stellte sich die Frage, welche Puppe sie nun wohl trösten würde. Die Kleinkinder tendierten durch Blicke eindeutig zu jener Puppe, mit der die Schauspielerin über den Finger Speichel ausgetauscht hatte. Speichel als soziales Signal wird so analog auch in anderen Kulturen verstanden. Sein Austausch in engen Beziehungen ist offenbar weit verbreitet.

## 231 | Wie gut wissen wir eigentlich, WIE WIR AUSSEHEN?

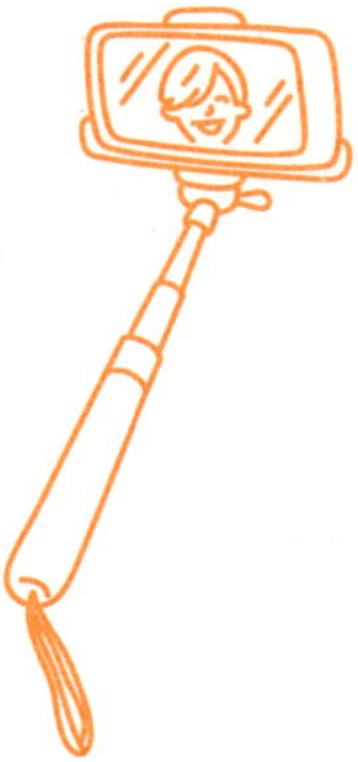

**Es gibt Badezimmerspiegel und jede Menge Handyfotos.** Wir wissen also ziemlich genau, wie wir aussehen. Oder vielleicht doch nicht? Forscher aus Wales und London haben das überprüft. Sie fotografierten 77 Versuchspersonen und stellten ihnen Testfragen zu ihrer Persönlichkeit und ihrem Selbstvertrauen. Danach sollten die Freiwilligen eine Art Phantombild von sich erstellen. Eine Jury sollte dann die Ähnlichkeit von Phantombild und Foto beurteilen. In einer zweiten Studie wiederholte man die Prozedur – diesmal mit Aufnahmen der Körpersilhouette. Ergebnis: Die Phantombilder des eigenen Gesichts waren für Außenstehende relativ gut den Fotos zuzuordnen. Mit ein paar interessanten Abweichungen. Wer sich zum Beispiel für besonders extrovertiert hielt, übertrieb entsprechende Details in seinem Selbstporträt. Doch bei der Vorstellung unserer Körperform sah das anders aus: Die Selbstporträts hatten praktisch nichts mit den tatsächlichen Körperformen zu tun. Auch hier hatte die Persönlichkeit einen messbaren Einfluss auf das innere Selbstbild. Zum Beispiel zeichneten Versuchspersonen mit schwachem Selbstvertrauen die Hüften übertrieben breit. Mag also sein, dass wir wissen, wie unser Gesicht aussieht – bei unserer Körperform jedoch liegen wir häufig daneben.

## 232 | Erhöhen TÄTOWIERUNGEN das Risiko für Krebs?

**Seit dem Jahr 2022 sind in der Europäischen Union** viele bisher übliche Stoffe in Tattoofarben als krebserregend verboten. In den Farben steckten beispielsweise polyzyklische aromatische Kohlenwasserstoffe, kurz: PAK, ebenso Methanol. Beides kann Krebszellen wachsen lassen. Schon kleine Anteile von Methanol im Alkohol können Menschen erblinden lassen, weshalb das Gift in Getränken streng verboten ist. Doch beim Tätowieren konnte der Stoff mit 3000 Stichen pro Minute unter die Haut gelangen. Berechnungen zufolge kommen auf einen Quadratzentimeter tätowierte Haut durchschnittlich 2,5 Milligramm Farbe. Das klingt nach wenig – doch viele Schadstoffe werden schon in der Größenordnung von einigen Mikrogramm je Kilogramm Körpergewicht gefährlich. Dennoch ist das Verbot bislang zunächst eine Vorsichtsmaßnahme: Große Studien zur Zahl von Krebsfällen unter tätowierten Menschen fehlen nämlich noch. Erst nach umfassenden Untersuchungen können Fachleute beurteilen, ob Menschen mit Tattoos tatsächlich häufiger an Krebs erkranken als andere.

## 233 | Kann man TIC-STÖRUNGEN heilen?

**Mal blinzeln die Patienten, mal bewegen sie ruckartig ihren Kopf.** Oder sie räuspern sich, schniefen, schreien unkontrolliert. An einer Tic-Störung leiden – meist vorübergehend – etwa 10 bis 15 Prozent aller Grundschulkinder. Treten verschiedene Tics kombiniert über mehr als ein Jahr auf, leiden die Betroffenen an einem Tourette-Syndrom. Daran erkrankt etwa einer von hundert Menschen. Neurologen der Berliner Charité werteten zunächst 22 bereits veröffentlichte Fallberichte von Patienten aus, die Tic-Störungen entwickelt hatten, etwa nach einem Schlaganfall. Sie analysierten, welcher Hirnbereich bei den Betroffenen geschädigt war, und verglichen dies mit mehr als 1000 Aufnahmen von Gesunden: Die Schädigungen waren zwar in verschiedenen Hirnbereichen zu finden, doch waren diese in einem gemeinsamen Netzwerk miteinander verschaltet, zu dem unter anderem das Kleinhirn und der Thalamus gehören, eine Sammelstelle für Sinneseindrücke. Anschließend analysierten die Forscher bei 30 Menschen mit Tourette-Syndrom den Therapieerfolg eines Hirnschrittmachers, der deren Tic-Störungen lindern sollte. Der Schrittmacher besserte bei jenen Patienten die Symptome besonders stark, bei denen seine Elektroden einen Teil des neu entdeckten Netzwerks stimulierten. Künftig wollen die Mediziner beim Einsetzen eines Hirnschrittmachers gezielt darauf achten, die miteinander verschalteten Hirnbereiche zu erreichen.

## 234 | Sind wir IM HALBSCHLAF kreativer?

**Wahrscheinlich.** Darauf deutet zumindest eine Studie von Neurowissenschaftlern aus Paris hin. Sie ließen 103 Versuchspersonen Zahlenrätsel am Computer lösen. Dabei wurde den Teilnehmenden eine achtstellige Zahlenfolge präsentiert sowie eine zweite, unvollständige Reihe von Zahlen. Die

fehlende Ziffer sollte durch zwei vorgegebene Regeln in mehreren Rechenschritten aus der ersten Zahlenreihe abgeleitet werden. Was die Versuchspersonen nicht wussten: Mithilfe einer versteckten dritten Regel ließ sich der Rechenprozess einfach abkürzen. Nach 60 Durchläufen durften sich die Teilnehmenden, die noch nicht auf die Abkürzung gestoßen waren, für 20 Minuten in einem abgedunkelten Raum erholen und die Augen schließen. Unterdessen wurden Gehirnwellen, Muskelspannung und Augenbewegungen aufgezeichnet, um festzustellen, ob und wie tief die Personen einschliefen. Nach der Pause widmeten sie sich erneut den Rätseln. Dabei stießen über 80 Prozent der Personen, die zuvor in einen leichten Dämmerschlaf gefallen waren, auf die Abkürzung für das Rechenproblem. Bei denjenigen, die wach geblieben waren, kamen nur etwa 30 Prozent auf die schnellere Lösung. Von den Personen, die während der Pause die Tiefschlafphase erreicht hatten, waren es nur 14 Prozent. Am Übergang zwischen Wachen und Tiefschlaf scheint es also tatsächlich eine besonders kreative Phase zu geben.

## 235 | Wie kann man GUTE GEWOHNHEITEN entwickeln?

**Gewohnheiten gehören zu den mächtigsten Werkzeugen** in der Psychologie. Wie aber gelingt es, die guten davon in unser Leben zu bringen? Dazu gibt es drei bewährte Regeln. Erstens, so die Forschung, solle man den »Huckepack-Trick« nutzen. Man nutzt bestehende Routinen, um Neues im Huckepack-Verfahren einzuschmuggeln. Beispiel Zahnseide: Man putzt sich eh schon zweimal täglich die Zähne – warum nicht die neue Zahnseidenroutine direkt daran anschließen? Die Methode verdreifacht die Chance, dass aus einem Vorsatz eine Gewohnheit wird. Die zweite Regel: Nutze jene Momente, in denen das Leben »auftaut«! Manchmal ändern wir etwas im Leben, wir ziehen zum Beispiel um. Das sind Zeiten, in denen unsere eingefrorenen Abläufe gewissermaßen auftauen – und neue Gewohnheiten möglich machen. So kann die Chance, vom Auto auf öffentliche Verkehrsmittel umzusteigen, direkt nach einem Jobwechsel auf das Neunfache steigen. Als dritte Regel empfehlen die Experten, ersten Erfolgen zu misstrauen. Manche Gewohnheiten reifen langsam – im Extremfall dauert es mehr als acht Monate.

Eine Handlung wird erst zur Gewohnheit, wenn wir nicht mehr darüber nachdenken. Davor will das neue Verhalten durch Aufmerksamkeit, Lob und inneren Stolz gefüttert werden.

## 236 | Warum fallen uns **WÖRTER** schlechter ein, wenn wir **ALTERN**?

**Die Frage ist berechtigt.** Denn Erinnerungsstörungen sind keine zwangsläufige Altersfolge. Und der Wortschatz eines Menschen wächst mit seinen Lebensjahren immer weiter an. Warum also entfallen einem älteren Menschen zunehmend Wörter, die er eigentlich gut kennt? Ein Leipziger Forschungsteam hat das mithilfe einer jüngeren (21 bis 34 Jahre) und einer älteren (60 bis 69 Jahre) Versuchsgruppe untersucht. Offenbar steckt die Antwort in zwei neuronalen Netzwerken im Gehirn, genauer: in der Art ihrer Kommunikation. Denn diese beiden Netzwerke tauschen sich sowohl untereinander aus als auch innerhalb ihrer selbst – und welche Kommunikation dabei überwiegt, hängt offenbar vom Alter eines Menschen ab. Dabei ist das eine Netzwerk für das semantische Gedächtnis zuständig, dort wird unser Fach- und Allgemeinwissen abgespeichert. Das andere regelt funktionale Aufgaben wie Aufmerksamkeits- und Gedächtnisleistungen.

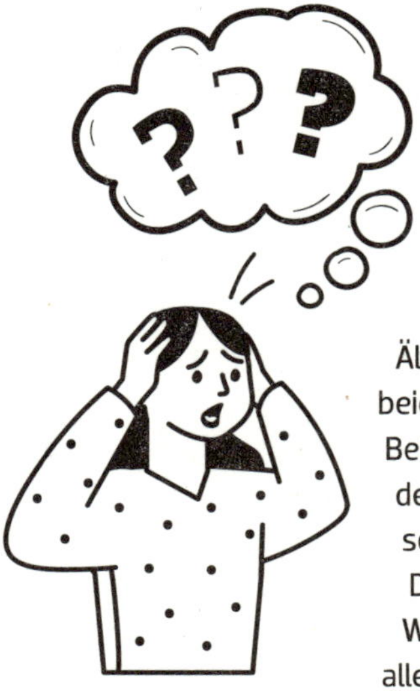

Im Experiment sollten die Gruppenmitglieder in der Röhre eines Magnetresonanztomografen möglichst viele Wörter bestimmter Kategorien aufzählen, darunter »Farben« oder »Musikinstrumente«. Dabei zeigte sich bei der jüngeren Gruppe im Hirnscan ein intensiverer Austausch innerhalb der beiden Netzwerke. Bei den Älteren verlief die Kommunikation innerhalb der beiden neuronalen Netzwerke weniger effektiv. Bei ihnen stand der Informationsfluss zwischen den Netzwerken im Vordergrund. Doch das scheint zulasten der Effektivität zu gehen, sprich: Diese Kommunikation verläuft langsamer. Warum sich das je nach Alter unterscheidet, ist allerdings noch unklar.

# 237 | Können NARZISSTEN sich KEINE GESICHTER merken?

Die psychologische Forschung betrachtet Narzissmus als eine Eigenschaft, die jeder Mensch hat. Anders gesagt: Ein bisschen narzisstisch sind wir alle. Doch könnte es sein, dass ein stärkerer Wunsch nach Glanz und Ruhm uns blind für unsere Mitmenschen macht? Dann würde »mehr Narzissmus« bedeuten, dass man sich schlechter an Gesichter erinnert.

Diese These hat ein Forschungsteam aus Kanada untersucht. Rund 300 Freiwillige sahen eine Serie von Porträtfotos und erhielten dann zur Ablenkung eine andere Knobelaufgabe. Dann sollten sie aus einer weiteren Serie von Porträts jene herausfinden, die sie zuvor schon einmal gesehen hatten. Im Anschluss legte man ihnen noch einen Fragebogen vor mit Aussagen wie: »Ich bin eine außergewöhnliche Person.« »Es fällt mir leicht, andere zu manipulieren.« »Ich habe größere Fähigkeiten als andere Menschen.« Es handelte sich um den sogenannten NPI-16, einen Fragebogen für Narzissmusjäger. Die Analyse ergab: Je mehr die Teilnehmenden den Narzissmussätzen zustimmten, desto schlechter hatten sie sich zuvor die unbekannten Gesichter gemerkt. Die Forscher wiederholten die Prozedur mit Haushaltsgegenständen, Häusern und Autos. Das Ergebnis war stets dasselbe. Der Wunsch, etwas Besonderes zu sein, frisst offenbar so viel von unserer Aufmerksamkeit, dass für Details in unserer Umwelt messbar weniger Energie übrig bleibt.

## 238 | Was ist eine GÜRTELROSE?

**Manche Viren bekommen einfach nicht genug:** Die Varizella-Zoster-Viren zum Beispiel lösen gleich zwei Erkrankungen aus. Infizieren sich Menschen – meist Kinder – zum ersten Mal damit, dann erkranken sie an Windpocken. Doch auch danach schlummern diese Viren lebenslang im Körper der Betroffenen. Bei großem Stress oder im Alter, wenn die Kräfte des Immunsystems nachlassen, gelingt es den Erregern, sich im Körper zu vermehren. Und die Patienten erkranken ein zweites Mal: an einer Gürtelrose, dem Herpes zoster. Rund ein Fünftel der Menschen, die an Windpocken erkrankt sind, leiden irgendwann an einer Gürtelrose, in Deutschland trifft es jährlich mehr als 300 000 Menschen. Typischerweise leiden die Patienten an einem Hautausschlag in Form kleiner Bläschen, die sich streifenförmig über die betroffene Körperhälfte ziehen wie ein Gürtel. Besonders häufig am Rumpf oder am Brustkorb, seltener im Gesicht oder an den Armen, meist verbunden mit brennenden oder stechenden Schmerzen im betroffenen Hautbereich. Die Patienten erhalten als Therapie den Wirkstoff Aciclovir. Nach zwei bis vier Wochen ist die Erkrankung meist überstanden, doch 10 bis 20 Prozent der Betroffenen leiden noch Monate oder Jahre an Schmerzen, an einer Post-Zoster-Neuralgie. Seit 2018 wird daher über 60-Jährigen eine Impfung gegen Gürtelrose empfohlen.

## 239 | Helfen CRANBERRYS gegen BLASENENTZÜNDUNG?

**Vor allem Frauen leiden häufig an Blasenentzündungen,** da ihre Harnröhre kürzer ist als die von Männern. Über sie nämlich dringen Bakterien in die Blase ein, vermehren sich dort, lösen Schmerzen und übermäßigen Harndrang aus. Oft legt sich die Entzündung nach rund einer Woche von allein, sonst helfen Antibiotika. Viele Frauen setzen jedoch lieber auf pflanzliche Mittel wie eben Cranberry-Präparate. Ein Forschungsteam prüfte bestehende 15 Studien, in denen Wissenschaftler die Wirkung von Cranberrys und anderen pflanzlichen Mitteln mit der eines Placebos verglichen hatten. Und tatsächlich: Die Präparate aus den roten Beeren können offenbar einer wiederkehrenden Blasenentzündung vorbeugen oder deren Auftreten zumindest verzögern. Jene Frauen, die die pflanzlichen

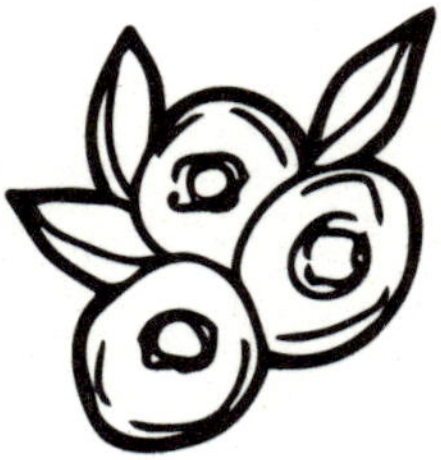

Mittel regelmäßig einnahmen, litten seltener an Infektionen als jene, die ein Placebo erhielten. Ob die Extrakte aus den Beeren jedoch Blasenentzündungen nicht nur vorbeugen, sondern sie auch akut effektiv bekämpfen, konnte hier nicht beantwortet werden.

## 240 | Lässt sich SCHWERHÖRIGKEIT rückgängig machen?

**Das gelang Forschern mithilfe winziger Moleküle,** die ins Innenohr gespritzt wurden. Dort befinden sich Haarzellen, jene Sinneszellen, die das Hören mit ermöglichen. Gebildet werden sie bereits vor der Geburt. Sie gehen aus sogenannten Vorläuferzellen hervor, die sich zu spezialisierteren Zellformen wie Haarzellen entwickeln können. Nach der Geburt verfallen sie in eine Art Ruhezustand, im Verlauf des Lebens werden normalerweise keine neuen Haarzellen mehr gebildet. Durch laute Geräusche oder andere Einflüsse sterben die Sinneszellen im Innenohr jedoch mit der Zeit ab. Je mehr von den ursprünglich etwa 15 000 Haarzellen pro Ohr verloren gehen, desto schwerer fällt das Hören. Die neue Therapie zielt darauf ab, das Wachstum neuer Haarzellen anzuregen. Die injizierten Moleküle stimulieren die Vorläuferzellen, damit diese wieder neue Haarzellen bilden. In ersten Studien reichte schon eine Spritze aus, dass die Testpersonen gesprochene Worte wieder deutlich verstehen konnten. Der Effekt hielt in einigen Fällen bis zu zwei Jahre an. Die Forschenden hoffen, dass die Methode Möglichkeiten eröffnet, zukünftig auch andere Zellgewebe im Körper wieder zu regenerieren.

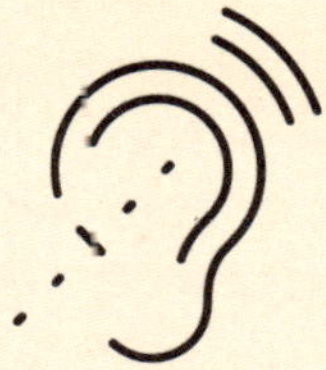

## 241 | Können ELEKTROSCHOCKS eine Depression heilen?

**Behandlung mit Elektroschock – das klingt unheimlich.** Im medizinischen Alltag ist die Elektrokonvulsionstherapie (EKT) jedoch eine erprobte Behandlungsmethode bei Depressionen, vor allem bei schweren Verläufen. Sie kann wirken, wo Medikamente und Psychotherapien versagen. Dabei werden an Stirn und Schläfe Elektroden angebracht und kurze Stromimpulse durchs Gehirn geschickt. Meist besteht eine Therapie aus mehreren Behandlungen über einen Zeitraum von zwei oder drei Wochen. »In dieser Zeit fällt es manchen Patientinnen und Patienten schwer, neue Erinnerungen zu bilden«, erklärt der Leiter des Depressionszentrums der Universität in Ann Arbor, mit rund 4000 EKT-Behandlungen pro Jahr eine der größten Kliniken dieser Art in den USA. Diese Nebenwirkung verschwindet jedoch in der Regel – und ist viel milder als noch vor einigen Jahrzehnten. Die Behandlung selbst sei nicht unangenehm. Die EKT wird weltweit jedes Jahr bei Millionen von Menschen angewandt. Auch in Deutschland wird die Behandlung in schweren Fällen von Depressionen angeboten.

## 242 | Verrät der Atem SEXUELLE ERREGUNG?

**Bei Patienten mit Lebererkrankungen** riecht er manchmal nach Ammoniak. Und leiden Menschen mit Diabetes an starkem Insulinmangel, erinnert sein Geruch an Nagellackentferner: Aus unserem Atem lesen Wissenschaftler inzwischen so manches heraus. Nun hat ein Team des Max-Planck-Instituts festgestellt, dass er sogar verrät, ob wir sexuell erregt sind. Je zwölf Männer und Frauen sahen sich verschiedene Videos an: eine Naturdokumentation, einen Horrorfilm, ein Fußballspiel und einen Erotikfilm. Dabei untersuchten die Wissenschaftler den Atem der Probanden ständig auf mehr als 100 organische Verbindungen. Und maßen gleichzeitig die sexuelle Erregung mithilfe von Sensoren, etwa über einen Temperaturanstieg an den Genitalien. Das Ergebnis: In der ausgeatmeten Luft sexuell erregter Menschen lassen sich Spuren flüchtiger Moleküle messen. So nahm die Konzentration von Kohlendioxid und Isopren ab – Atemgase, die stark mit der Durchblutung zusammenhängen. Dagegen erhöhte sich der Gehalt an Molekülen wie Phenol, Kresol und Indol in der Luft, vor allem bei Männern. Die drei Substanzen entstehen, wenn Vorläufer bestimmter Hirnbotenstoffe im Körper abgebaut werden, von Serotonin etwa, Dopamin, Noradrenalin. Alle drei spielen bei sexueller Erregung eine wichtige Rolle.

## 243 | Reicht es, sich INSULIN nur EINMAL PRO WOCHE zu spritzen?

**Für Menschen mit Diabetes des Typs 1 und 2** ist es eine große Erleichterung: sich nur noch einmal in der Woche das Basisinsulin spritzen zu müssen – und nicht wie bislang mehrmals am Tag. Was nach Zukunftsmusik klingt, ist seit Ende 2024 unter dem Handelsnamen Awiqli auf dem deutschen Markt. Das dabei genutzte Ultralangzeit-Insulin verbleibt deshalb so lange im Körper der Patienten, weil es stark an das Bluteiweiß Albumin bindet. Dadurch entsteht eine Art Depot für das Hormon. Nur langsam wird das Insulin icodec daraus ins Blut freigesetzt, um den Blutzucker der Patienten zu senken. Zu Beginn der Therapie wächst mit jeder Injektion der Vorrat im Körper weiter an. Nach drei bis vier Wochen liegt dann ein Gleichgewicht vor zwischen dem verabreichten Insulin und jenem, das aus dem Körper ausgeschieden wird. Eine klinische Studie ergab, dass der Blutzucker nach 26 Wochen bei den mit dem Ultralangzeit-Insulin behandelten Probanden etwas besser eingestellt war als bei jenen, die eine tägliche Injektion des Insulins Glargin erhalten hatten.

## 244 | Setzt FLUCHEN neue KRÄFTE frei?

**Wer mit Vergnügen flucht,** überwindet anscheinend Hemmschwellen, die sonst unsere Kräfte zügeln. Das legt eine Studie in Großbritannien nahe. Teilnehmende sollten eine anstrengende Übung ausführen, nachdem sie zehn Sekunden lang ein Schimpfwort oder einen neutralen Begriff wiederholt hatten. Dabei ergab sich, dass das Schimpfen den Versuchspersonen half, länger durchzuhalten. Sie gaben an, dadurch stärker abgelenkt zu werden und an Selbstvertrauen zu gewinnen. Den stärksten Effekt hatte jedoch der Humor-Aspekt des Experiments: Wer das wiederholte Aufsagen des Schimpfworts erheiternd fand, gewann besonders an Kraft hinzu.

## 245 | Warum **KNURRT DER MAGEN?**

**Den meisten Menschen ist es peinlich,** wenn auf einmal mitten in die Stille hinein ein Grummeln aus ihrem Bauch ertönt. Aber warum knurrt der Magen überhaupt? Magen und Darm sind fortlaufend in Bewegung. »Peristaltik« nennen Mediziner diese Eigentätigkeit des Verdauungstrakts, die sehr wichtig ist. Die umliegenden Muskeln schieben so den Speisebrei durch den Darm. Im Magen befindet sich aber immer etwas Luft, und je länger es her ist, dass wir gegessen haben, desto mehr gibt es davon. Zudem nehmen die Kontraktionen des Magens zu, je leerer er ist. Sie bewegen dann die Magensäure und den geschluckten Speichel hin und her. Wenn der Magen aber zu einem erheblichen Teil mit Luft gefüllt ist, wirkt das Organ wie der Klangkörper eines Musikinstruments. Daher werden seine eigenen Kontraktionen hörbar. Aber auch aus dem Darm aufsteigende Geräusche können in dem Organ verstärkt werden. Das Gegrummel aus dem Bauch kann auch heftiger werden, wenn wir ans Essen denken. Denn Gehirn und Verdauungstrakt sind über den Vagusnerv miteinander verknüpft. Er ist zugleich der längste Nerv in unserem Körper. Wenn wir uns ein üppiges Büfett vorstellen, regt das unsere Verdauungssäfte und die Magentätigkeit an.

## 246 | Gibt es **EINEN TRAUM**, den **JEDER** Mensch im Schlaf schon erlebt hat?

**Um das herauszufinden,** wurde der »Typical Dreams Questionnaire« entwickelt. Dieser Fragebogen umfasst etwas mehr als 50 typische Träume. Freiwillige kreuzen an, welcher Traum ihnen bekannt vorkommt. Dabei zeigt sich, dass kein einziger Traum schon einmal von allen Menschen geträumt wurde. Oder besser: dass es keinen einzigen Traum gibt, an den sich alle erinnern können. Wie man aus einer Studie aus Kanada mit mehr als 1100 Teilnehmenden weiß, gibt es überhaupt nur sehr wenige Motive, die mehr als zwei Drittel aller Befragten schon einmal geträumt haben. Auf Platz eins landet der Traum, von einem Mörder, einem Tier oder Monster verfolgt zu werden: Mehr als 80 Prozent der Menschen erinnern sich daran. Auf Platz zwei (76 Prozent) landen Traumbilder mit sexuellen Inhalten. Die Bronzemedaille in der Liste bekommt das Motiv, aus großer Höhe herunterzufallen: 73,8 Prozent der Befragten können sich daran erinnern. Rund zwei Drittel der Befragten geben schließlich an, schon einmal von Lehrern, der Schule, Prüfungen und dergleichen geträumt zu haben. Alle anderen klassischen Trauminhalte – etwa zu spät zu kommen oder zu fliegen – sind laut dieser Studie zwar immer noch häufig, aber weit seltener als die vier Traum-Spitzenreiter. Wie oft wir diese Dinge träumen, scheint sich im Laufe des Lebens zu ändern. So sind Verfolgungsträume bei Kindern viel häufiger als bei Erwachsenen. Soziale Ängste wie vor dem Zuspätkommen registrieren Forscher dagegen eher bei älteren Menschen.

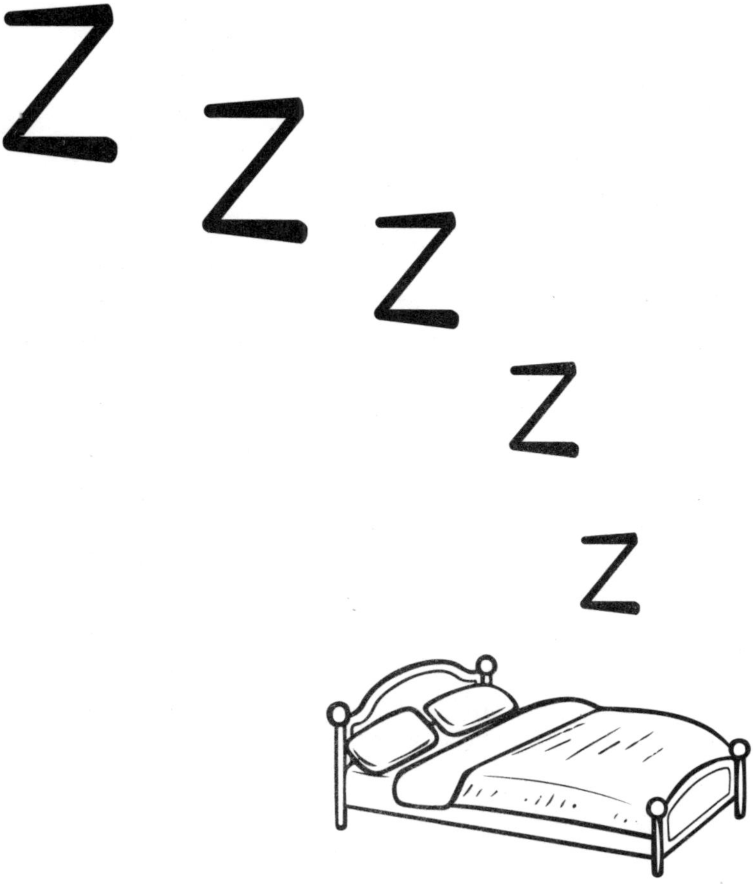

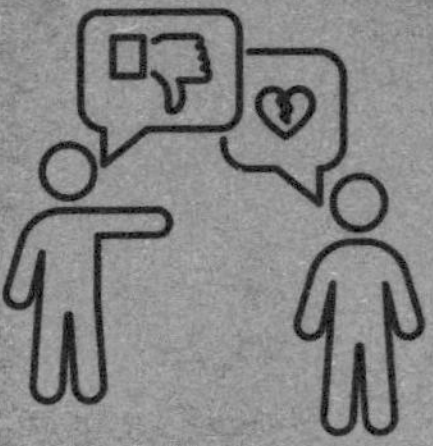

# 247 | Wie werden wir OFFENER für *ehrliche Kritik*?

Angenommen, jemand sagt uns, dass wir weniger Alkohol trinken oder uns gesünder ernähren sollen. Häufig ist unsere Reaktion: Wir gehen in die Defensive und bitten unser Gegenüber, sich um seinen eigenen Kram zu kümmern. Vor mehr als 30 Jahren entdeckte der US-Psychologe Claude Steele dafür eine interessante Erklärung: In Wahrheit verteidigen wir durch unsere Abwehr gar nicht unsere Gewohnheiten, sondern das positive Bild, das wir von uns selbst haben. Steele und andere Fachkundige brachte dieser Gedanke auf eine elegante Übung, mit der Menschen offener für Kritik werden: die »Selbstbestätigung«. Dabei legt man zum Beispiel Schülerinnen und Schülern eine Liste mit Werten und Tätigkeiten vor und fragt: »Was davon ist dir besonders wichtig?« Zum Beispiel: sportlich sein, Humor haben, Kreativität lieben. Danach sollen die Kinder aufschreiben, warum ihnen genau das so viel bedeutet. Studien haben gezeigt, dass Menschen nach solch einer Selbstbestätigung erheblich offener für kritische Kommentare werden. Die Erklärung: Man besinnt sich dabei auf den positiven Kern des eigenen Selbstbilds. Auf das, was wirklich zählt. Wenn das getan ist, erscheint einem Kritik etwa am Trink- oder Essverhalten weniger bedrohlich. Tatsächlich reduzieren Teilnehmer vieler Studien nach einer solchen Übung ihren Alkoholkonsum, treiben mehr Sport oder essen gesünder.

## 248 | Was ist MENTAL LOAD?

**Braucht das Kind neue Schuhe?** Wann muss die Mülltonne rausgestellt werden? Wurde der Termin beim Zahnarzt schon gemacht? Wer einen Haushalt führt und vielleicht Familie hat, muss viel im Kopf behalten. Zahlreiche Studien zeigen, dass diese Arbeit auch in vermeintlich gleichberechtigten Beziehungen nicht immer fair verteilt ist. Während sich praktische Aufgaben wie Geschirrspülen klar aufteilen lassen, gibt es eine Vielzahl an Bereichen, um die sich meist die Frauen kümmern – vor allem, was Organisatorisches angeht. Diese Verantwortung wird auch als »Mental Load« (»psychische Last«) bezeichnet. Der Begriff wurde 2017 durch einen Comic der französischen Zeichnerin Emma bekannter. Darin wird vor allem die Rollenverteilung in heterosexuellen Partnerschaften kritisiert. Den Mann daran zu erinnern, dass beispielsweise etwas aufgeräumt werden soll, gehört zur Mental Load der Frau. In Deutschland wenden Frauen zudem über 50 Prozent mehr Zeit etwa für die Pflege von Angehörigen und die Kindererziehung auf – hier spricht man vom »Gender Care Gap«. Die Lösung des Problems liegt darin, dass diejenigen im Haushalt, die weniger leisten, ihre eigene Verantwortung selbstständig erkennen und die von der Mental Load belasteten Menschen entlasten. Paare können zum Beispiel einen festen Termin in der Woche vormerken, an dem beide über anfallende Aufgaben sprechen, oder einmal im Monat die vergangenen Wochen Revue passieren lassen.

## 249 | Finden ALLE MENSCHEN die GLEICHEN GERÜCHE eklig?

**Was Menschen als wohlriechend oder eklig empfinden,** fällt rund um den Globus erstaunlich ähnlich aus. Wissenschaftler befragten insgesamt 225 Probanden aus neun Regionen und Kulturen weltweit. Sie ließen zum Beispiel Bauern aus Ecuador und Jäger-und-Sammler-Völker aus Thailand an verschiedenen Duftstäbchen riechen, ebenso Stadtbewohner aus den USA und Mexiko. Sie alle sollten die Gerüche von »angenehm« bis »unangenehm« in einer Art Rangliste einordnen. Insgesamt waren sich die Vertreter der verschiedenen Regionen einig darüber, was gut riecht und was stinkt. So war etwa der Aromastoff Vanillin durchweg am beliebtesten. Auch der nach Pfirsich duftende Buttersäureethylester schnitt gut ab. Die Isovaleriansäure dagegen fanden die meisten Teilnehmer widerlich. Ihr Geruch erinnert an Käsefüße. Beim Urteil spielten vor allem die persönlichen Vorlieben der Probanden eine Rolle, mit 54 Prozent. Und die chemische Struktur der Düfte hatte mit 41 Prozent großen Einfluss auf die Bewertung. Der kulturelle Einfluss belief sich dagegen auf nur sechs Prozent. Wahrscheinlich stellten diese universellen Vorlieben im Laufe der Evolution einen Überlebensvorteil dar und hielten unsere Vorfahren davon ab, Giftiges oder Vergammeltes zu essen.

## 250 | TRÄUMEN manche Menschen nur in SCHWARZ-WEISS-BILDERN?

**Bereits in den 1940er-Jahren** befragten Forschende Probanden nach der Farbigkeit ihrer Träume. Rund 70 Prozent behaupteten, dabei »nie« oder »selten« Farben zu sehen. In den 1940er- und 1950er-Jahren ging man deshalb davon aus, dass die meisten Träume aussehen wie die damaligen Schwarz-Weiß-Filme. Studien der 1960er-Jahre brachten das dann ins Wanken. Der Grund: Statt den Freiwilligen tagsüber Fragebögen vorzulegen, bat man sie ins Schlaflabor, um sie während einer Traumphase zu wecken oder direkt nach dem natürlichen Aufwachen zu befragen. Plötzlich sank der Anteil der Schwarz-Weiß-Träumenden auf lediglich rund 17 Prozent. Alle anderen hatten farbige Bilder gesehen.

Anfang der 2000er-Jahre stellte sich der Kognitionsforscher Eric Schwitzgebel eine interessante Frage: Was würde wohl herauskommen, wenn man den Menschen denselben Fragebogen vorlegen würde wie 60 Jahre zuvor? Das Ergebnis war eine Überraschung: Nur noch knapp 18 Prozent der Befragten erzählten von Schwarz-Weiß-Träumen. Den Unterschied zu den klassischen Studien konnte man diesmal nicht auf die Forschungsmethode schieben. Vielleicht lag es daran, dass Film und TV inzwischen farbig geworden waren? Eine schottische Studie machte die Probe. Tatsächlich zeigte sich, dass Menschen, die mit Schwarz-Weiß-Filmen aufgewachsen waren, auch häufiger von farblosen Träumen berichteten. Zu einem

ähnlichen Ergebnis kommt eine Studie aus Deutschland aus dem Jahr 2017: Wer vor 1961 geboren wurde, träumt demnach häufiger ohne Farbe als jüngere Menschen. Die Farbigkeit unserer Traumbilder scheint also tatsächlich von unserem Medienkonsum beeinflusst zu werden.

## 251 | Schadet EINSAMKEIT der Gesundheit?

**Viele Menschen fühlten sich im Laufe der Coronapandemie oft allein.** Im Vergleich zu den Jahren 2014 und 2017 lag im Sommer 2020 der Anteil einsamer Menschen im Alter von 46 bis 90 Jahren rund 1,5-mal so hoch und erreichte fast 14 Prozent. Geschlecht, Bildungsniveau oder das Alter machten da keinen Unterschied. Einsamkeit wirkt sich messbar auf die psychische und körperliche Gesundheit aus. Das Risiko für Depressionen und Angsterkrankungen nimmt bei einsamen Menschen zu, auch für Herzinfarkte und Schlaganfälle, für Krebs und Demenz. Eine Studie aus dem Jahr 2015 wies nach, dass die Sterblichkeit bei chronisch einsamen Menschen um 26 Prozent erhöht ist. Soziale Isolation führte zu einem höheren Risiko vorzeitig zu sterben als Rauchen oder Alkoholkonsum. Woran das liegt? Forscher haben beobachtet, dass bei einsamen Menschen die Konzentration des Stresshormons Cortisol dauerhaft erhöht ist. Die Folge: Das Immunsystem ist geschwächt, auch Blutdruck und Blutzuckerspiegel steigen an. Vermutlich liegt es daran, dass es für Menschen in prähistorischen Zeiten überlebenswichtig war, in einer Gemeinschaft zu leben – um Gefahren abzuwehren. Daher gerät der Körper noch heute in Alarmbereitschaft, wenn jemand sich von der Gesellschaft dauerhaft ausgeschlossen fühlt.

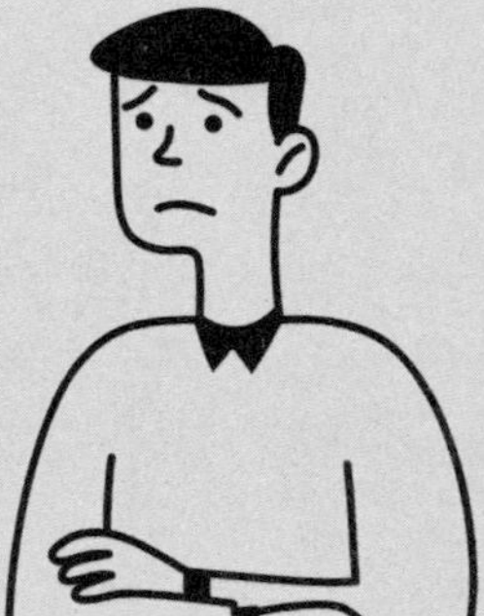

# 252 | Beeinflusst es die ENTWICKLUNG von Kindern, wenn GESCHWISTER eine BEHINDERUNG haben?

Ein internationales Forschungsteam analysierte die Schulleistungen mehrerer Jahrgänge in den USA und in Dänemark. Wie gut waren die Kinder, die einen kleinen Bruder oder eine kleine Schwester mit Behinderung hatten? Ergebnis: In beiden Ländern waren die Zensuren dieser Kinder im Schnitt ein wenig schlechter als die der anderen – nicht viel, aber dennoch messbar. Zu einem völlig anderen Ergebnis kamen Wissenschaftler aus Israel. Sie prüften 1600 Familien mit Zwillingen. Bei 63 dieser Geschwisterpaare hatte jeweils eines der Kinder eine Behinderung. Diese Studie zeigte: Wer mit einem Bruder oder einer Schwester mit Behinderung aufwuchs, verfügte über eine höhere »kognitive Empathie«, also ein besseres Verständnis für die Gedanken und Gefühle anderer. Die Sache ist also kompliziert, wie auch weitere Studien zeigten. Vier Faktoren kristallisierten sich heraus: Mädchen hatten bessere Chancen als Jungen. Zudem war es günstig, jünger als das Geschwisterkind mit Behinderung zu sein, weitere Geschwister ohne Behinderung zu haben und aus einer eher wohlhabenden Familie zu stammen. Fazit: Ein Geschwisterkind mit einer Behinderung fördert bei manchen die psychische Entwicklung – aber man braucht vermutlich ein wenig Glück dafür.

## 253 | Verrät unsere STIMME unsere PERSÖNLICHKEIT?

**Vermutlich kennt das jeder:** Wir hören eine Stimme – und haben sofort eine Vorstellung davon, wie dieser Mensch tickt. So halten wir Männer mit einer tiefen Stimme intuitiv für weniger treu. Was aber ist da dran? Das hat kürzlich ein Team der Universität Göttingen untersucht. Es analysierte die Stimmen von mehr als 2000 Menschen und verglich sie mit Fragebögen zur Persönlichkeit, die die Probanden zuvor ausgefüllt hatten. Dabei stellte sich heraus, dass Frauen und Männer mit einer tieferen Stimme überdurchschnittlich dominant und extrovertiert sind. Und dass sie sich sogar tatsächlich etwas stärker als andere Menschen für Sex außerhalb der eigenen Beziehung interessieren. Eine weitere Untersuchung der Universität Amsterdam unterzog 130 Freiwillige einem Persönlichkeitstest und ließ sie dann Texte vorlesen. Und siehe da: Wer besonders neugierig und offen für neue Erfahrungen war, sprach im Durchschnitt auch dynamischer. Besonders gewissenhafte Menschen lasen alle Passagen der Texte tendenziell in ein und derselben Lautstärke. Stimme, Sprechweise und Persönlichkeit haben also durchaus etwas miteinander zu tun. Für umfassende Rückschlüsse von einer Stimme auf die Persönlichkeit reichen diese Zusammenhänge aber nicht aus.

## 254 | Wandern KREBSZELLEN im Schlaf?

**Ausgerechnet während der Nachtruhe,** wenn der Mensch neue Kräfte sammeln soll, machen sich Krebszellen auf den Weg. Zumindest bei Brustkrebs. Auf das Phänomen stießen Krebsmediziner per Zufall: Die Labormitarbeiter entnahmen ihren Probandinnen zu unterschiedlichen Tageszeiten Blutproben. Und stellten plötzlich fest, dass – je nach Uhrzeit – das Blut sehr unterschiedlich große Mengen zirkulierender Krebszellen enthielt. Daraufhin nahmen sie gezielt 30 Patientinnen mit Brustkrebs zu festen Zeitpunkten Blut ab: um vier Uhr morgens und um zehn Uhr vormittags. Tatsächlich fanden sie in der frühmorgendlichen Schlafphase der Patientinnen deutlich mehr wandernde Krebszellen im Blut als am Vormittag. Experimente an Mäusen bestätigten das Ergebnis. Offenbar steuern Botenstoffe wie das Schlafhormon Melatonin die Streuung der Krebszellen im Blut. Wobei nachts nicht nur mehr Tumorzellen wandern, sie teilen sich dann auch schneller als solche, die tagsüber durch den Körper ziehen. Künftig könnten Kenntnisse über diese Tag-Nacht-Rhythmen der Krebszellen dabei helfen, den besten Zeitpunkt für eine Krebstherapie zu finden, um eine Streuung des Tumors zu verhindern.

## 255 | Warum sind uns manche Menschen AUF ANHIEB SYMPATHISCH?

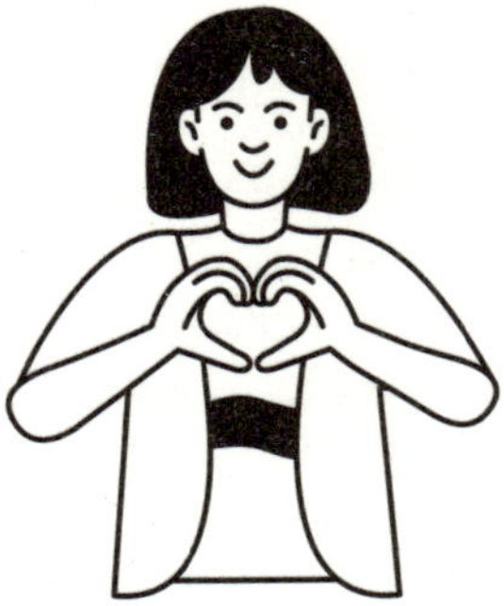

**Was wir spontan in anderen sehen,** hat oft mehr mit uns selbst zu tun als mit unseren Mitmenschen. Eine US-Studie aus dem Jahr 2010 zeigte, dass Personen, die sich selbst für beliebt halten, auch anderen mehr Sympathie entgegenbringen. Freundliche Menschen schätzen auch die meisten ihrer Mitmenschen als freundlich ein.
Bereits Sigmund Freud ahnte, dass wir innere Vorgänge unbewusst auf andere übertragen, er nannte das »Projektion«. Die moderne Psychologie spricht dagegen vom »Beobachter-Effekt«.

Allerdings zeigte eine neue Studie, dass wir durchaus in der Lage sind dazuzulernen. Wer uns anfangs unsympathisch war, kann mit der Zeit ein guter Freund oder eine gute Freundin werden. Die größte Rolle dabei spielt das Gefühl, von unserem Gegenüber gemocht zu werden. Also genau jene Menschen wachsen uns mit der Zeit ans Herz, von denen wir glauben, dass sie umgekehrt auch uns mögen. Unterm Strich scheinen Sympathie und Antipathie nur selten von tiefer Menschenkenntnis gesteuert zu sein. Sie sagen mehr darüber aus, was wir insgeheim über uns selbst denken. Und von welchen Menschen wir uns für die Zukunft die größte Zuneigung erwarten.

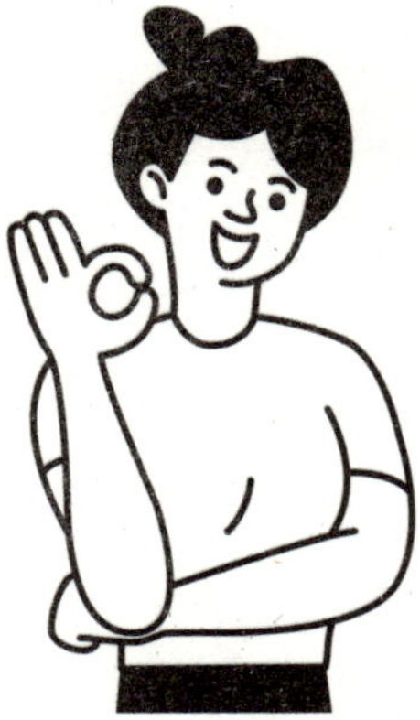

## 256 | Warum ist NACHDENKEN so ermüdend?

Es verändert den Hirnstoffwechsel, so die Erkenntnis eines Forschungsteams des Paris Brain Institute. Nach einem anstrengenden Tag im Büro fühlt man sich oft ähnlich ausgelaugt wie nach körperlicher Arbeit. Lange stand die Frage im Raum, ob wir uns das nur einbilden. Doch es gibt tatsächlich eine körperliche Ursache für die mentale Erschöpfung. Für sein Experiment ließ das Team Probanden stundenlang geistig anstrengende Aufgaben lösen und untersuchte sie dabei von Zeit zu Zeit per Magnetresonanzspektroskopie. Das Ergebnis: Bei intensivem Denken sammelt sich der körpereigene Neurotransmitter Glutamat in einer bestimmten Hirnregion an, dem präfrontalen Kortex. Glutamat erfüllt im Gehirn wichtige Funktionen. Steigt seine Konzentration aber zu stark an, dann erschwert der Stoff den Informationsaustausch zwischen den Nervenzellen. Der präfrontale Kortex ist ein für komplexe Problemlösungen wichtiges Gebiet des Gehirns. Können die Neuronen dort aufgrund des überhöhten Glutamatspiegels nicht mehr so gut aktiviert werden, wirkt sich das auf die Entscheidungsfähigkeit aus. Wichtige Entscheidungen sollten nach starker geistiger Beanspruchung daher womöglich vertagt werden. Der Ermüdungseffekt lässt sich nicht verhindern. Aber mit etwas Ruhe und Schlaf baut sich das Glutamat im Gehirn wieder ab, und die geistige Leistungsfähigkeit kehrt zurück.

## 257 | Können sich Menschen PER ECHOLOT orientieren?

**Blinde Menschen bewegen sich oft mit erstaunlicher Sicherheit** auch durch unbekannte Räume. Einige von ihnen verlassen sich dabei vor allem auf ihr Gehör. In den 1950er-Jahren berichteten Forscher erstmals von einem Jungen, der mit der Zunge Klicklaute erzeugte und deren Echo zur Orientierung nutzte. In den 1980er-Jahren erschienen dann Studien, in denen man Sehende mit einer Augenbinde versah und sie diese Echolot-Technik trainieren ließ. Nach einiger Zeit waren sie in der Lage, allein per Gehör die Beschaffenheit von Gegenständen zu unterscheiden. Denn Plexiglas reflektiert das Zungenschnalzen hörbar anders als etwa Holz oder Stoff. Einige Blinde bringen es in der Echolot-Orientierung allerdings zu einer Meisterschaft, die Sehende nicht erreichen. Möglicherweise, weil in ihrem Gehirn Teile der ungenutzten Sehrinde von anderen Sinnen übernommen werden. Gemäß dieser »Take-over«-Hypothese steht ihnen für die Echolot-Technik einfach mehr Rechenkapazität zur Verfügung. Eine neue Studie hat herausgefunden: Die Echolot-Ortung funktioniert offenbar am besten bei Gegenständen, die etwa im 45-Grad-Winkel vor uns stehen, nicht aber direkt vor uns. Diese Entdeckung könnte Konsequenzen haben, die weit über den Alltag blinder Menschen hinausgehen. Womöglich haben wir unser ganzes auditives System noch nicht richtig verstanden.

## 258 | Wie kann man SCHLIMME ERLEBNISSE leichter VERGESSEN?

**Im Hollywoodfilm »Men in Black«** besitzt der von Will Smith gespielte Agent ein Gerät, mit dem er auf Knopfdruck Erinnerungen von Menschen löscht, denen gerade ein Außerirdischer begegnet ist. Könnte man Ähnliches nicht auch mit Soldaten in Kriegsgebieten machen? Tatsächlich wurden inzwischen mindestens zwei Ansätze entwickelt, wie Erinnerungen gezielt geschwächt werden könnten. Es ist bekannt, dass es einiger Stunden Tiefschlafs bedarf, damit neue Erfahrungen zuverlässig ins menschliche Langzeitgedächtnis übertragen werden. Forscher aus England zeigten Freiwilligen einen Film voller extrem belastender Szenen. Die Hälfte der Teilnehmenden hinderte man danach für 24 Stunden am Einschlafen. Die andere Hälfte schlief wie üblich. Und wirklich: Wer nach dem Film nicht schlief, wurde in der Folgewoche seltener von unschönen Erinnerungen daran heimgesucht. Eine Alternative zum Schlafentzug untersuchten Wissenschaftler aus den USA. Sie gaben einigen Versuchspersonen die Droge MDMA (»Ecstasy«), anderen dagegen nicht – und ließen dann alle Probanden Bilder betrachten, darunter emotional belastende. Wer die Droge eingenommen hatte, erinnerte sich zwei Tage später an die negativen Aspekte der Bilder schlechter als jene, die nüchtern waren. Schlafentzug und MDMA könnten also dazu beitragen, dass Menschen von schlimmen Erinnerungen weniger stark verfolgt werden. Von Selbstversuchen ohne ärztliche Aufsicht ist natürlich abzuraten.

## 259 | Gleichen sich DOPPELGÄNGER nur im Aussehen?

**Wer jemandem zum Verwechseln ähnlich sieht,** hat mit der Person oft auch weitere Merkmale gemeinsam – sogar dann, wenn der andere Mensch ein völlig Fremder ist. Das legt zumindest die Studie eines Genetikprofessors der Universität Barcelona nahe. Sein Team untersuchte 64 Doppelgänger aus der ganzen Welt. Die 32 Paare hatten an einem Projekt des Fotografen François Brunelle teilgenommen, der Menschen mit sehr ähnlichen Gesichtszügen im Internet ausfindig gemacht hatte. Für die Forschung erklärten sich die Paare zu DNA-Tests bereit und füllten Fragebögen zu ihrer Lebensweise aus. Zudem ließen sie ihre Gesichter von einer Gesichtserkennungssoftware analysieren. Dabei stellte sich heraus, dass 16 der 32 Paare sich optisch so ähnlich waren wie sonst nur eineiige Zwillinge. Außerdem hatten sie auch ein ähnliches Gewicht und eine ähnliche Körpergröße. Größere Übereinstimmungen gab es auch bei Verhaltensmerkmalen, etwa bei Rauchgewohnheiten oder dem Bildungsstand. Gesucht werden bei dieser Forschung Zusammenhänge zwischen dem Aussehen von Menschen und ihrem Genom. Ziel ist es, ein Verfahren zur Rekonstruktion von Gesichtern allein aus DNA zu entwickeln – und umgekehrt aus der Analyse von Gesichtern Rückschlüsse auf das Erbmaterial zu ziehen.

## 260 | Können BAKTERIEN unser PSYCHISCHES WOHLBEFINDEN beeinflussen?

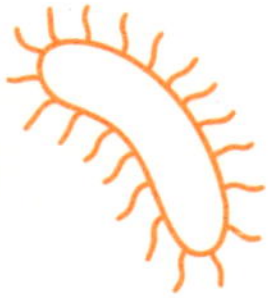

**Dass unsere Ernährung** eine Rolle für unser psychisches Wohlergehen spielt, wird schon länger vermutet. Eine Studie lieferte vor Kurzem neue Indizien dafür: Getestet wurde, ob Probiotika – Getränke mit verschiedenen Stämmen von Milchsäurebakterien – zusätzlich zu Medikamenten die Stimmung von Patienten mit Depressionen aufhellen können. Die Idee dahinter: Milchsäurebakterien verändern mit der Zeit die Eigenschaften der Bakteriengemeinschaft in unserem Darm. Unterschiede in der Zusammensetzung der in diesem »Mikrobiom« vorherrschenden Bakterienstämme haben Einfluss etwa auf die Körperabwehr des Menschen – und womöglich auch auf die Psyche. Eine Hälfte der 47 Probanden erhielt zusätzlich zu den üblichen Antidepressiva 31 Tage lang besagte Probiotika, die Kontrollgruppe ein Getränk ohne Bakterienstämme. Wie sich herausstellte, besserte sich das psychische Befinden der Probiotika-Gruppe stärker als jenes der Kontrollgruppe. Und Stuhlproben bestätigten, dass sich tatsächlich mehr Milchsäurebakterien im Mikrobiom der Patienten angesiedelt hatten. Nach Absetzen der Probiotika nahm der Anteil der entsprechenden Mikroben wieder ab. Um die Wirkung der Mittel klar zu belegen, sind jedoch größere Studien mit deutlich mehr Teilnehmern nötig.

## 261 | Können ANTIKÖRPER gegen eine KATZENALLERGIE helfen?

**Die Hautzellen von Katzen bergen Proteine,** die – sehr zum Kummer von Katzenbesitzern – Allergien auslösen können. Ebenso der Speichel, der beim Lecken auf die Haare übertragen wird. Die Folge für Allergiker: Ihre Haut juckt, die Augen tränen, sie leiden an allergischem Schnupfen. Da die Allergene sehr klein und leicht sind, können sie auch in die tieferen Atemwege gelangen und Asthma auslösen. Bislang empfehlen Mediziner meist, den Kontakt zu Katzen zu meiden. Manche Patienten nehmen auch Antihistaminika oder Kortisonpräparate ein, die allerdings nur die Symptome bekämpfen. Und eine Hyposensibilisierung, bei der das Immun-

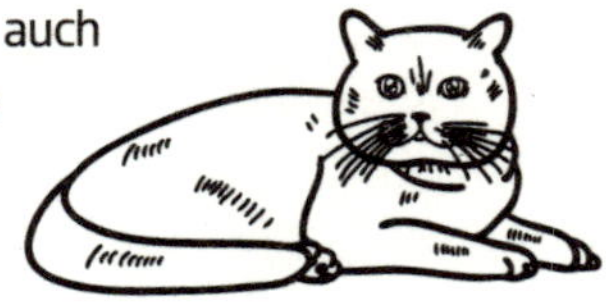

system an die allergieauslösenden Stoffe gewöhnt wird, dauert lang und kann zu Nebenwirkungen führen. Daher forschen Mediziner an einem neuen Therapieansatz: einer Antikörperspritze. Dabei werden den Patienten künstlich hergestellte Antikörper injiziert, sodass erst gar keine allergische Reaktion im Körper stattfinden kann. Erste kleine Studien deuten darauf hin, dass die Testpersonen nach der Spritze für mehrere Wochen unempfindlich gegen die Katzenallergene wurden. Schwere Nebenwirkungen traten dabei nicht auf. Eine große internationale Studie soll zeigen, ob die neue Behandlung tatsächlich wirksam ist.

## 262 | Kann eine HIRNSTIMULATION das GEDÄCHTNIS verbessern?

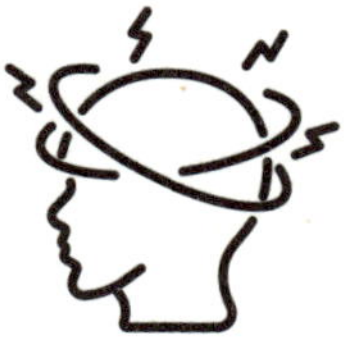

**In einer Studie mit 150 Probanden** im Alter von 65 bis 88 Jahren analysierten Wissenschaftler den Einfluss von Stromschlägen auf den Arbeitsspeicher des Gehirns und das Langzeitgedächtnis. Der Arbeitsspeicher – das Kurzzeitgedächtnis – bewahrt neue Informationen nur etwa zwei Sekunden lang auf, kann sich zum Beispiel nur eine begrenzte Menge an Wörtern merken. Das Langzeitgedächtnis dagegen übernimmt für wichtig Befundenes aus dem Arbeitsspeicher und lagert es dauerhaft ab. Verschiedene Arten von Hirnströmen sind mit den Funktionen unserer Hirnspeicher verknüpft, wie im Elektroenzephalogramm (EEG) abzulesen ist. So scheinen vor allem Hirnwellen von vier bis acht Hertz mit der kurzfristigen Speicherung im Scheitellappen zusammenzuhängen, Wellen von mindestens 30 Hertz dagegen mit dem dauerhaften Erinnern im Stirnhirn.

Daher stimulierten die Wissenschaftler genau diese Hirnareale gezielt mit schwachem Wechselstrom: den Scheitellappen und den präfrontalen Kortex im Stirnhirn. Einmal am Tag erhielten die Probanden über eine Elektrodenkappe die Stromreize. Es gab drei Gruppen: Die erste erhielt die passenden Frequenzen für die beiden Hirnareale. Bei der zweiten vertauschten die Wissenschaftler die Frequenzen. Die dritte Gruppe erhielt eine Scheinbehandlung. Alle drei Gruppen hörten dabei 20 Wörter, an die sie sich direkt danach erinnern sollten. Im Vergleich schnitten dabei jene Probanden etwas besser ab, deren Hirnareale mit den jeweils passenden Frequenzen stimuliert wurden. Noch einen Monat später erinnerten sie sich an mehr Wörter als die anderen. Die Experimente sollen vor allem dazu beitragen, die Funktionsweise des Gedächtnisses besser zu verstehen. Als Therapie gegen Demenz sind sie dagegen nicht geeignet.

## 263 | Lässt **TESTOSTERON** Männer zu **RIVALEN** werden?

**In der Tierwelt scheint das so zu sein:** Gemäß der »Herausforderungshypothese« steigt der Spiegel des Sexualhormons bei männlichen Tieren an, wenn sie eine Auseinandersetzung mit Kontrahenten erwarten. Und beim Sieger steigt der Hormonspiegel nach einem Kampf sogar noch weiter an und befördert weiteren Krawall.

Kann man das auch auf Menschen übertragen? Studien dazu folgen alle demselben Muster: Männern wird entweder Testosteron oder ein Placebo verabreicht. Danach lässt man sie Tests durchlaufen und misst, ob die Testosteron-Gruppe sich anders verhält als die Placebo-Gruppe. Die Experimente zeigten, dass Testosteron bei Männern einen Einfluss auf das Denken hat: Bei Knobelaufgaben verlassen sie sich plötzlich stärker auf ihre Intuition, statt in Ruhe nachzudenken. Das hilft in Situationen, in denen schnelle Entscheidungen gefragt sind, zum Beispiel beim Kräftemessen mit Konkurrenten.

Ein Team von Wissenschaftlern aus den USA und England verfeinerte das Verfahren: Es schickte seine Probanden in ein Rechenturnier und untersuchte dabei zusätzlich, wie viel Stress sie während des Experiments erlebten. Dabei zeigte sich: Männer, die wenig Stress verspürten, forderten nach einer Dosis Testosteron mehr hochrangige Rivalen zum Duell heraus. Wer dagegen sehr gestresst war, hielt sich trotz Testosteron lieber an schwache Gegner. Offenbar, so folgern die Forscher, macht das Hormon also vor allem solche Männer zu Rivalen, die besonders selbstsicher sind und gerade keinen Stress empfinden.

## 264 | Wie viele **SCHRITTE PRO TAG** beugen **DEMENZ** vor?

**Wer 10 000 Schritte am Tag zurücklegt,** heißt es oft, könne sein Risiko für eine Demenz senken. Diesen viel gepriesenen Richtwert hat sich ein Team in Dänemark genauer angesehen. Es wertete eine Studie aus, die zwischen 2013 und 2015 die Bewegungsprofile von knapp 78 500 Probanden zwischen 40 und 79 Jahren mithilfe von Schrittzählern erfasst hatte. Es ergaben sich zwei Gruppen: jene, die weniger und jene, die mehr als 40 Schritte pro Minute liefen. Zudem sahen sich die Wissenschaftler noch die Studienteilnehmer an, die im

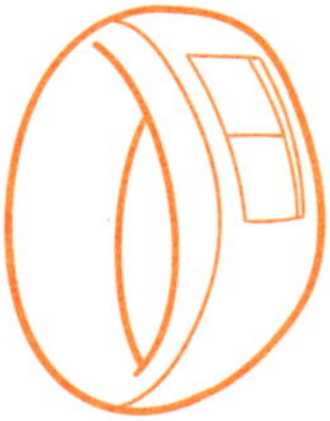

Tagesverlauf innerhalb von 30 Minuten die meisten Schritte pro Minute gemacht hatten.

Sieben Jahre später wertete das Team in Dänemark aus, wie viele der Probanden in der Zwischenzeit an Demenz erkrankt waren: Es waren 866 Betroffene. Darunter besonders solche, die wenig oder besonders langsam liefen. Laut dieser Studie müssen sich Menschen gar nicht so sehr anstrengen, um dem geistigen Verfall vorzubeugen: So reduzierten 3800 Schritte pro Tag das Risiko für eine Demenz bereits um ein Viertel, 9800 Schritte sogar um die Hälfte. Am meisten jedoch wirkte sich das Schritttempo aus: Wenn die Studienteilnehmer über den Tag verteilt insgesamt eine halbe Stunde lang sehr schnell liefen – 112 Schritte pro Minute –, reduzierten sie ihr Demenzrisiko besonders deutlich. Dann reichten auch schon 6300 Schritte völlig aus, um das Risiko um 62 Prozent zu senken.

## 265 | Wann **HÖREN WIR AUF**, uns als **PERSÖNLICHKEIT** zu entwickeln?

**Im Jahr 1890 schrieb der Philosoph William James,** unser Charakter sei »mit etwa 30 Jahren gefestigt wie Zement«. Inzwischen weiß man aber, dass sich unsere Persönlichkeit wandelt, solange wir leben. Dass die »Zementthese« lange Zeit richtig klang, liegt unter anderem an einem Fehler unseres Alltagsdenkens, der sogenannten »end of history illusion«, also der »Illusion vom Ende unserer Geschichte«. Viele Menschen glauben nämlich, genau heute der Mensch zu sein, der sie eigentlich sein sollten. Und ihre Vergangenheit erscheint ihnen vor allem als langer Weg zu diesem Ziel. Wir unterschätzen also massiv, wie sehr wir uns auch in Zukunft noch verändern werden. Empirisch belegt wurde der Denkfehler mit folgendem Test. Man fragt: »Wie viel Geld würdest du dafür ausgeben, eine Band live zu sehen, die vor zehn Jahren deine Lieblingsband war?« Im Schnitt boten die Teilnehmenden für dieses Ticket 80 Dollar. Deutlich mehr, nämlich 129 Dollar, boten sie, um in zehn Jahren ihre heutige Lieblingsband sehen zu können. Sie hielten ihren Musikgeschmack von heute offenbar für zementhart. Künftige Veränderung? Ausgeschlossen! Eine neue Studie zeigt: Auch in Japan unterschätzten die Menschen, wie sehr sich ihr Leben und ihre Persönlichkeit in Zukunft wandeln werden, allerdings weniger extrem als etwa die Menschen in den USA. Ein Grund dafür: Anders als in Japan sieht man sein heutiges Selbst in den USA in einem übertrieben positiven Licht. Die Illusion vom Ende der Geschichte ist also auch: ein Zeichen von Selbstüberschätzung.

## 266 | Sind GROSSE MENSCHEN wirklich ERFOLGREICHER?

**Das nahmen schon Napoleons Feinde an:** Die britische Propaganda stellte den französischen Imperator einst absichtlich als kleiner dar, um ihn weniger bedrohlich erscheinen zu lassen. Und auch heute ist die Welt voll von hochgewachsenen Führungskräften: Prominente Beispiele sind etwa Elon Musk (1,87 Meter) oder Christine Lagarde, die Präsidentin der Europäischen Zentralbank (1,80 Meter). Große Menschen sind aber auch im regulären Berufsalltag tendenziell erfolgreicher: Untersuchungen zeigen, dass sie im Durchschnitt höhere Gehälter und Positionen erhalten als kleinere Menschen. Der Grund: Wir nehmen sie instinktiv als charismatischer und mächtiger wahr – weshalb es ihnen leichter fällt, beruflich aufzusteigen. Das hat vermutlich evolutionäre Gründe. Unter unseren Vorfahren hatten die größeren Individuen bei der Jagd und im Kampf deutliche Vorteile gegenüber kleineren Zeitgenossen. Der Effekt, so Forscher, wirke zudem wie eine selbsterfüllende Prophezeiung: Weil wir große Menschen als dominanter und durchsetzungsstärker einschätzen und diese vom Kindesalter an positive soziale Erfahrungen machen, verhalten sie sich auch entsprechend selbstbewusst.

## 267 | Wirkt SPORT zu JEDER UHRZEIT gleich?

**Wie wichtig Sport für die Gesundheit ist,** hat sich herumgesprochen. Dass dabei aber auch die Tageszeit nicht egal ist, haben Forscher der Universität Leiden beobachtet. Zumindest gilt das für ältere Menschen. Insgesamt 955 Probanden im Alter von durchschnittlich 56 Jahren trugen vier Tage lang ein Akzelerometer, das die körperliche Aktivität registriert. Dabei wurden ihre Bewegungen eingeteilt in leicht, mittel oder intensiv sportlich aktiv. Bei einem Teil der Probanden bestimmten die Wissenschaftler auch den Fettgehalt der Leber. Sie wollten herausfinden, inwiefern sich häufige Unterbrechungen sitzender Tätigkeiten auswirken – auf die Leber, aber vor allem auf die Insulinempfindlichkeit der Körperzellen. Je schlechter diese auf Insulin reagie-

ren, desto größere Mengen des Hormons muss die Bauchspeicheldrüse ausschütten, um den Blutzucker in die Zellen zu schleusen. An einer hohen Insulinresistenz leiden Patienten mit Typ-2-Diabetes. Bald stellten die Forscher fest, dass sich die Unterbrechungen allein weder auf den Fettgehalt der Leber noch auf die Insulinresistenz positiv auswirkten. Erst ab einer mittleren körperlichen Aktivität – Radfahren, Walking, Gartenarbeit – konnten sie eine Verbesserung beobachten. Vor allem aber hatte die Tageszeit deutlichen Einfluss auf die Insulinresistenz. Wer zwischen 12 und 18 Uhr aktiv war, hatte eine um 18 Prozent geringere Insulinresistenz als jene, deren Bewegung gleichmäßig über den Tag verteilt war. Noch größere Auswirkungen aber hatte Sport nach 18 Uhr. Bei diesen Probanden sank die Insulinresistenz sogar um ein Viertel. Auf den Fettgehalt der Leber jedoch hatte die Tageszeit keinen Einfluss.

## 268 | Sind ältere Menschen **HEUTE GEISTIG FITTER** als vor 20 Jahren?

**Zu dieser Frage liefen seit den 1990er-Jahren** verschiedene Langzeittests mit Menschen, die zwischen 1889 und 1922 geboren wurden. In einem der Tests mussten die Teilnehmer bestimmte Zahlen bestimmten Buchstaben zuordnen. Danach wurde gezählt, wie viele dieser Mini-Aufgaben die Testpersonen innerhalb von 90 Sekunden richtig lösen konnten. Das Ergebnis war erwartbar: Im Rentenalter werden wir mit jedem Jahr ein wenig langsamer, unsere Testergebnisse also immer etwas schlechter. Ab dem Jahr 2010 wurde diese Testreihe wiederholt, nun mit Freiwilligen der Jahrgänge 1925 bis 1948 – mit überraschendem Ergebnis: Diese Gruppe schnitt erheblich besser ab. Anders gesagt: Die 80-Jährigen von heute sind geistig um viele Jahre jünger als die 80-Jährigen von früher. Doch wie lässt sich das erklären? Die statistische Analyse der Daten ergab: Der kognitive Abbau im Alter vollzieht sich heute noch ganz ähnlich wie früher. Der einzige Unterschied besteht offenbar darin, dass unsere geistige Fitness im Erwachsenenalter heute ungleich größer ist, als das bei unseren Vorfahren der Fall war. Der Verfall bleibt also derselbe, er beginnt allerdings auf einem viel höheren Niveau. Vermutlich, so mutmaßen die Fachleute, sind eine gesündere Ernährung und bessere medizinische Versorgung dafür verantwortlich.

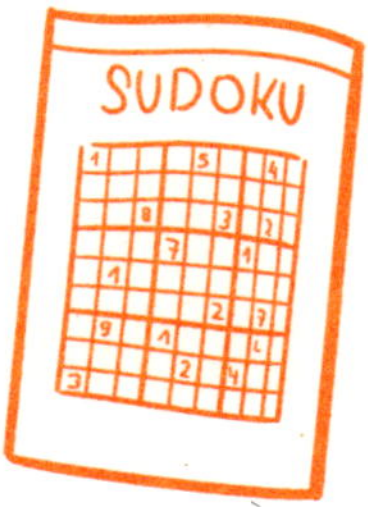

# 269 | Verändert sich die Persönlichkeit, wenn man KINDER BEKOMMT?

Viele Eltern würden behaupten, dass die Geburt ihrer Kinder sie reifer und erwachsener hat werden lassen. Aus Sicht der Persönlichkeitspsychologie sollte man also messbare Veränderungen erwarten, wenn Menschen Vater oder Mutter werden. Aber stimmt das wirklich? Eine Studie aus Deutschland untersuchte vor etwas mehr als zehn Jahren die Persönlichkeitsentwicklung von 14 000 Menschen: Jene Erwachsenen, die im Studienzeitraum zum ersten Mal Eltern wurden, zeigten keinerlei Reifungstendenzen in ihren Persönlichkeitsmerkmalen. Eine andere Studie untersuchte knapp 2500 Menschen aus Australien. Dabei bediente sich das Forschungsteam eines statistischen Tricks: Es bildete »psychologische Zwillingspaare«, suchte also gezielt nach Menschen, bei denen zu Beginn der Studie alle Persönlichkeitsdaten jeweils ähnlich oder gleich aussahen. Der einzige Unterschied: Bei einem der beiden stellte sich während des Untersuchungszeitraums Nachwuchs ein, beim anderen nicht. Auch diese Studie erbrachte dasselbe Ergebnis: Das erste Baby ließ die jungen Väter und Mütter nicht reifen. Sie wurden nicht ordentlicher, nicht stressresistenter und nicht netter als ihre kinderlosen psychologischen Zwillinge. Fazit: Aus Sicht der Forschung scheint die Geburt von Kindern unsere Persönlichkeit nicht nennenswert zu ändern – auch wenn Eltern selbst es an sich zu beobachten meinen.

## 270 | Verrät unsere **STIMME**, ob wir **GESTRESST** sind?

**Ob Menschen sich gestresst fühlen,** ist eine ziemlich persönliche Sache. Dennoch kann es für wissenschaftliche Studien bedeutsam sein, den Stresslevel einer Person objektiv zu messen. Dabei könnte künftig eine akustische Analyse helfen, die Psychologen entwickelt haben. Sie baten 111 berufstätige Testpersonen, ihnen eine Woche lang täglich von ihrem Arbeitsalltag und möglichen Stressfaktoren zu berichten. Und auch mitzuteilen, ob sie sich gestresst fühlten. Zusätzlich nahmen alle Studienteilnehmer jeden Abend eine Sprachnachricht auf, die akustisch analysiert wurde. Bald zeigte sich, dass die Forscher an der Stimme der Probanden ablesen konnten, ob sie einen stressigen Tag erlebt hatten, denn dann sprachen sie lauter, schneller und höher. Interessant dabei: Auch wenn die Testpersonen sich subjektiv nicht gestresst fühlten, konnten die Wissenschaftler einen Tag mit hoher Belastung an der Stimme heraushören. Auch wenn die Veränderungen in der Stimme nur gering ausfielen, bietet sich Wissenschaftlern so künftig ein Verfahren, das den Stresslevel einer Person einfach messen kann.

## 271 | Für **WEN EMPFIEHLT** sich eine Impfung gegen **HP-VIREN**?

**Schon vor Jahrzehnten war es aufgefallen:** Frauen, die bereits in jungem Alter und häufig Geschlechtsverkehr hatten, erkrankten besonders oft an Gebärmutterhalskrebs. Sollte womöglich eine Infektion der Auslöser sein? Der Virologe Harald zur Hausen fand heraus, dass Humane Papillom-Viren (HPV) die Tumoren auslösen können – was ihm im Jahr 2008 den Nobelpreis für Medizin einbrachte. Zwar gelingt es dem Immunsystem der Frauen in neun von zehn Fällen, die Erreger erfolgreich zu bekämpfen. Bei den übrigen aber bleibt die Infektion bestehen, was in der Schleimhaut des Gebärmutterhalses zunächst Zellveränderungen und Jahre später einen Tumor auslösen kann. Heute wissen Ärzte, dass 65 bis 70 Prozent der Gebärmutterhalskrebserkrankungen nach einer Infektion mit den HPV-Typen 16 und 18 entstehen. Daher empfiehlt die Ständige Impfkommission, Mädchen und Jungen im Alter von 9 bis 14 Jahren mithilfe einer Impfung vor einer Infektion mit HPV-Viren zu

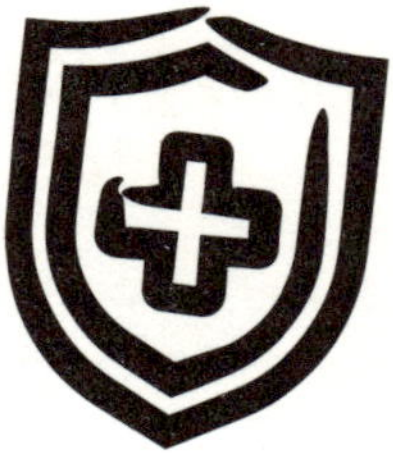

schützen. Sie sollten die zwei Impfdosen im Abstand von sechs Monaten erhalten, möglichst vor dem ersten Geschlechtsverkehr. Ab dem Alter von 14 Jahren ist noch eine dritte Dosis nötig. Laut Robert Koch-Institut liegt der Anteil der Geimpften jedoch gegenwärtig bei nicht einmal 50 Prozent.

## 272 | Kann **ZU VIEL LAKRITZ** gefährlich für die **GESUNDHEIT** sein?

**Wie bei vielen Süßigkeiten** fällt es manchen Menschen auch bei Lakritz schwer, nicht gleich eine ganze Tüte auf einmal zu verputzen. Aber: Die schwarze Versuchung kann bei sehr großen Mengen gesundheitsgefährdend sein. Dann nämlich bringt Lakritz den Kortisolstoffwechsel durcheinander. Normalerweise inaktiviert ein bestimmtes Enzym das Kortisol in den Körperzellen und hält so die Konzentration des Stresshormons im Blut im Gleichgewicht. In Lakritz findet sich jedoch der Wirkstoff Glycyrrhizin, der jenes Enzym hemmt. Das Kortisol wird dadurch nicht mehr inaktiviert, und seine Konzentration im Blut steigt an. Das wiederum führt dazu, dass die Niere mehr Kalium ausscheidet – was Herzrhythmusstörungen und Muskelschwäche befördern kann. Vor allem aber bewirkt das höher konzentrierte Kortisol, dass der Blutdruck ansteigt.

So wurde vor ein paar Jahren der Fall einer Patientin bekannt, die in die Notaufnahme der Universitätsklinik Amsterdam kam. Sie hatte extreme Kopfschmerzen, sah nur verschwommen und war verwirrt. Ihr Blutdruck war stark erhöht. Als Folge litt sie an einem Posterioren reversiblen Enzephalopathie-Syndrom (PRES), einer seltenen neurologischen Erkrankung, die jedoch – wenn früh erkannt – mithilfe blutdrucksenkender Medikamente folgenlos ausheilt. Die Patientin hatte zwei Wochen lang täglich eine Tüte Lakritz verspeist. Vor allem in den Niederlanden ist Lakritz sehr beliebt, jeder Niederländer isst statistisch zwei Kilogramm Lakritz im Jahr.

## 273 | Können Ungeborene **SCHMECKEN, WAS DIE MUTTER** gegessen hat?

**Schon vor der Geburt bekommen Babys so einiges aus ihrem Umfeld mit.** Ob aber Föten auf verschiedene Geschmacksaromen im Fruchtwasser reagieren, wollte nun ein Psychologenteam herausfinden. Insgesamt 97 Frauen in der 32. Schwangerschaftswoche schluckten dafür eine Kapsel mit Pulver entweder aus Karotten oder aus Grünkohl. 20 Minuten später beobachteten die Forschenden im 4-D-Ultraschall den Gesichtsausdruck der Föten. Bei 81 Frauen wurde die Prozedur noch einmal in der 36. Schwangerschaftswoche wiederholt. Das Ergebnis: Föten verzogen beim Karottengeschmack das Gesicht eher zu einem Lächeln. Der bittere Grünkohl dagegen ließ sie öfter die Miene verziehen, so analysierten die Forscher die Lippenbewegungen der ungeborenen Babys im Ultraschall. Die Reaktionen der Föten in der 32. und der 36. Schwangerschaftswochen fielen ähnlich aus, wobei die reiferen Babys die Lippen nach dem Grünkohlpulver noch stärker nach unten verzogen. Stets verglichen die Wissenschaftler dabei die Gesichtsausdrücke mit einer Kontrollgruppe von 30 Föten, die keinerlei Geschmacksaromen ausgesetzt waren. Ob und wie die vorgeburtlichen Geschmackseindrücke die Babys auch später noch beeinflussen, soll eine Folgestudie klären.

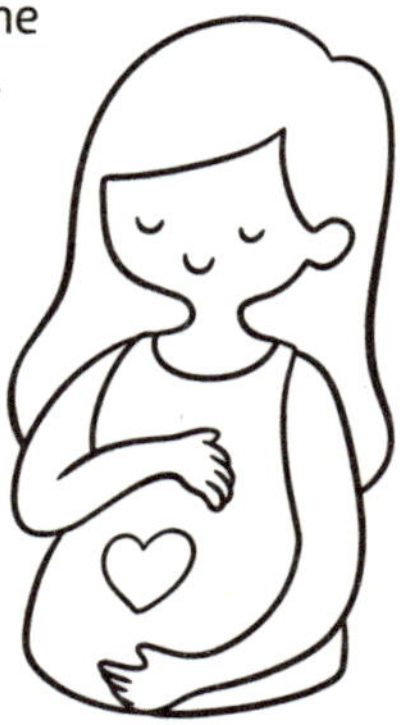

## 274 | Verdirbt MACHT den CHARAKTER?

**Serien wie »Game of Thrones« leben von einem alten Vorurteil:** Wer mächtig ist in dieser Welt, geht notfalls über Leichen – Macht verdirbt den Charakter. Aber stimmt das wirklich? Das haben zwei Forscherinnen aus London untersucht und sich dabei auf die psychologische Motivation hinter der Macht konzentriert. Die lässt sich mit einem Fragebogen untersuchen. Darin muss man angeben, wie sehr man bestimmten Aussagen zustimmt, etwa dem Satz »Ich mag es, Kontrolle über andere zu haben«. Damit messen Fachleute unser Streben nach »Dominanz«, also unser Streben nach Macht um der Macht willen. Dem gegenüber stehen Menschen, die eine Art natürliche Autorität besitzen, weil sie besonders gut in etwas sind. Diese Eigenschaft namens »Prestige« misst man mit Aussagen wie »Ich werde sehr geschätzt von denen, die mich kennen«.

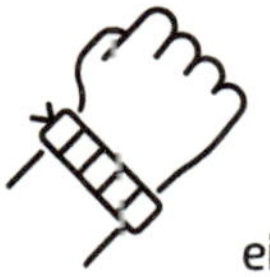

Für die Studie schleuste man mehr als 1300 Teilnehmer durch verschiedene Experimente. In einigen davon verführte man sie zum Mogeln. Man ließ sie etwa – ohne Zeugen – einen Würfel werfen. Für eine höhere Zahl gab's anschließend mehr Geld als für eine niedrige Zahl. Die Ergebnisse zeigen: Wer die Macht um ihrer selbst willen anstrebt (»Dominanz«), neigt auch zum Betrügen. Man wirft eine Eins und behauptet, es wäre eine Sechs gewesen. Wer Macht nur aufgrund guter Fähigkeiten besitzt, neigt dagegen zur Ehrlichkeit. Eine Eins bleibt eine Eins. Die Experimente wiesen alle in dieselbe Richtung: Es scheint nicht die Macht an sich zu sein, die den Charakter verdirbt. Die Macht lockt dagegen jene an, die ohnehin schon verdorben sind. Die Serie »Game of Thrones« endet mit der Einsicht, dass Macht am besten bei Menschen aufgehoben ist, die sie eigentlich gar nicht wollen. Aus Sicht der Psychologie ist das eine weise Erkenntnis.

## 275 | Aus welchen FEHLERN LERNEN wir AM BESTEN?

**Nicht aus den eigenen!** Das zumindest ist das Ergebnis eines Versuchs von US-amerikanischen Psychologinnen. Sie legten Versuchspersonen einfache Ja-nein-Fragen vor und sagten ihnen anschließend, ob sie richtig oder falsch gelegen hatten. Später wurden ihnen die gleichen Fragen erneut vorgelegt: 80 Prozent der Teilnehmenden, die zuvor richtig lagen, konnten sich auch an ihre richtigen Annahmen erinnern. Diejenigen, die in der ersten Runde eine falsche Antwort gegeben hatten, schnitten in der zweiten Runde aber schlechter ab: Sie lagen nur zu rund 60 Prozent richtig. Warum die Versuchspersonen nicht aus ihren Fehlern gelernt hatten, dafür haben die Forscherinnen eine Erklärung: Das Misserfolgserlebnis kratzt so sehr am Ego, dass es den möglichen Lernerfolg überdeckt. Für diese These spricht ein weiteres Ergebnis des Experiments: Wenn die Versuchspersonen in der ersten Runde nur die Entscheidungen anderer beobachteten, dann lernten sie dabei deutlich besser als aus dem eigenen Verhalten.

# 276 | Beeinflusst der Koffeinkonsum von Schwangeren DIE GRÖSSE der Kinder?

Oft sind Frauen verunsichert, ob und wie viel Kaffee sie in der Schwangerschaft trinken sollten. Bislang gelten 200 Milligramm Koffein – etwa zwei Tassen Filterkaffee – als sicher, so die Empfehlung der Europäischen Behörde für Lebensmittelsicherheit (EFSA). Wissenschaftler prüften nun, inwiefern der Kaffeekonsum die spätere Größe und das Gewicht der Kinder beeinflusst. Sie analysierten nachträglich das Blutplasma von Schwangeren aus zwei Studien: Bei der ersten, mit 788 Studienteilnehmerinnen, hatte der mittlere Koffeinkonsum bei 50 Milligramm pro Tag gelegen, also deutlich unter der von der EFSA als sicher deklarierten Dosis. Dennoch war zu erkennen, dass bei jenen Schwangeren mit dem höchsten Koffeinkonsum die Kinder im Alter von sieben Jahren um 1,5 Zentimeter kleiner waren als bei jenen mit der niedrigsten Koffeinaufnahme.

In der zweiten Studie mit 1622 Plasmaproben stellte das Team fest, dass der Größenunterschied der Kinder im Laufe der Jahre zunahm: Ab dem vierten Lebensjahr waren die Kinder der Frauen mit dem höchsten Koffeinkonsum nur 0,68 Zentimeter kleiner als die der Frauen mit dem geringsten Konsum. Der Unterschied wuchs jedoch auf 2,2 Zentimeter im Alter von acht Jahren. Der Koffeinkonsum der Schwangeren in dieser Studie hatte im Mittel bei etwa 200 Milligramm pro Tag gelegen, entsprach also der als sicher geltenden Dosis. Allerdings können solche Beobachtungsstudien nur eine rein statistische Beziehung erkennen. Nicht aber, ob der Koffeinkonsum tatsächlich der Grund für das verminderte Längenwachstum der Kinder war.

## 277 | ERNÄHREN sich Frauen GESÜNDER als Männer?

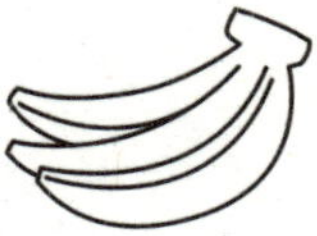

**Ja, Frauen essen im Durchschnitt gesünder als Männer,** berichtet ein kanadisch-amerikanisches Forscherteam. Besonders ausgeprägt ist der Unterschied zwischen Frauen und Männern in Ländern mit hohem Einkommen, ebenso in Mittel- und Osteuropa und Zentralasien. Ausgewertet wurden mehr als 1100 Erhebungen weltweit, mit Daten über das Ernährungsverhalten von Menschen aus 185 Ländern von 1990 bis 2018. Auch Angaben zu Kindern und Jugendlichen flossen ein. Insgesamt ernähren sich die Menschen weltweit heute nur wenig gesünder als vor 30 Jahren. So nahm der Verzehr von Obst und stärkearmem Gemüse, von Hülsenfrüchten und Nüssen in Ländern mit hohem Einkommen zu, ebenso im Nahen Osten und in Nordafrika. Gleichzeitig aßen die Menschen weiterhin etwa die gleiche Menge – in Lateinamerika und der Karibik sogar deutlich mehr – an ungesunden Lebensmitteln wie rotem, industriell verarbeitetem Fleisch. Fazit: Nicht das Geschlecht, sondern vor allem der Bildungsgrad beeinflusst, wie gut sich Menschen ernähren.

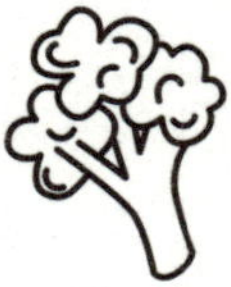

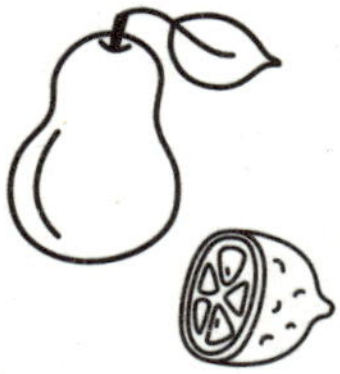

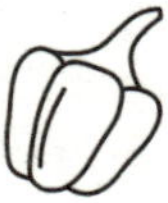

## 278 | Mit welchen Tricks ERHOLEN wir uns AM BESTEN?

**Viele Menschen denken:** Ich erhole mich vor allem im Urlaub. Der Wohlfühleffekt von Sonne, Meer und Strand verblasst jedoch schnell. Schon einen Monat nach Ende der Ferien ist davon praktisch nichts mehr übrig. Doch worauf soll man dann im Alltag achten? Dafür gibt es drei wichtige Faktoren: Wer abends vom Job abschalten kann, ist am nächsten Morgen meist besser drauf. Auch wer Sport treibt und sich bewegt, findet meist ein gutes Maß an Erholung. Den dritten Faktor haben Fachleute lange unterschätzt: Man umschreibt ihn mit dem englischen Wort »mastery«. Gemeint ist damit ein Tun, bei dem man Neues dazulernt und Erfolgserlebnisse feiert – und das nichts mit der Arbeit zu tun hat. Man feilt zum Beispiel beim Tennis an seiner Rückhand oder nimmt Gitarrenstunden. »Mastery« und Sport lassen sich planen. Die Sache mit dem Abschalten dagegen misslingt vielen. »Erholung durch Abschalten« ist wie ein Regenschirm, der klemmt, sobald die ersten Tropfen fallen. Helfen kann da ein Trainingsprogramm, bei dem Betroffene beispielsweise progressive Muskelentspannung lernen und konsequent üben. Auch kleine Pausen während der Arbeit (»microbreaks«) sind wichtig: Besser erholt durch den Tag kommt offenbar auch, wer einmal pro Stunde eine Atemübung einlegt oder kurz seine Muskeln dehnt. Ein Spaziergang in der Mittagspause ist ebenfalls Gold wert – zumal, wenn man dabei noch mit jemandem redet, den man mag.

## 279 | Ist es GESUND für uns, anderen zu VERZEIHEN?

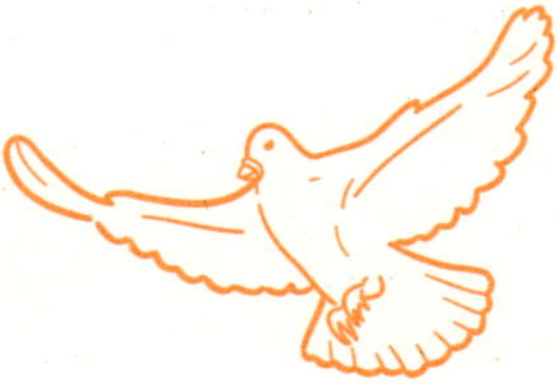

**Verzeihen ist schwer.** Jemand hat uns verletzt oder geschadet. Warum sollten wir ihm einen Gefallen tun? Weshalb die linke Wange hinhalten, wenn man uns auf die rechte gehauen hat? Inzwischen haben viele Studien gezeigt: Wer vergibt, tut in Wahrheit nicht dem Täter einen Gefallen, sondern sich selbst. Verzeihen führt zu weniger Stress, man fühlt sich danach weniger deprimiert und ängstlich, führt insgesamt bessere Beziehungen, hat mehr Selbstvertrauen und Optimismus. Verzeihen hat sogar körperliche Folgen: Der Blutdruck sinkt, das Herz schlägt ruhiger, das Immunsystem wird stabiler. Natürlich macht das Verzeihen dabei die ursprüngliche Verletzung nicht ungeschehen. Doch es führt offenbar dazu, dass wir auf eine gesündere Art und Weise damit umgehen.

Wie aber kann Verzeihen gelingen? Ein US-Psychologe hat dafür eine spezielle »Verzeihenstherapie« in vier Schritten entwickelt. Im ersten Schritt formuliert man, wem man was verzeihen will. Im zweiten Schritt notiert man alle miesen Gefühle, die die Erinnerung in einem auslöst. Im dritten Schritt notiert man alle Vorteile, die das Verzeihen bringen könnte. Im vierten Schritt formuliert man eine sogenannte Affirmation, etwa: »Ich vergebe meinem Ex und akzeptiere den Frieden, den mir das Vergeben bringt.« Klingt einfach, ist aber nicht immer leicht – und wirkt nur über Wiederholung: Das Therapieprogramm des Psychologen dauert zwölf Wochen.

## 280 | Was verbirgt sich hinter einer HERZERSCHÜTTERUNG?

**Am Abend des 2. Januar 2023 brach Damar Hamlin,** Footballspieler bei den Buffalo Bills, auf dem Spielfeld in Cincinnati, USA, zusammen. Ein Gegenspieler hatte kurz zuvor seine rechte Schulter mit voller Wucht gegen die Brust des 24-Jährigen gestoßen. Hamlin erlitt einen Herzstillstand und musste reanimiert werden. Was bei ihm geschah, zählt zu den häufigsten Todesursachen im Bereich Herz und Kreislauf bei jungen Sportlern: eine Commotio cordis, eine Herzerschütterung.

Nach einem heftigen Stoß gegen die Brust können ein Kammerflimmern und ein Herzstillstand eintreten. Allerdings nur, wenn der Stoß zu einem bestimmten Zeitpunkt erfolgt. Normalerweise zieht sich das Herz in regelmäßigen Intervallen zusammen, um Blut in Lunge und Kreislauf zu pumpen. Danach entspannt sich der Herzmuskel, sodass sich die Herzkammern erneut mit Blut füllen können. Erfolgt der Stoß gegen die Brust aber genau zwischen diesen beiden Herzbewegungen, kann das Pumporgan aus seinem normalen Rhythmus geraten und ein Kammerflimmern die Folge sein. Dann schlägt das Herz mehr als 320-mal pro Minute, so schnell, dass es sich nicht mehr gleichmäßig zusammenzieht. Stattdessen zucken die Herzkammern nur noch: Sie pumpen kein Blut mehr, es kommt zu einem gefährlichen funktionalen Herzstillstand. Damar Hamlin hatte Glück: Er erholte sich gut und trainiert heute wieder mit seinem Team.

## 281 | Wie hilft ERNÄHRUNG bei DIABETES?

**Einmal Diabetes, immer Diabetes.** So jedenfalls lautete bislang die gängige Sicht, wenn es um die sogenannte Zuckerkrankheit Diabetes mellitus ging. Während Betroffene mit Typ-1-Diabetes sich tatsächlich ein Leben lang Insulin spritzen müssen, könnten das viele Patienten Typ 2 jedoch verhindern: mit einer Ernährungsumstellung. Bereits vor einigen Jahren hatten Forscher von den Erfolgen einer Studie berichtet: Rund 150 Studienteilnehmer mit Typ-

2-Diabetes hatten ihre Medikamente gegen Bluthochdruck abgesetzt und ihre Ernährung radikal umgestellt. Zunächst erhielten sie eine aus Pulver angerührte Trinknahrung mit knapp 900 Kilokalorien pro Tag, nach drei bis fünf Monaten nahmen sie zunehmend wieder normale Lebensmittel zu sich. Nach einem Jahr erreichte fast die Hälfte von ihnen das Ziel der Studie: Ihr langfristiger Blutzuckerspiegel hatte sich so weit eingependelt, dass sie keine Medikamente mehr brauchten, im Gegensatz zur Kontrollgruppe. Je mehr die Probanden an Gewicht abnahmen, umso wahrscheinlicher war es, dass ihr Blutzucker sich normalisierte. Immerhin verlor ein Viertel der übergewichtigen Studienteilnehmer mindestens 15 Kilogramm. Bei 86 Prozent von ihnen bildete sich die Erkrankung jedoch nach einem Jahr zurück.

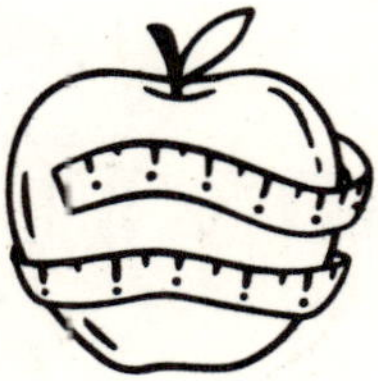

## 282 | Ist es möglich, ein **GEHIRN** mithilfe von **MINI-ORGANEN** zu reparieren?

**Vor zehn Jahren gelang es zum ersten Mal,** aus menschlichen Stammzellen Organoide des Gehirns zu züchten. Sie ähneln in ihrer Struktur und ihren Eigenschaften bestimmten Hirnregionen und dienten bislang vor allem dazu, die Hirnentwicklung, aber auch Nervenerkrankungen besser zu verstehen. Nun jedoch wollten Forscher noch einen Schritt weiter gehen: Wäre es möglich, mit den Mini-Gehirnen eines Tages Hirnschäden zu beheben, nach Verletzungen etwa oder Schlaganfällen? Das wurde erstmals in Tierversuchen getestet. Das gezüchtete Nervengewebe wurde mit einem Fluoreszenzmarker versehen, einer Art winziger Flagge, die die Hirnorganoide später im Rattengehirn sichtbar macht. Bevor die Forscher den Nagern die Zellklumpen einpflanzten, hatten sie in der Sehrinde der Tiere Gewebe entfernt, also einen Hirnschaden herbeigeführt. Diese Verletzung sollten die Mini-Gehirne aus dem Labor nun beheben. Das Ergebnis: Nach drei Monaten hatten sich die Nervenzellen aus den Organoiden mit dem umgebenden Hirngewebe vernetzt und auch neue Blutgefäße ausgebildet. Die Transplantate reagierten sogar auf visuelle Reize, hatten also Funktionen der Sehrinde übernommen. Ob allerdings Mediziner jemals ihre Patienten mit Mini-Hirnen behandeln können, ist noch nicht abzusehen.

# 283 | Schützt EIN BIER AM ABEND vor einer DEPRESSION?

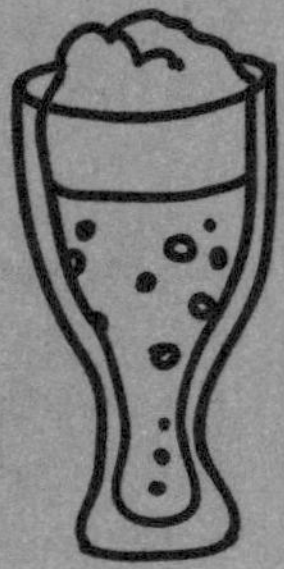

Alkohol und Depression ist in aller Regel keine besonders hilfreiche Kombination: Eine Alkoholsucht macht es wahrscheinlicher, dass man irgendwann in eine Depression abrutscht. Umgekehrt greifen auch Depressive nicht selten zur Flasche, um ihr Leid besser ertragen zu können. Doch schützt man sich womöglich vor einer Depression, indem man ganz auf Alkohol verzichtet? Eine Studie aus China untersuchte die Lebensgewohnheiten von mehr als 300 000 Menschen. Dabei zeigte sich etwas Überraschendes: Die Menschen, die regelmäßig kleine bis mittlere Mengen an Alkohol zu sich nahmen (nicht mehr als ein Glas Wein oder Bier pro Abend), waren seltener an einer Depression erkrankt als jene, die völlig auf Alkohol verzichteten. Eine australische Forschungsgruppe wollte es noch genauer wissen. Sie untersuchte Langzeitdaten von mehr als 5000 Menschen aus den USA, die alle im Jahr 1979 geboren waren. Sie hatten sich seit ihrer Jugend alle paar Jahre einer regelmäßigen Befragung unterzogen – und dabei auch angegeben, wie es um ihre seelische Gesundheit und ihre Trinkgewohnheiten bestellt war. In diesen Daten fanden sich Hinweise, dass Menschen, die abends moderat Alkohol konsumierten, seltener depressiv waren als jene, die komplett auf ein Glas Bier oder Wein verzichteten. Starkes Trinken dagegen erhöhte das Depressionsrisiko. Möglicherweise führten jedoch methodische Effekte im Aufbau der Studie zu diesem Ergebnis. Sprich: Es ist weiter nicht geklärt, ob ein Glas Bier am Abend vor einer Depression schützen kann.

## 284 | Kann man **MENSCHLICHES LERNEN** mit **LICHTBLITZEN** verbessern?

**Das funktioniert überraschend gut,** wie ein aufsehenerregendes Experiment der University of Cambridge zeigte. Die Forscher untersuchten die Hirnströme von 80 Testpersonen. Dabei legten sie ihr Augenmerk auf die sogenannten Alphawellen, Hirnströme, die einem bestimmten Muster folgen: Jedes Gehirn pulsiert nämlich in einem individuellen Rhythmus. Anschließend schauten die Probanden 1,5 Sekunden lang auf ein Blinklicht, das in exakt der gleichen Frequenz flackerte, die zuvor für die Alpha-Hirnwellen ermittelt worden war. Abschließend mussten sie Denkaufgaben lösen. Dabei registrierten die Forscher, wie schnell sich die Testpersonen bei der Lösung der Aufgaben verbesserten. Und tatsächlich: Hatten die Probanden zuvor in das »personalisierte« Flackerlicht geschaut, machten sie mindestens dreimal so schnelle Fortschritte wie eine Kontrollgruppe, der ein Flackerlicht mit zufälligen Frequenzen präsentiert worden war. Vermutlich werden die Gehirnzellen durch die Stimulation mit der zu den Alpha-Hirnströmen passenden Frequenz optimal angeregt und dadurch aufnahmefähiger.

## 285 | Warum scheitern **NARZISSTEN** so häufig im Leben?

**Narzissten halten sich allgemein für besser, klüger und schöner,** als sie in Wahrheit sind, und einige übertreiben es auch mit der Selbstüberschätzung. Aber tatsächlich sind sie im Leben oft nicht besonders erfolgreich. In einer wegweisenden Studie brachte man Freiwillige für sieben Wochen in einer neu gebildeten Gruppe zusammen. Anfangs waren die Narzissten innerhalb dieser Gruppe noch ausgesprochen beliebt. Doch dann verschlechterte sich ihr Ruf, und am Ende des Experiments konnte sie kaum noch jemand leiden. In einer Metastudie stellten Psychologen fest: Narzissten sind im Durchschnitt deutlich impulsiver als andere Menschen. Sie erwarten schnelle Bewunderung, spontanen Applaus. Das hält sie offenbar davon ab, langfristige Ziele zu verfolgen und in stabile Beziehungen zu investieren. Ihre Impulsivität mag sich in vielen Momenten toll für sie anfühlen, wird auf Dauer aber zur Falle.

## 286 | Ist es gut, Kleinkindern **SMARTPHONES ZUR BESCHÄFTIGUNG** zu geben?

**Sind Kleinkinder unruhig,** greifen manche Eltern zum Smartphone oder Tablet, um sie zu beschäftigen. Ob sich der häufige Gebrauch solcher Geräte auf die emotionale Entwicklung auswirkt, untersuchte ein Team um eine Kinderärztin. An der Studie nahmen 422 Eltern-Kind-Paare teil, die Kinder waren zwischen drei und fünf Jahre alt und hatten sich allesamt bis dahin normal entwickelt. Zu Studienbeginn und nach jeweils drei und sechs Monaten wurde geprüft, wie es um die Fähigkeit der Kleinen bestellt war, ihre Gefühle zu regulieren. Die Eltern gaben stets an, ob sie die Mobilgeräte häufig zur Beruhigung ihrer Kinder einsetzten. Zudem maßen die Forschenden, ob die Kinder leicht reizbar waren, ermittelten also die emotionale Reaktivität. Sie stellten fest, dass jene Kinder bei der Sechs-Monats-Erhebung eine höhere emotionale Reaktivität aufwiesen, die besonders häufig Mobilgeräte zur Beruhigung erhielten. Andersherum beobachteten sie aber auch, dass die Gadgets tendenziell nach sechs Monaten besonders oft bei jenen Kindern zum Einsatz kamen, die in den ersten Datenerhebungen als sehr leicht reizbar aufgefallen waren. Womöglich, so wird vermutet, lernen die Kleinen bei häufigem Einsatz der Mobilgeräte schlechter, ihre Gefühle selbst zu kontrollieren.

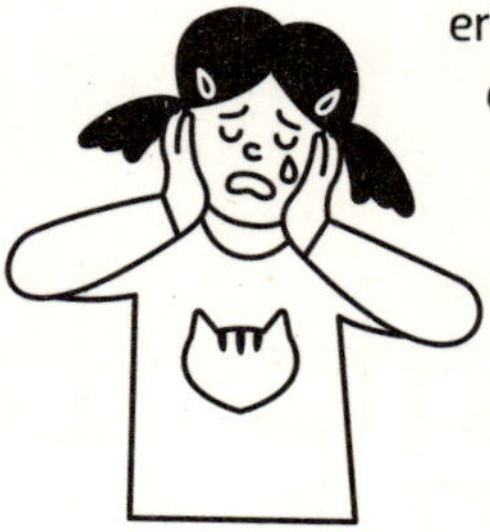

## 287 | Hilft **NOSTALGIE** gegen **EINSAMKEIT**?

**Wie so vieles in der Psychologie** kann man uns auch die Einsamkeit nicht von außen ansehen. Man misst sie deshalb per Fragebogen und erfragt dabei, wie sehr man Sätzen zustimmt wie »Ich fühle mich isoliert« oder – positiv – »Ich habe Menschen, mit denen ich reden kann«. Ein internationales Forschungsteam gab während der Coronapandemie mehr als 3700 Menschen in China, den USA und Großbritannien Fragebögen. Die Antworten zeigen: Der Lockdown weckte in allen drei Ländern bei vielen Menschen das Gefühl von Einsamkeit. Nostalgische Gefühle wirkten jedoch immer als eine Art Schutzschild:

Die Erinnerung an sonnigere Zeiten ließ die Menschen die wahrgenommene Isolation im Durchschnitt leichter ertragen. In drei Zusatzexperimenten versetzte man einige der knapp 600 Freiwilligen gezielt in eine nostalgische Stimmung. Das Gefühl der Einsamkeit wurde dadurch abgemildert, und der positive Effekt war noch zwei Tage später messbar. Die Gründe für die Wirkung sind vielfältig. Nostalgie kann zum einen unser Gefühl von Verbundenheit mit unseren Mitmenschen erhöhen. Wer nostalgisch ist, empfindet zudem dabei oft einen tieferen Sinn in seinem Leben. Nostalgie kann also tatsächlich gegen Einsamkeit helfen.

## 288 | REDEN Frauen MEHR als Männer?

**Der Witz ist alt, und er geht so:** »Ein Mann – ein Wort. Eine Frau – ein Wörterbuch.« Das Klischee von weiblicher Gesprächigkeit und männlicher Schweigsamkeit erhielt in den frühen 2000er-Jahren scheinbar den Segen der Wissenschaft. Damals behauptete die Psychiaterin Louann Brizendine in ihrem Buch »Das weibliche Gehirn«, dass Frauen pro Tag 20 000 Wörter sprechen, während es Männer nur auf schlappe 7000 bringen. Na also – man hatte es ja immer gewusst! Erst später zeigte sich, dass Brizendines Zahlen einfach geraten waren. Eine Forschungsgruppe aus Deutschland machte sich also daran, der Sache auf den Grund zu gehen: Knapp 400 Freiwillige in den USA und Mexiko trugen über mehrere Tage ein Aufnahmegerät mit sich. Die Datenauswertung zeigte, dass Männer und Frauen sich kaum voneinander unterschieden. Im Durchschnitt brachten es beide auf rund 16 000 Wörter pro Tag. Allerdings gab es enorme Unterschiede von Person zu Person. Einer der Freiwilligen brachte zwischen Erwachen und Schlafengehen nur karge 800 Wörter über die Lippen. Am anderen Ende der Spanne äußerte ein Proband unfassbare 47 000 Wörter pro Tag. Beide Extremfälle waren Männer. Bleibt die Frage, warum wir dann Frauen oft für gesprächiger halten. Eine mögliche Erklärung: Männer geben ihre Tagesdosis an Wörtern eher im Job aus, Frauen eher innerhalb von Familie und Paarbeziehung. Genau dort reden sie im Schnitt tatsächlich mehr als Männer – und das erklärt womöglich das alte und inzwischen widerlegte Klischee.

# 289 | Leben Männer LÄNGER, wenn Frauen GLEICHBERECHTIGT sind?

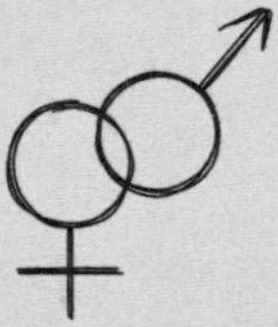

Die Lebenserwartung von Männern ist weltweit niedriger als die von Frauen. Ein Junge, der zwischen 2019 und 2021 in Deutschland geboren wurde, lebt durchschnittlich fünf Jahre kürzer als ein Mädchen. Gleichzeitig sind Frauen in noch keinem Land der Welt voll gleichberechtigt. Eine neue Studie zeigt nun: Wenn Frauen gleiche Chancen und Rechte in der Gesellschaft haben, steigt auch die Lebenserwartung von Männern. Forscher aus London untersuchten Daten aus 156 Ländern für die Jahre 2010 bis 2021. Grundlage war der »Global Gender Gap Index«, den das Weltwirtschaftsforum seit 2006 veröffentlicht. Er untersucht die Geschlechterunterschiede in den Bereichen Gesundheit, Bildung, Wirtschaft und politische Teilhabe. Die Daten der Studie zeigen: Mit jedem Zehn-Prozent-Schritt, um den die Kluft zwischen den Geschlechtern in einem Staat schrumpfte, lebten Männer im Schnitt dreieinhalb Monate länger, Frauen sogar 4,3 Monate. Besonders stark ist der Effekt im Bereich Bildung: Haben Frauen Zugang zu Schulen und Universitäten, steigt die Lebenserwartung besonders. Allerdings gibt es Unterschiede zwischen den Weltregionen. In Ländern mit hohem Einkommen verringerte sich der Abstand bei der Lebenserwartung zwischen Männern und Frauen. Im globalen Süden profitierten Männer zwar auch, aber dort stieg die Lebenserwartung der Frauen so stark, dass sich der Abstand insgesamt vergrößerte. Der jüngste Gleichstellungsbericht schätzt, dass es noch 132 Jahre dauern wird, bis die Geschlechter vollständig gleichgestellt sind.

## 290 | Können BETABLOCKER Aggressionen lindern?

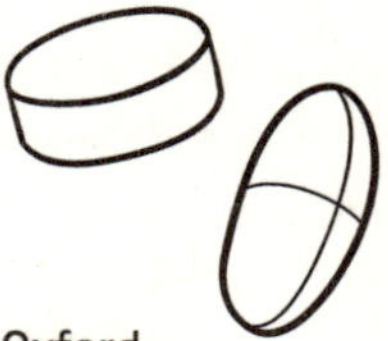

**Betablocker kommen bei Bluthochdruck zum Einsatz,** bei Herzerkrankungen, Migräne oder grünem Star. Anscheinend aber tragen sie auch dazu bei, Aggressionen zu verringern. Ein forensischer Psychiater der University of Oxford verglich mit seinem Team die Daten von 1,4 Millionen Menschen, die jeweils innerhalb von acht Jahren sowohl Phasen mit als auch ohne Betablocker-Behandlung hatten. Das Ergebnis: Diese Probanden waren unter einer Betablocker-Therapie seltener wegen Gewalttaten mit dem Gesetz in Konflikt geraten als in therapiefreien Zeiten. Das Risiko nahm um 13 Prozent ab. Auch mussten sie um acht Prozent seltener wegen psychiatrischer Erkrankungen ins Krankenhaus. Allerdings kam es zu einer Zunahme von Selbstmordversuchen und Suiziden um ebenfalls acht Prozent.

Dass Betablocker auf die Psyche wirken, ist bekannt. Als Nebenwirkungen kann es zu Schlafstörungen kommen, zu Psychosen und auch zu Depressionen. Andererseits werden sie auch bei Angststörungen eingesetzt. Sie verhindern nämlich, dass die Stresshormone Adrenalin und Noradrenalin den Körper in Alarmbereitschaft versetzen, womöglich lindert genau das auch die Aggressionsneigung. Allerdings sind große klinische Studien nötig, um die Wirksamkeit einer solchen Therapie tatsächlich nachzuweisen.

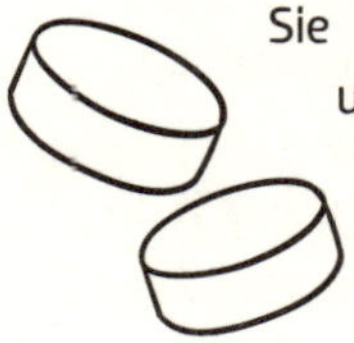

## 291 | Ist MUMPS für ERWACHSENE gefährlich?

**Die meisten Menschen kennen Mumps nur aus dem Impfpass.** Infizieren sich ungeimpfte Kleinkinder mit den hochinfektiösen Viren, entzünden sich meist die Ohrspeicheldrüsen, die vor den Ohren liegen. Die Patienten entwickeln dann die typischen Hamsterbacken und leiden oft auch an Schmerzen in den Wangen, Schluckstörungen und Fieber.

Zunehmend erkranken auch Jugendliche und Erwachsene an Mumps – teils weil sie im Kleinkindalter nicht die empfohlenen zwei Impfdosen erhalten haben, teils weil der Impfschutz nachgelassen hat. Dabei führt die

Vireninfektion mit zunehmendem Alter zu mehr Komplikationen. Bei jungen Frauen kann sich das Brustgewebe entzünden, seltener auch die Eierstöcke, im schlimmsten Fall können die Patientinnen danach keine Kinder mehr bekommen. Bei Männern dagegen können Mumpsviren die Hoden infizieren und sie ebenfalls unfruchtbar machen. Manchmal erkranken die Patienten auch an Entzündungen der Bauchspeicheldrüse, der Nieren, auch eine Blutarmut und eine Herzmuskelentzündung können die Folge sein. Eine ursächliche Therapie der Erkrankung gibt es bislang nicht.

## 292 | Ist unser **BAUCHGEFÜHL** übertrieben **PESSIMISTISCH** oder übertrieben **OPTIMISTISCH?**

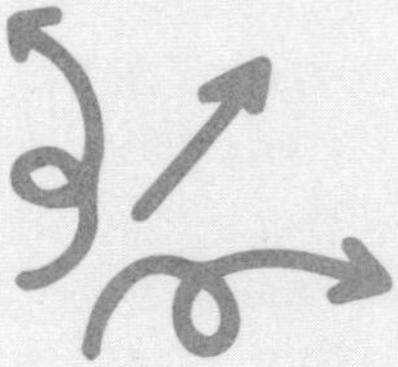

**Wenn es um unsere eigene Zukunft geht,** neigen wir meist zu rosigen Prognosen. Manche Fachleute glauben: Dieser zutiefst menschliche Optimismus ist einer der wichtigsten Gründe dafür, dass es überhaupt so etwas wie den Kapitalismus gibt. Denn Menschen entwickeln genau dann neue Produkte oder gründen Firmen, wenn sie an den Erfolg ihrer Unternehmung glauben. Jetzt haben sich zwei Psychologen gefragt: Woher stammt dieser Glaube an eine glückliche Zukunft? Eher aus unserer Intuition oder aus einem gründlichen, aber positiv verzerrten Denken? Sie legten 286 Studierenden Fragen vor. Wie sehr glaubten die jungen Leute daran, bald einen tollen Job zu finden oder älter als 80 Jahre zu werden? Und mehr noch: Glaubten sie, dass die eigenen Chancen für all das höher lagen als die ihrer Mitstudenten? Die Hälfte der Befragten sollte die Antworten schnell und intuitiv geben, innerhalb weniger Sekunden. Die andere Hälfte sollte sich Zeit lassen und die Antwort gründlich überlegen. Dabei zeigte sich: Wer nach Bauchgefühl entscheiden sollte, machte extrem optimistische Angaben. Wer ein wenig nachdachte, war zwar immer noch zuversichtlich, allerdings fiel die Verzerrung erheblich schwächer aus. Fazit: Der Mensch scheint tendenziell eine optimistische Spezies zu sein. Und treffen wir unsere Prognosen eher aus dem Bauch heraus, verstärkt sich dieser Optimismus noch.

## 293 | Kann man eine **HIV-INFEKTION** heilen?

**Schon seit vielen Jahren stellt eine HIV-Infektion** kein Todesurteil mehr dar. Medikamente können die Vermehrung des HIV-Virus so weit ausbremsen, dass Patienten kaum mehr Erreger im Blut haben und auch keine Aids-Symptome entwickeln. Nun aber mehren sich Berichte über HIV-Patienten, die sogar geheilt wurden. Zuletzt berichteten deutsche Forscher 2023 darüber. Ihr »Düsseldorfer Patient« wusste seit 2008 von seiner HIV-Infektion. Drei Jahre später erfuhr er zudem, dass er an Blutkrebs erkrankt war. Da eine Chemotherapie nicht anschlug, blieb als letzte Hoffnung nur eine Stammzelltransplantation. Das eigene, erkrankte Knochenmark sollte dabei mithilfe einer Chemotherapie zerstört und durch Blutstammzellen eines Spenders ersetzt werden.

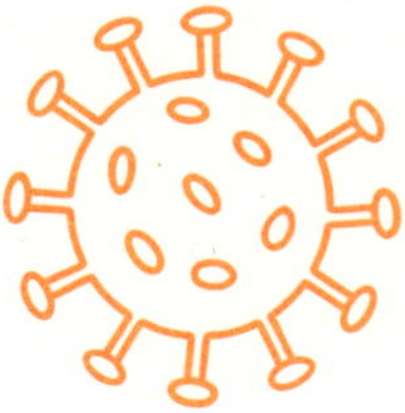

Damit war es möglich, nicht nur den Blutkrebs zu bekämpfen, sondern auch gegen die HIV-Infektion vorzugehen, denn es wurde gezielt nach einem Stammzellspender gesucht, der gegen das Virus gefeit war. Eine Mutation im CCR5-Gen sorgt bei manchen Menschen dafür, dass die Erreger nicht an die Immunzellen andocken können. Und tatsächlich: Es fand sich eine passende Spende. Trotzdem nahm der Patient nach dem Eingriff noch fast sechs Jahre lang HIV-Medikamente ein, und seine Blutwerte wurden überwacht. Nach weiteren vier Jahren fanden sich keine Hinweise mehr auf neue Erreger im Blut. Allerdings kommt das Verfahren nur für HIV-Patienten infrage, die auch eine Stammzelltransplantation brauchen. Für alle anderen ist das Risiko des Eingriffs zu hoch.

## 294 | Hilft auch schon **WENIG BEWEGUNG** der **GESUNDHEIT**?

**Laut der Weltgesundheitsorganisation (WHO)** reichen 150 Minuten intensive oder 150 bis 300 Minuten moderate Bewegung pro Woche, um die Gesundheit nachhaltig zu verbessern. Dabei halten auch kurze und intensive Aktivitäten wie etwa das Treppensteigen fit, können das Leben verlängern und das Krebsrisiko deutlich vermindern. Das ergab die Analyse detaillierter biomedizinischer Daten einer halben Million Menschen. Das Fazit: Je häufiger sich die Probanden kurz und intensiv betätigten, desto länger war ihre Lebensdauer. Das Risiko, an Herz-Kreislauf-Problemen zu versterben, verringerte sich sogar um fast 50 Prozent. Am effektivsten ist es für Frauen und Männer, sich mindestens drei- bis viermal am Tag mindestens eine Minute intensiv zu betätigen. Meist reichen dazu ganz alltägliche Tätigkeiten aus, etwa sehr schnelles Gehen bei Besorgungen. Interessanterweise verzeichnete eine vergleichende Analyse von 62 000 Menschen, die regelmäßig Sport trieben, vergleichbare positive Folgen für die Gesundheit. Diese ergeben sich also unabhängig davon, ob eine anstrengende Aktivität beim Sport oder ganz normal im Alltag stattfindet.

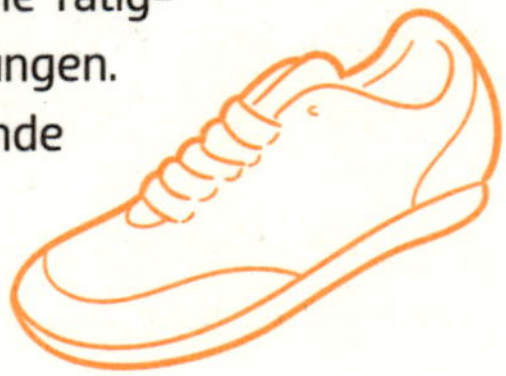

## 295 | Macht KAFFEE schlank?

**Was Kaffee angeblich bewirken kann** – darüber gab es bereits viel zu lesen. Alle bisherigen Studien konnten aber Zusammenhänge nur beobachten, jedoch nicht klären, ob der Kaffee tatsächlich die Ursache für Gesundheitsvorteile ist. In einer neuen Studie berichten Forscher aus Stockholm nun, dass Kaffee gegen Übergewicht und Typ-2-Diabetes helfen könnte. Sie wählten einen neuen Ansatz: Sie fanden im Erbgut von fast 10 000 Probanden aus sechs Langzeitstudien zwei Genvarianten, die mit einem langsameren Koffeinstoffwechsel einhergehen. Menschen mit diesen Genmutationen trinken oft zwar weniger Kaffee als andere, haben aber langfristig höhere Koffeinwerte im Blut, weil sie es nicht so schnell abbauen können. Diese Probanden litten auch seltener an Übergewicht und Typ-2-Diabetes als andere. Frühere Studien hatten bereits ergeben, dass Koffein den Stoffwechsel ankurbelt, die Fettverbrennung steigert und den Appetit reduziert. 100 Milligramm Koffein pro Tag können den Energieverbrauch um etwa 100 Kalorien steigern. Ziel der Analysen sei jedoch nicht gewesen, die Vorteile eines erhöhten Kaffeekonsums zu untersuchen, erklärt die Ernährungsmedizinerin, die an der Studie beteiligt war. Ob Koffein tatsächlich Typ-2-Diabetes verhindern kann, müssten künftig klinische Studien zeigen.

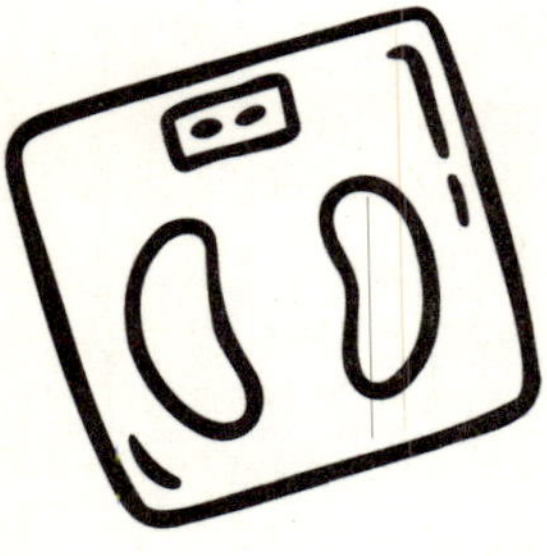

## 296 | Was ist ein ALLERGISCHER HERZINFARKT?

**Krustentiere können der Auslöser sein,** Medikamente oder Wespenstiche. Wenn Patienten darauf allergisch reagieren, kann es in seltenen Fällen sogar zu einem Herzinfarkt kommen. Die Allergie hat dann zu einem Sauerstoffmangel im Herzmuskelgewebe geführt. Mediziner sprechen von einem allergischen Herzinfarkt – oder einem Kounis-Syndrom, benannt nach einem griechischen Kardiologen. Nicht einmal einer von 200 000 Menschen erkrankt daran, so die Schätzungen, genaue Zahlen gibt es nicht. Bei den betroffenen Patienten schütten bestimmte Immunzellen den Botenstoff Histamin aus, was zu einer Entzündung in den Herzkranzgefäßen führt. Mediziner unterscheiden zwei Typen des Kounis-Syndroms: bei gesunden Menschen und solchen mit einer Erkrankung der Herzkranzgefäße. Bei den Gesunden kommt es als Folge der Entzündung vermutlich zu einer krampfartigen Verengung besagter Blutgefäße, was zum Sauerstoffmangel im Herzmuskel führt. Bei jenen mit Vorerkrankung dagegen bildet sich vermutlich ein Blutpfropfen, der die Blutbahn blockiert. In beiden Fällen können Ärzte die Symptome mit dem Wirkstoff Epinephrin gut behandeln. Die Betroffenen sollten aber stets ein Notfallset dabeihaben, um schnell handeln zu können.

## 297 | Bekommen ÜBERGEWICHTIGE MÜTTER übergewichtige TÖCHTER?

**Wenn Eltern zu viel wiegen,** dann kämpfen auch deren Kinder oft mit ihrem Gewicht. So ist gemeinhin der Eindruck. Ob das stimmt, wollte eine Ärztin in England herausfinden. Dafür analysierte sie die Daten einer Langzeitstudie. Die Probandinnen waren in den Jahren 1998 bis 2002 zwischen 20 und 34 Jahre alt gewesen und hatten in diesem Zeitraum ein Kind zur Welt gebracht. Insgesamt wurden Informationen über 240 Mütter sowie ihre Kinder und deren Väter ausgewertet. Bei den Kindern war im Alter von vier, sechs bis sieben sowie acht bis neun Jahren der Anteil des Körperfetts gemessen worden, ebenso der Body-Mass-Index, also das

Verhältnis von Körpergewicht und Körpergröße. Bereits mit vier Jahren war der Anteil des Körperfetts der Töchter tendenziell mit jenem der Mütter assoziiert. Mit zunehmendem Alter trat der Zusammenhang noch deutlicher hervor. Bei einer schweren Mutter war also das Risiko hoch, dass auch die Tochter zu viel wiegen würde. Für die Söhne galt dies allerdings nicht, hier fand sich weder ein Einfluss des Gewichts der Mutter noch des Vaters. Daher wird empfohlen, bei Töchtern übergewichtiger Mütter frühzeitig auf den Anteil des Körperfetts zu achten.

## 298 | Sind wir **HEUTE GESTRESSTER** als noch vor 15 Jahren?

**War früher alles besser?** War das Leben einfacher und weniger stressig als heute? Tatsächlich weiß man aus älteren Studien, dass sich Menschen in den USA und Großbritannien heute psychisch stärker belastet fühlen als noch vor der großen Finanzkrise in den Jahren 2007 und 2008. Doch wie steht es um den Rest der Welt? Wissenschaftler werteten Daten von mehr als 1,5 Millionen Menschen aus 113 Ländern aus. Jahr für Jahr hatte man dort immer dieselben Fragen gestellt: »Denk bitte an den gestrigen Tag. Hast du dir mehrfach Sorgen gemacht, dich ängstlich, wütend oder gestresst gefühlt?« Die statistische Auswertung ergab so etwas wie die globale Fieberkurve der menschlichen Gestresstheit. Und diese Kurve geht seit 2009 Jahr für Jahr nach oben. Damals waren noch 25 Prozent der Befragten gestresst. Heute sind es 31 Prozent. Aber nicht alle gleichermaßen: Jene mit schlechter Bildung und niedrigem Einkommen verbuchten den größten Zuwachs. Fazit: Ja, wir sind heute gestresster als früher. Und die Schere zwischen Arm und Reich scheint auch aus psychologischer Sicht immer weiter auseinanderzugehen.

## 299 | Macht es **DAUERHAFT GLÜCKLICH, KINDER** zu bekommen?

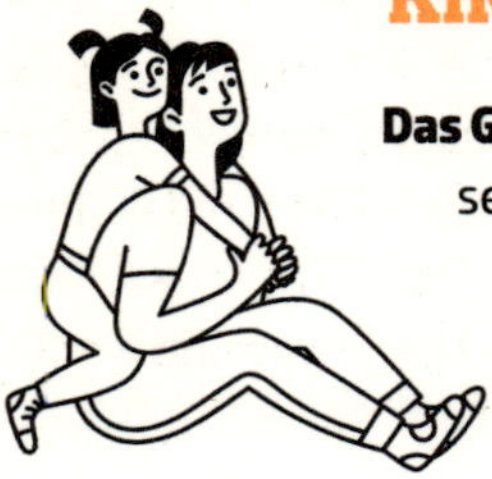

**Das Glück verhält sich wie der Ozean:** Ebbe und Flut wechseln einander ab. Man verliebt sich, man trennt sich, wird mal befördert, mal entlassen. Doch durch all die Gezeiten des Lebens hindurch scheint sich bei jedem Menschen das persönlich empfundene Glück immer wieder auf eine Art Standardmaß einzupendeln. In den 1970er-Jahren machte eine Studie Schlagzeilen, wonach weder ein Lottogewinn diesen Wert dauerhaft verändern kann noch ein Unfall, der einen für immer in den Rollstuhl zwingt. Neuere Studien haben aber gezeigt, dass das nur zum Teil stimmt. Schicksalhafte Unfälle etwa hinterlassen durchaus dauerhafte Spuren mit langfristig verändertem Glücksniveau, ebenso plötzlicher Reichtum. Doch welchen Einfluss hat die Geburt eines Kindes auf unser Glück? Berliner Psychologinnen werteten die Langzeitdaten von mehr als 5500 Eltern aus. Bereits im Jahr vor der Geburt wurden die untersuchten Menschen im Schnitt deutlich glücklicher und erlebten das erste Jahr ihrer Elternschaft in euphorischer Stimmung. Danach sank das Glückslevel immer weiter ab. Fünf Jahre nach der Geburt des Kindes befanden sich die meisten wieder auf demselben Niveau wie zehn Jahre zuvor. Kinder zu bekommen macht also glücklich, aber nicht auf Dauer. Die Gesetze von den Gezeiten des Glücks scheinen sich durch eine Elternschaft nicht außer Kraft setzen zu lassen.

## 300 | HÖREN Frauen AUFMERKSAMER ZU als Männer?

**Um das herauszufinden,** untersuchte ein Forscherteam aus Wisconsin knapp 400 Angestellte verschiedener Unternehmen. Fazit: Wenn es darum ging, den Kern einer gesprochenen Botschaft zu verstehen, schnitten die Frauen erheblich besser ab als die Männer. Auch beim emotionalen Zuhören waren die Frauen überlegen, wobei hier der Unterschied weniger dramatisch ausfiel. Eine andere Studie ergab, dass Männer sich in Gesprächen leichter ablenken lassen als Frauen. Und in einem weiteren Experiment in den USA sahen 1000 Testpersonen ein Video und erhielten anschließend Fragen dazu: Frauen beantworteten 66 Prozent der Fragen richtig, Männer nur 49 Prozent. Trotz allem ist die Sache komplizierter, als die vielen Forschungen vermuten lassen. Zuhören hängt nur in geringem Maße von unserem Geschlecht ab und mindestens ebenso sehr von der sozialen Situation, dem Thema und der Person, die zu einem redet. Dennoch bestätigt eine noch unveröffentlichte Metastudie, dass Frauen in Sachen Zuhören unterm Strich wohl einen leichten Vorteil haben gegenüber Männern.

## 301 | **ZIEHT** unser Leben **VOR DEM TOD** tatsächlich noch einmal **AN UNS VORBEI?**

**Handfeste Beweise dafür haben wir nicht.** Denn wir können Betroffene ja nicht mehr fragen. Immerhin haben einige Menschen, die bereits als klinisch tot galten, aber wiederbelebt werden konnten, von Nahtod-Erfahrungen berichtet. Dazu gehört oft das berühmte »Licht am Ende eines Tunnels« sowie tatsächlich der »Film« des eigenen Lebens. Eine Studie aus dem Jahr 2022 liefert nun eine neue Erklärung für das Phänomen: Forscher machten bei einem 87-jährigen Mann gerade ein EEG – also eine Aufzeichnung der Hirnströme –, als sein Herz aussetzte und er verstarb. So hatten sie genaue Gehirndaten aus jenen Momenten. Tatsächlich zeigte das EEG unmittelbar vor und bis etwa 30 Sekunden nach dem letzten Herzschlag charakteristische Gehirnwellen: Veränderungen in einem spezifischen Frequenzbereich neuronaler Oszillationen, den Gammawellen. Während die Aktivität in anderen Frequenzen abebbte, stieg sie in diesem Bereich um 30 Hertz an, um erst im Laufe von 30 Sekunden dann nachzulassen. Zudem zeigten die Wellen eine starke Kopplung mit den etwa halb so schnell schwingenden Alphawellen, während die Kopplung langsamerer Wellen längst verloren gegangen war. Die Daten lieferten den ersten Nachweis dafür, dass das sterbende Gehirn noch die Fähigkeit zu koordinierter Aktivität besitzt. Bei gesunden Menschen sind solche Aktivitäten festzustellen, wenn sie träumen, sich erinnern oder meditieren.

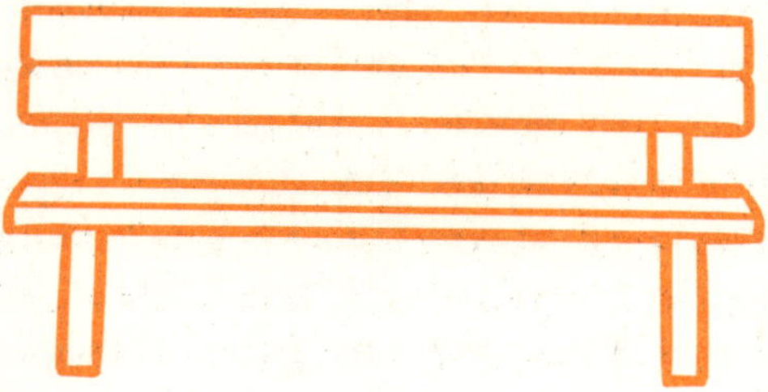

# 302 | Kann ein TEST erkennen, ob Menschen irgendwann an PARKINSON erkranken?

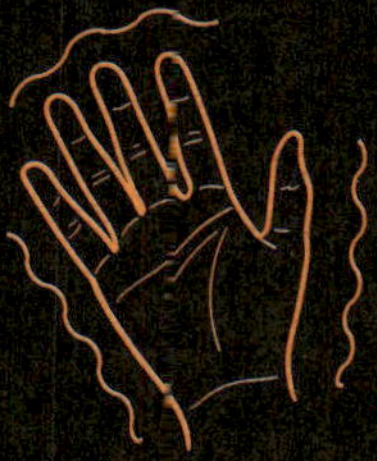

Das könnte künftig tatsächlich möglich sein, noch bevor das Gehirn der betroffenen Person geschädigt ist. Bei Parkinson sterben Zellen der Substantia nigra ab, der schwarzen Hirnsubstanz. Ein Team von Neurologen entwickelte nun ein vielversprechendes neues Testverfahren. Dafür wurde das Hirnwasser untersucht, um darin ein fehlgefaltetes Eiweiß nachzuweisen: Alpha-Synuclein. Dieses Protein reichert sich im Gehirn von Parkinson-Patienten an, was Nervenzellen absterben lässt. Geprüft wurden 1123 Testpersonen. Unter ihnen litten 545 an Parkinson, 51 zeigten Frühsymptome der Erkrankung wie Schlafstörungen oder Geruchsausfälle. 310 weitere hatten genetische Risikofaktoren, bislang jedoch keine Symptome. Die übrigen Teilnehmenden waren gesund und ohne genetische Risikofaktoren. Sie dienten als Kontrollgruppe.

Über eine Rückenmarkspunktion wurde den Probanden Hirnwasser entnommen und auf fehlgefaltetes Alpha-Synuclein untersucht. Der neue Test erkannte fast 88 Prozent der Parkinson-Erkrankungen und schlug auch bei Personen mit Parkinson-Vorstufen an. Die Ergebnisse unterschieden sich jedoch deutlich in den verschiedenen Untergruppen: Bei 97 Prozent der Teilnehmenden mit gestörtem Geruchssinn wies der Test das fehlgefaltete Eiweiß im Hirnwasser nach, jedoch nur bei 63 Prozent der Teilnehmenden mit einer Schlafstörung. Bei Personen mit genetischem Risikofaktor war das Eiweiß mal mehr, mal gar nicht nachweisbar. Das könnte erklären, warum manche Parkinson-Betroffene besser und andere schlechter auf eine Therapie ansprechen, die auf das Protein Alpha-Synuclein abzielt. Die Forscher arbeiten nun an weiteren Testvarianten.

## 303 | Schwächt **SALZIGES ESSEN** das **IMMUNSYSTEM?**

**Viel wurde in den vergangenen Jahren** über den Salzgehalt im Essen diskutiert. Erhöht zu viel Salz den Blutdruck? Ist salzarme Ernährung ebenfalls gesundheitsgefährdend? Ein belgisch-deutsches Team berichtete nun, dass eine salzreiche Kost das Immunsystem möglicherweise wirklich schwächt. Salz bremst bestimmte Immunzellen aus: die regulatorischen T-Zellen. Sind diese einem höheren Salzgehalt ausgesetzt, verschlechtert sich ihr Energiestoffwechsel. Die Kraftwerke der Zellen, die Mitochondrien, produzieren dann weniger Energie, was die Funktion der Immunzellen stört. Regulatorische T-Zellen dienen unter anderem dazu, überschießende Immunreaktionen des Körpers zu dämpfen. Können die Immunzellen ihre Aufgabe nicht mehr erfüllen, drohen Autoimmunerkrankungen und Entzündungen. Tatsächlich ähnelten bei der Untersuchung die regulatorischen T-Zellen nach hohem Salzkonsum jenen von Patienten, die an einer Autoimmunerkrankung leiden. Die Zellen spielen auch bei Herz-Kreislauf-Erkrankungen oder Krebs eine Rolle.

## 304 | Macht es **GLÜCKLICH,** ein **FUSSBALLFAN** zu sein?

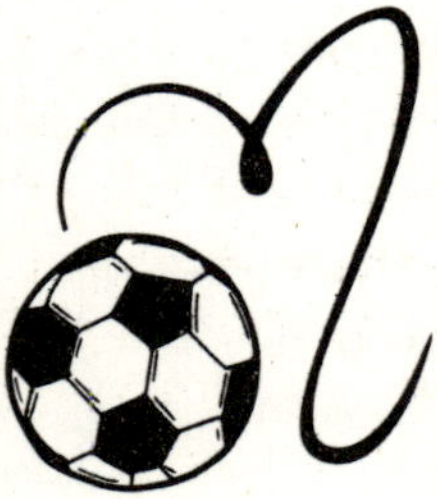

**Ist man zum Beispiel Fan von Bayern München** und die Mannschaft gewinnt, dann macht das vermutlich sehr glücklich. Verliert sie aber, ist man sicher eher unglücklich. In den 1990er-Jahren kamen Forscher beispielsweise zu dem Ergebnis, dass männliche Fans unmittelbar nach einer Niederlage ihres Teams rund ein Viertel weniger Testosteron im Körper haben als noch direkt vor dem Anpfiff. Das hat Folgen: Neun Monate nach einer Heimniederlage sinkt die Geburtenrate in der Stadt, aus der das Team stammt. Die Zahl der Straftaten steigt dagegen kurzzeitig an.

Dennoch: Seit rund 30 Jahren zeigen Untersuchungen wieder und wieder, dass Menschen überdurchschnittlich glücklich sind, wenn sie sich stark mit einem Sportteam identifizieren. Sie fühlen sich weniger einsam und ziehen aus ihrer Anhängerschaft ein erhöhtes Selbstwertgefühl. Dafür gibt es eine Reihe von Erklärungen. In der Regel sind Sportfans Teil einer sichtbaren Gruppe. Nicht selten kümmern und sorgen sie sich umeinander. Spiele zu verfolgen, verschafft auch regelmäßige Flow-Erlebnisse – sei es beim Stadionbesuch oder auch nur auf der Website des favorisierten Teams. Sportfans haben zudem überdurchschnittlich stark das Gefühl, ein sinnvolles Leben zu führen. All diese Faktoren tragen zu einem glücklichen Leben bei. Besonders ausgeprägt ist der Effekt offenbar für Fans heimischer Vereine. Wer zum Beispiel aus Köln kommt, scheint aus psychologischer Sicht davon zu profitieren, Fan des FC Köln zu sein. Für das Glücksgefühl der zahlreichen auswärtigen Fans von Bayern München sorgen dagegen wohl eher die vielen Siege.

## 305 | Haben Menschen mit HANDICAP ein Recht auf eine BARRIEREARME WOHNUNG?

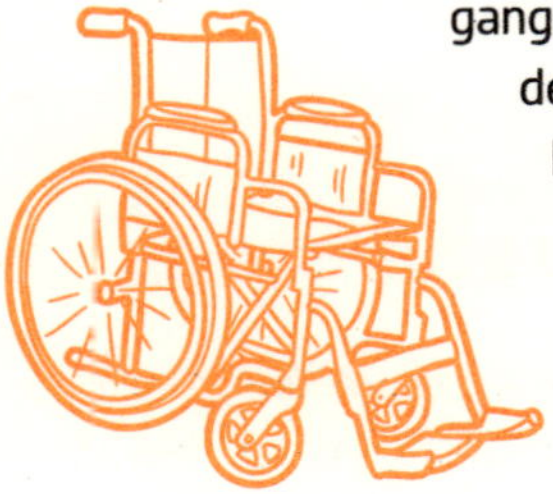

**Personen, die nicht gut zu Fuß sind,** wollen und müssen trotzdem am öffentlichen Leben teilhaben können. Ein barrierefreier Zugang zur Wohnung ist dafür eine wichtige Voraussetzung, denn mit Gehhilfe oder Rollstuhl wird jede Treppe zum Hindernis. Forscher des Deutschen Zentrums für Altersfragen (DZA) wollten daher wissen, wie viele ältere Menschen mit Mobilitätseinschränkungen in Wohnungen leben, die sie stufenlos erreichen können. Das Ergebnis ist ernüchternd: Es sind nur 23 Prozent der über 65-Jährigen. Und: Je niedriger das Einkommen, desto schlechter ist die Versorgung, denn häufig sind barrierearme Wohnungen teurer als andere. Zugleich ist die Nachfrage hoch und das Angebot deutlich geringer.

Die Bundesregierung stellt zwar über die staatliche Förderbank KfW einen zinsgünstigen Kredit für den Einbau von Liftern und Aufzügen und anderes bereit. Doch Umbauten benötigen die Zustimmung der Vermieter oder der Eigentümergemeinschaft, und Kosten für den Einbau müssen selbst getragen werden. Vielen älteren Menschen bleibt daher nur eine Option: zu lernen, auch mit Geh-Einschränkungen Treppen zu überwinden.

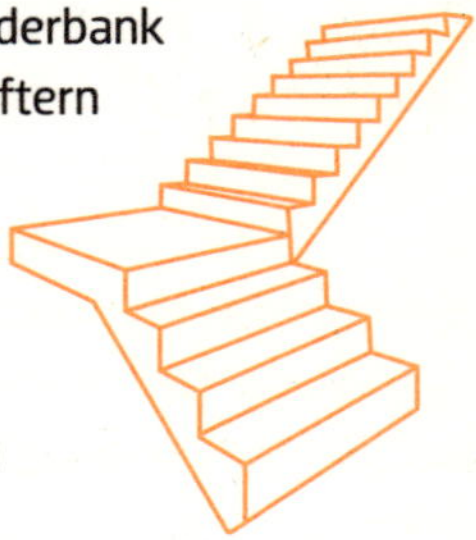

## 306 | Wie helfen MODERNE GEHIRN-IMPLANTATE Gelähmten?

**Früher hätte man gesagt, es ist ein Wunder:** Mehr als zehn Jahre lang konnte der Niederländer Gert-Jan Oskam seine Beine kaum noch bewegen. Bei einem Motorradunfall hatte er sich das Rückenmark verletzt und erlitt eine Querschnittlähmung ab der Hüfte. Doch jetzt kann er wieder laufen, zumindest ein paar Schritte. Ermöglicht haben ihm das elektronische Implantate, die ihm in der Hochschule von Lausanne operativ eingepflanzt wurden: eins in den Kopf und eins ins Rückenmark. Mittels eines Computers, den Oskam in einem Rucksack trägt, verbinden sich die beiden miteinander und überbrücken so den verletzten Nervenstrang. Dabei muss der Computer die Signale, die das Gehirn aussendet, analysieren und in Signale übersetzen, mit denen die Muskeln in den Beinen stimuliert werden und die er am Ende weiterleitet. Und das alles in Echtzeit. Doch es funktioniert: Schon kurz nach der Operation konnte Gert-Jan Oskam mithilfe des Systems die ersten Schritte gehen. Dass sich seine Beweglichkeit seither auch bei ausgeschaltetem Gerät verbessert hat, lässt darauf schließen, dass die Apparatur zu einer Regeneration des Nervensystems insgesamt geführt hat. Noch ist das Wunder von Lausanne jedoch ein Einzelfall.

## 307 | Führen BAKTERIEN zum Entstehen einer ENDOMETRIOSE?

**So häufig die Endometriose** – eine Unterleibserkrankung, bei der die Gebärmutterschleimhaut wuchert – auch ist, erforscht wurde sie bislang nur unzureichend. Doch vor wenigen Jahren meldeten Forscher aus Japan, dass dabei Bakterien eine wichtige Rolle spielen könnten. Sie untersuchten die Gebärmutterschleimhaut von 155 Frauen: Bei 64 Prozent der Patientinnen mit Endometriose fanden sie Fusobakterien, bei gesunden Frauen dagegen nur in 10 Prozent der Proben. Die Wissenschaftler erklären auch, welchen Einfluss die Bakterien auf die Schleimhaut haben könnten: Eine Infektion mit den Erregern führte zu Veränderungen inaktiver Bindegewebszellen. Diese verhielten sich dann wie Zellen, die der Wundheilung dienen und dafür sorgen, dass sich Narben bilden. Als die Forscher in einem Experiment Mäusen die Fusobakterien spritzten, verstärkten sich deren Gewebeveränderungen in der Gebärmutterschleimhaut.

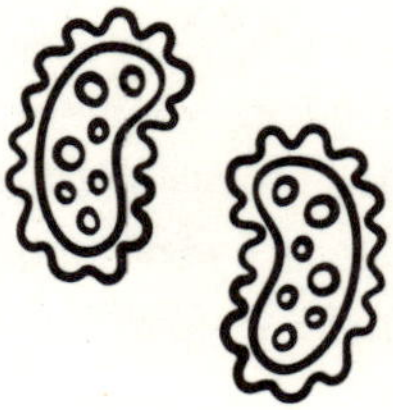

Gaben sie den Nagern Antibiotika, besserte sich der Zustand der Tiere. Wenn sich die Studie bestätigt, können womöglich Antibiotika also künftig eine Therapiemöglichkeit für Endometriose-Patientinnen darstellen.

## 308 | Warum ESSEN viele Menschen unter Stress FETTIGES oder SÜSSES?

**Viele Menschen greifen bei Stress nach Schokolade oder Pommes.** Aber warum? Das untersuchten australische Forscher an Mäusen. Zunächst beobachteten sie, wie sich ihr Fressverhalten unter Stress verändert. Sie setzten die Mäuse jeden zweiten Tag eine Stunde lang in einen Käfig, dessen Boden mit kaltem Wasser benetzt war. Die gestressten Tiere fraßen nun deutlich mehr fettreiches Futter als Artgenossen im trockenen Käfig. Sie nahmen im Lauf der Studie daher doppelt so viel an Gewicht zu. Auch tranken gestresste Mäuse in einem zweiten Experiment viel mehr gesüßtes Wasser als die Kontrollgruppe.

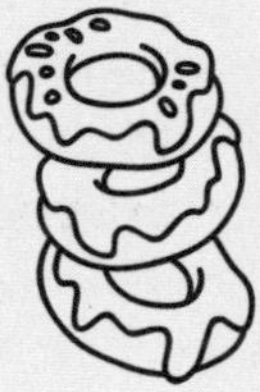

Zusätzlich sahen sich die Forscher an, welche Hirnbereiche bei den Nagern besonders aktiv waren – oder inaktiv. Sie beobachteten, dass ein bestimmtes Hirnareal im Zwischenhirn, die laterale Habenula, bei den gestressten Mäusen inaktiv war. Jener Hirnbereich ist daran beteiligt, das Belohnungssystem zu dämpfen und damit die Tiere davor zu schützen, zu viel zu fressen. Bei den gestressten Tieren fiel diese Essensbremse also aus, sodass die Nager mehr fraßen – und zwar vor allem fettreiche oder süße Nahrung, die das Belohnungssystem aktiviert. Auch wenn sich Tierversuche natürlich nur bedingt auf Menschen übertragen lassen: Bahnt sich eine belastende Phase an, ist es vermutlich ratsam, Chips, Schokolade oder Cola gar nicht erst einzukaufen.

# 309 | Fühlen wir uns *besonders attraktiv,* wenn wir *Single* sind?

Dating funktioniert wie der Handel mit Gebrauchtwagen. So zumindest sehen das viele Fachleute. Marke, Modell, Baujahr, Kilometerstand, Innenausstattung, Unfallschäden – all das bestimmt den Preis. Doch wie ermittelt man den »Marktwert« eines Menschen beim Flirten und Verlieben? Die Forschung hat dazu ein paar objektive Kriterien ermittelt: Große, reiche Männer haben zum Beispiel mehr Erfolg als kleine, arme Männer. Bei Frauen hilft es, jung und schlank zu sein und ein symmetrisches Gesicht zu haben. Bauch, Beine, Po spielen auch eine Rolle.

Doch wenn es quasi um den »Gesamtwert« geht, registrieren Fachleute Erstaunliches. So ergab eine kanadische Studie, dass die Datingvorlieben von Männern wenig mit der Attraktivität der Frauen zu tun haben. Wichtiger scheint zu sein, für wie attraktiv sie sich selbst halten. Inzwischen ist es nicht unüblich, einfach zu fragen: »Wenn du Single wärst, wie einfach wäre es für dich, jemanden für eine Langzeitbeziehung oder ein kurzes Verhältnis zu finden?« Mit dieser Methode hat sich jetzt ein Forschungsteam die Daten von fast 4000 Menschen aus 41 Ländern angesehen. Heraus kam: Wer in einer festen Beziehung lebt, schätzt die eigene Attraktivität höher ein als ein Single. Wir fühlen uns also weniger attraktiv, sobald wir Single sind. Eine andere Studie hat aber auch entdeckt: Unattraktiv finden sich vor allem Singles, die Angst davor haben, allein zu bleiben. Darin steckt eine gewisse Ironie. Wer allein ist und das ändern möchte, hat es vermutlich schwerer, eine neue Liebe zu finden. Umgekehrt: Wer glücklicher Single ist, wird womöglich nicht lange Single bleiben.

## 310 | Sind JUNGE MENSCHEN heutzutage NARZISSTISCHER als früher?

**Narzissmus wird oft für eine Art Krankheit gehalten.** Man sagt, der andere sei »ein Narzisst« und meint damit: »Der ist krankhaft egozentrisch und selbstverliebt.« Doch kann es sein, dass junge Menschen heutzutage selbstbezogener sind als frühere Generationen? Tatsächlich hat eine ältere Studie gezeigt, dass der Narzissmus junger Menschen von 1982 bis 2009 kontinuierlich angestiegen ist – zumindest in westlichen Industrieländern. Doch nach der weltweiten Finanz- und Wirtschaftskrise hat sich das Bild offenbar wieder gewandelt: Bei einer aktuellen Langzeitstudie kam heraus, dass Jugendliche und junge Erwachsene seit den späten Nullerjahren immer weniger narzisstisch geworden sind. Die Werte liegen heute wieder auf dem Niveau der 1980er- und 1990er-Jahre. Das ist erstaunlich. Denn auch die jungen Leute selbst glauben, heute höhere Ansprüche zu stellen und selbstbezogener zu sein als frühere Generationen.

Die Erklärung für all das liefert eine weitere neue Langzeitstudie. Anhand eines Fragebogens wurden die Narzissmuswerte von mehr als 230 Probanden ermittelt – und zwar zuerst im Alter von 18 und dann noch einmal im Alter von 41 Jahren. Erstaunliches Ergebnis: Sämtliche Werte gingen mit höherem Alter deutlich zurück. Die allermeisten Menschen sind demnach mit 41 viel weniger narzisstisch als noch mit 18. Junge Menschen haben also schon immer geglaubt, dass ihnen die Sonne aus dem Hintern scheint. Das Leben lässt uns reifen. Wir vergessen dabei den Hochmut früherer Tage – und betrachten »die Jugend von heute« mit Kopfschütteln.

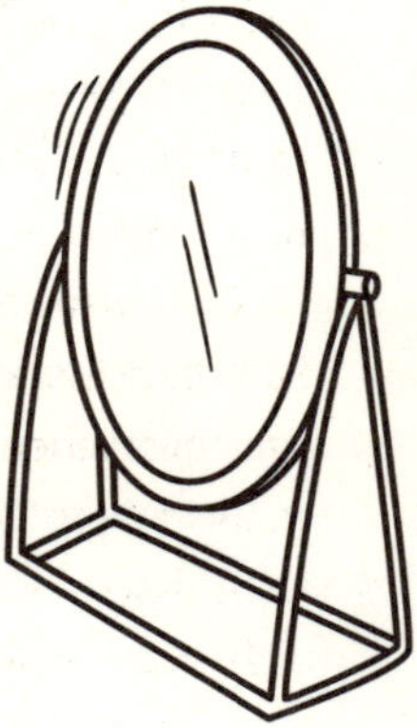

## 311 | ERKRANKEN heute mehr JUNGE MENSCHEN an KREBS als früher?

**Eigentlich gilt Krebs als eine Erkrankung des Alters.** Mit den Jahren spürt der Körper Mutationen in Zellen nicht mehr so zuverlässig auf. Sterben die veränderten Zellen nicht rechtzeitig ab, können daraus Tumoren entstehen. Daher ist zunächst überraschend, was ein internationales Forschungsteam berichtet: Nicht bei den Alten, sondern unter jüngeren Menschen (bis 50 Jahre) ist von 1990 bis 2019 das Krebsrisiko um 79,1 Prozent gestiegen. Die Forscher analysierten dafür Daten aus 204 Ländern. Vor allem die Krebsleiden in Brust und Lunge, Magen und Dickdarm haben in dieser Altersgruppe zugenommen. Besonders stark war der Anstieg bei bösartigen Tumoren der Prostata und des Rachenraums. Und das vornehmlich in Ländern mit mittlerem und hohem Einkommen. Woran das liegen könnte? Der westliche Lebensstil wird als wichtiger Faktor angesehen: Die Menschen ernähren sich ungesund, bewegen sich zu wenig und sind oft übergewichtig. Auch der Konsum von Alkohol und Tabak spielt eine Rolle. Aber auch wenn die Anzahl der Krebserkrankungen unter jüngeren Menschen stark zugenommen hat, nahm die Rate der Todesfälle durch Krebs nur um 27,7 Prozent zu. Das liegt nicht zuletzt daran, dass sich Krebsleiden heute häufiger erfolgreich behandeln lassen.

## 312 | Kann **MUSIK** Schmerzen bei **BABYS** lindern?

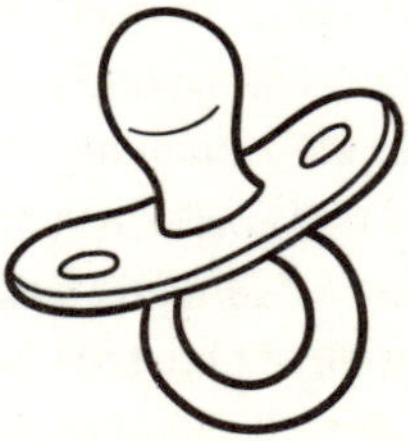

**Die Frage, wie Neugeborenen** das Ankommen im Leben erleichtert werden kann, beschäftigt die Medizin seit vielen Jahren. Nun hat ein Team aus New York beobachtet, dass Babys deutlich weniger auf Schmerzreize reagieren, wenn sie Musik hören. Sie sahen sich die Schmerzreaktionen der Babys an, wenn diesen bei Routinetests aus der Ferse Blut entnommen wurde. Die Wissenschaftler teilten 100 Neugeborene nach dem Zufallsprinzip in zwei Gruppen auf. Die eine Hälfte hörte 20 Minuten vor dem Einstich bis fünf Minuten danach das beruhigende Schlaflied »Deep Sleep«. Die andere Hälfte hörte keine Musik. Die behandelnden Ärzte und Ärztinnen wussten nicht, welche der Kinder das Lied hörten und welche nicht, sie trugen schalldichte Kopfhörer. Anhand eines Standardverfahrens lasen sie das Schmerzempfinden der Babys an deren Mimik ab: ob sie weinten, wie sie atmeten, ob sie ihre Gliedmaßen bewegten. Die Babys mit dem Schlaflied erreichten einen Wert von vier auf der Schmerzskala, die ohne Musik dagegen den maximalen Wert von sieben. Eine Minute nach der Blutentnahme sank der Wert bei den Babys mit Musik schon wieder auf null, bei den anderen lag er noch bei 5,5. Daher sollte diese einfache und kostengünstige Maßnahme künftig in möglichst vielen Kliniken eingesetzt werden.

## 313 | IN WELCHEM ALTER sind wir AM GLÜCKLICHSTEN?

**Wenn Forscher die Lebenszufriedenheit** vieler Menschen über einen langen Zeitraum verfolgen, stoßen sie auf bemerkenswerte Muster. Ältere Studien haben zum Beispiel ergeben, dass unsere persönliche Glückskurve oft aussieht wie ein auf den Kopf gestelltes U. Wir sind unglücklich in der Pubertät, dann steigt unsere Zufriedenheit mit jedem Jahr – um im Rentenalter wieder nach unten zu gehen.

Jetzt hat eine Forschungsgruppe die wichtigsten vorliegenden Untersuchungen zu einer Metastudie zusammengefasst und dabei die Daten von mehr als 460 000 Menschen aus 32 Ländern ausgewertet. Im Durchschnitt, so das Ergebnis, sind wir im Alter von neun Jahren am glücklichsten. Bis wir 16 sind, nimmt unsere Zufriedenheit ab, um sich danach langsam, aber messbar wieder zu erholen, bis wir knapp über 70 Jahre sind. Danach geht unsere Zufriedenheit wieder zurück bis ins hohe Alter. Einfacher liegen die Dinge, wenn es um unsere positiven Gefühle geht. Auch hier sind wir mit neun Jahren am glücklichsten – von da an geht es stetig und steil abwärts, solange wir leben. Einen gegenläufigen Effekt gibt es bei den negativen Gefühlen: Zwischen 9 und 22 geht es ein bisschen auf und ab. Danach nehmen die negativen Gefühle von Jahr zu Jahr ab, bis wir etwa 60 Jahre alt sind, und anschließend wieder leicht zu. Nach der Pubertät beschreibt unsere Glückskurve also tatsächlich so etwas wie ein umgedrehtes U. Aber so glücklich wie in der Kindheit werden wir in der Regel nie wieder.

## 314 | Wie können wir ANDEREN HELFEN, wenn es ihnen SCHLECHT geht?

**Jemand lässt uns nicht mitspielen – wir sind traurig.** Unsere Bewerbung wird abgelehnt – wir sind enttäuscht. Dann schlägt die Stunde guter Freunde. Doch welche Worte können diese dabei am besten wählen? Oft sagen sie uns, wir sollten erst einmal »runterkommen«. Eine Studie hat ergeben: Das funktioniert überhaupt nicht. Wir fühlen uns unverstanden und regen uns nur noch mehr auf. Kürzlich hat eine Emotionspsychologin andere Strategien unter die Lupe genommen. Unschlagbar trostreich ist demnach eine sogenannte Affirmation. Freunde sagen: »Das klingt wirklich schwierig« – und zeigen damit, dass sie uns verstehen. Noch besser wird es dann mit einer zweiten Stufe der Unterstützung: Die Freunde helfen uns, die Situation mit anderen Augen zu sehen. Für solch eine »soziale Neubewertung« gibt es mehrere Techniken. Besonders effektiv ist die »zeitliche Distanzierung«. Die Freunde sagen: »Jetzt bist du traurig. Was meinst du: Wie wirst du dich in einem Jahr fühlen?« Doch wer spricht auf welche Strategie gut an? Besonders gut reagieren wir auf Techniken, mit denen wir selbst unsere Freunde trösten würden. Interessant: Wie wir uns in einem Jahr fühlen, können wir uns natürlich auch selbst fragen. Tatsächlich klappt es aber viel besser, wenn ein Gegenüber uns diese Frage stellt. Soziale Neubewertungen besitzen dann offenbar eine Langzeitwirkung.

## 315 | Entscheidet UNSER PARTNER, wie gut wir SCHLAFEN?

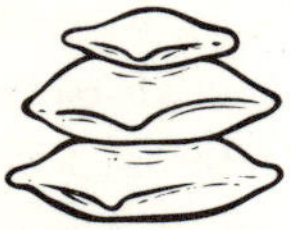

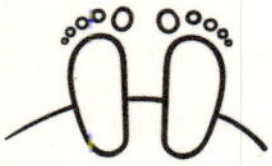

**Zwischen Partnerschaft und Schlafqualität** gibt es einen Zusammenhang. Eine Untersuchung ergab: Je zufriedener die Probanden mit ihrer Ehe oder Liebesbeziehung sind, desto friedlicher ist ihr Schlaf. Andere Studien sind noch genauer. Demnach schlafen wir besser, wenn wir unserem Partner mehr von unseren Sorgen erzählen und uns unterstützt fühlen. Wenn's häufiger Streit gibt, schlafen wir schlechter. Aber nicht immer scheinen beide Partner von diesen Effekten zu profitieren. Manchmal schüttet einer dem anderen sein Herz aus – und schlummert danach wie ein Murmeltier. Der andere jedoch findet danach im Bett keine Ruhe. Und: Männer schliefen den Studien nach besser, wenn nach einer Paartherapie die Beziehung harmonischer wurde, Frauen aber nicht. Umgekehrt hat die Qualität unserer Nachtruhe auch einen Einfluss auf unsere Beziehung: Wir erwachen nach schlechten Nächten mit mieser Laune, die wir dann am Partner auslassen. Fazit: Ja, unser Partner entscheidet mit, wie gut wir schlafen. Doch unser Schlaf entscheidet auch mit darüber, wie gut unsere Beziehung läuft.

## 316 | Ist SPORT auf LEEREN MAGEN gefährlich?

**Das Frühstück ausfallen lassen,** um beim anschließenden Ausdauersport abzunehmen: Das ist eine Theorie, für die eindeutige Beweise noch fehlen. Sie folgt der Logik, dass die Energie zum Frühsport aus den Fettzellen und

Kohlenhydraten gewonnen wird und nicht aus der kurz zuvor eingenommenen Nahrung. Wer in der Früh jedoch Kraftsport treibt und Muskeln aufbauen möchte, sollte vorher auf jeden Fall etwas essen, möglichst Proteine. Denn sonst ist morgens der Blutzuckerspiegel noch sehr niedrig, es drohen Müdigkeit und sogar Benommenheit, unter Fachleuten als »Bonking« bekannt. Ein leicht verdaulicher Snack reicht aus, wenn ein Kurz-Training bis zu einer halben Stunde geplant ist. Geht das Training doppelt so lang, sind Früchte und Müsliriegel empfehlenswert. Dauert es über eine Stunde, empfiehlt sich eine größere Mahlzeit, die zwei bis vier Stunden vor dem Training liegen sollte, obwohl man dann sehr früh aufstehen müsste. Wenn, dann sollte sie reich an Kohlenhydraten und Proteinen sein. Empfohlen werden zum Beispiel fettarmer griechischer Joghurt mit Beeren, ein kleiner Salat mit Hühnchen oder gehackter Hafer. Ob und wie viel man vor dem Training isst, hängt also von der Intensität ab. Auch was und wann gegessen wird, ist wichtig. Was aber keinesfalls wegfallen darf, ist: genug zu trinken.

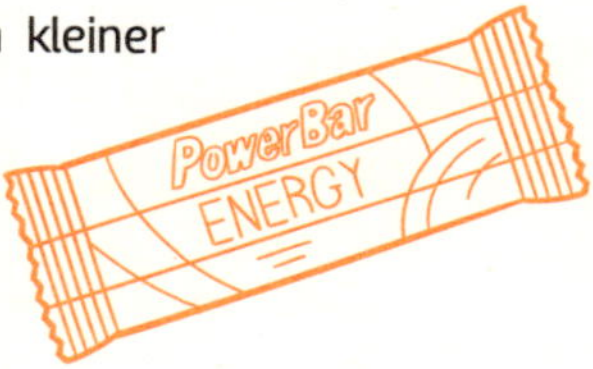


## 317 | Treten **HERZINFARKTE** an bestimmten **WOCHENTAGEN** häufiger auf?

**Ja, das ist so.** Und zwar montags, wie eine Studie von 2023 zeigt, die Daten von über 10 000 Herzinfarkten in Irland ausgewertet hat. Sie untersuchte das Auftreten sogenannter ST-Hebungsinfarkte, die schwerwiegende Schäden an den Herzkranzgefäßen verursachen und ohne Notfallhilfe tödlich verlaufen können. Montags wurden durchschnittlich 13 Prozent mehr ST-Hebungsinfarkte registriert als an anderen Wochentagen. Auch sonntags traten mehr Fälle auf, als zu erwarten gewesen wären. Ein vergleichbares Muster zeigt sich auch bei Schlaganfällen. Über die Gründe existieren verschiedene Theorien. Eine besagt, dass Betroffene bereits am Wochenende Symptome spüren, jedoch den Notfallruf scheuen und erst am Montag in einer Praxis erscheinen. Eine andere Theorie basiert darauf, dass für Berufstätige montags die Arbeitswoche beginnt. Sie müssen dann ihren Biorhythmus wieder einem für sie unnatürlichen Schema unterwerfen. Das setzt ihren Körper unter Stress, wodurch das Hormon Kortisol ausgeschüttet wird. Ein erhöhter Kortisolspiegel wiederum steigert das Risiko, einen Herzinfarkt zu erleiden.

# 318 | Essen oder Musik – was weckt MEHR spontane Erinnerungen?

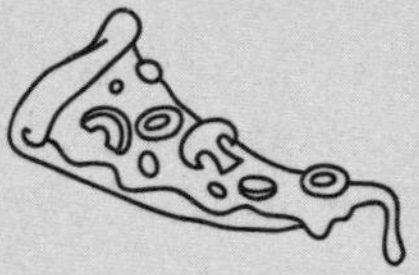

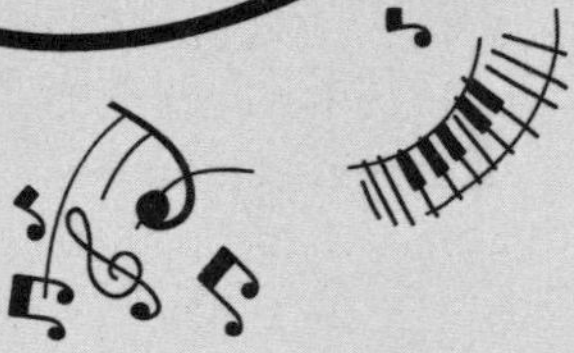

Der Psychologie der Erinnerung verdanken wir eine der größten Textpassagen der Weltliteratur: In Marcel Prousts Roman »Auf der Suche nach der verlorenen Zeit« isst der Held ein Gebäck, eine Madeleine, die er in Lindenblütentee getaucht hat. Dabei empfindet er »ein unerhörtes Glücksgefühl« und erinnert sich an schöne Momente seiner Kindheit. Können Speisen uns tatsächlich in die Vergangenheit beamen? Sogar besser als Musik? 78 Personen notierten für eine Studie vier Tage lang alle Momente, in denen Musik oder Essen Erinnerungen in ihnen wachriefen. Und tatsächlich lösten bestimmte Lebensmittel plötzliche, »unfreiwillige Erinnerungen« aus – wie in Prousts Roman. Bei älteren Menschen wurde zudem ein »Reminiszenz-Effekt« registriert, der besagt, dass wir uns besonders oft an Momente erinnern, in denen wir zwischen 10 und 30 Jahre alt waren.

Doch wie schnitt im Vergleich dazu die Musik ab? Immerhin weiß man schon lange, dass sie sogar bei Alzheimerpatienten verschüttete Erinnerungen zutage fördern kann. Tatsächlich sorgte Musik für deutlich mehr und persönlich bedeutsamere Erinnerungsmomente. Die Psychologen glauben: Das könnte damit zusammenhängen, dass wir uns beim Essen meist auch aufs Essen konzentrieren, Musik dagegen »nebenbei« hören. Das Erinnerungsduell zwischen Musik und Essen endet also mit einer Art Unentschieden.

## 319 | Macht Stress uns **IMPULSIVER?**

**Stress ist ein subjektives Phänomen:** Wenn die einen noch gelassen bleiben, sind die anderen schon voller Aufregung. Doch ausgelöst wird die Empfindung von Überlastung oft durch denselben Schlüsselgedanken: »Das schaffe ich nicht!« Manchmal hält dieser Zustand nur wenige Minuten an, manchmal mehrere Wochen. Aber wie verändert er unser Verhalten? Macht er uns impulsiver? Knifflige Frage! Denn Impulsivität hat gleich vier entscheidende Facetten. Wer impulsiv ist, folgt verstärkt seinen momentanen Emotionen, denkt nicht mehr über sein Handeln nach, gibt schnell auf und sucht mit Eifer nach dem nächsten Kick. Fördert Stress diese Verhaltensmuster? Kann er alle vier Facetten der Impulsivität befeuern oder nur einige davon? Oder treibt er uns gar nicht zum unüberlegten Handeln? 362 Studenten wurden über ein halbes Jahr verteilt mehrere Fragebögen vorgelegt. Die Antworten ergaben, dass sie unter Belastung verstärkt ihren akuten negativen Gefühlen folgten. Zudem litt bei dauerhaftem Stress ihr Durchhaltevermögen.
Aber: Sie dachten trotz Stress über die Konsequenzen ihres Handelns nach und suchten nicht eifriger nach dem nächsten Kick. Macht Stress uns also impulsiver? Die Antwort lautet: ja und nein.

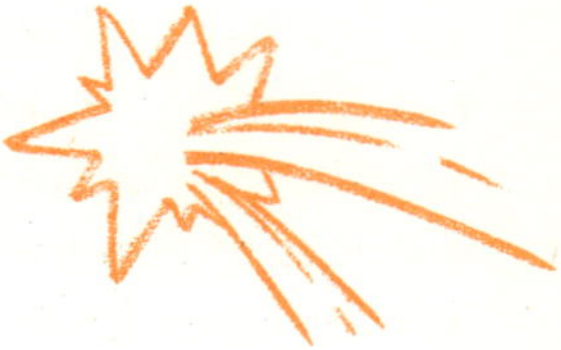

## 320 | Welche Symptome hat eine **NETZHAUTABLÖSUNG?**

**Oft löst sich die Netzhaut im Auge völlig unbemerkt.** Nichts lässt die Betroffenen erahnen, dass sie womöglich ihr Augenlicht verlieren. Aber es gibt Warnzeichen: Lichtblitze im Blick zum Beispiel, ein Schwarm schwarzer Punkte oder ein dunkler Vorhang. Auch schränkt sich das Gesichtsfeld ein. Die Netzhaut, jene Schicht aus Sinneszellen, nimmt Lichtreize auf und leitet sie über den Sehnerv ans Gehirn. Unsere Hirnzellen setzen dann ein Bild zusammen. Die benachbarte Aderhaut versorgt die Netzhaut mit Nährstoffen – normalerweise. Löst sich aber die Sehschicht ab, bleibt diese Versorgung aus und die Sinneszellen funktionieren nicht mehr richtig. Löst sich die Netzhaut im oberen Bereich ab, taucht von unten nach oben ein dunkler Schatten auf. Hebt sich die Schicht dagegen im unteren Bereich, bildet sich eine Art schwarzer Vorhang von oben nach unten. Bei den Lichtblitzen spielt vermutlich der Glaskörper des Auges eine Rolle. Und ein Schwarm an schwarzen Punkten wiederum spricht dafür, dass kleine Blutgefäße der Netzhaut verletzt sind. Einer von 10 000 Menschen erkrankt jedes Jahr an einer Netzhautablösung, vor allem in mittlerem oder höherem Alter. Betroffene müssen sofort operiert werden, Risse oder Löcher lassen sich etwa mit einem Laser verschließen. Ohne Behandlung droht die Erblindung.

## 321 | Brauchen auch Erwachsene SPIELPLÄTZE?

**Kinder müssen spielen und toben,** dann sind sie gut drauf und entwickeln sich gesund. Aber auch Erwachsene profitieren vom Klettern, Hangeln und Balancieren. Solche spielerischen Aktivitäten machen den Kopf frei und bringen den Kreislauf in Schwung – ein echtes Anti-Stress-Rezept also, das altersunabhängig funktioniert. Aus dem Grund finden sich in Stadtparks oder auf öffentlichen Plätzen seit einiger Zeit immer öfter robuste »Spielgeräte« für Erwachsene. Ursprünglich stammt die Idee aus China: Während sich die westliche Welt die Laufschuhe zur Joggingrunde im Alleingang schnürte, trafen sich chinesische Großstadtrentner bevorzugt gemeinsam zur »Spielzeit« an öffentlichen Geräten. Inzwischen gilt das Erwachsenensegment auch bei Spielplatzentwicklern im Westen als Zukunftsmarkt. Zahllose neue Spielplätze dieser Art wurden in den vergangenen Jahren rund um den Globus realisiert, meist mit öffentlichen Mitteln; Stichwort: Kampf gegen Übergewicht und Bewegungsmangel. Und die unaufdringlichen Gratisangebote kommen gut an. Der neueste Clou in dem Bereich dürften Erwachsenen-Schaukeln sein. Im hessischen Rotenburg an der Fulda wurde vor drei Jahren stolz der erste »Schaukelwald« Deutschlands präsentiert.

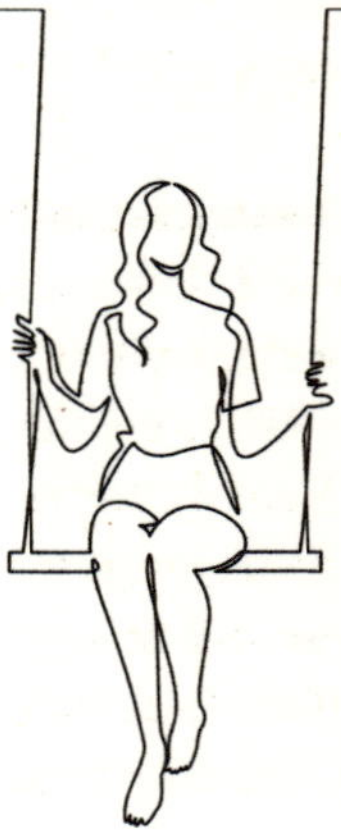

## 322 | Was bringt **ZINK** bei **ERKÄLTUNGEN**?

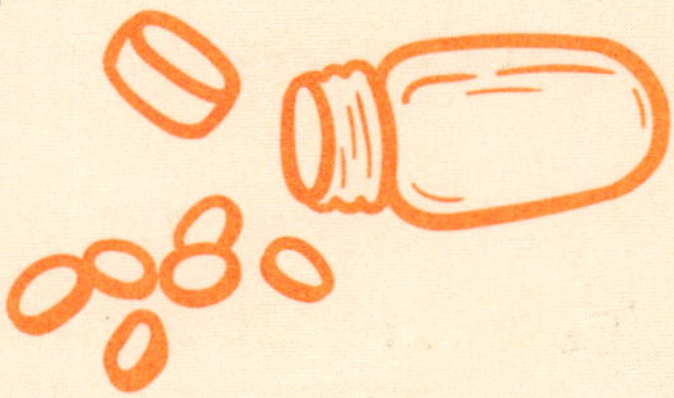

**Der Körper kann es nicht herstellen,** und dennoch ist es lebenswichtig. Eine Studie ergab vor Jahren, dass hoch dosiertes Zink von 75 Milligramm oder mehr pro Tag die Dauer einer Erkältung um mehr als ein Drittel verkürzte, wenn es die Patienten in den ersten 24 Stunden nach Beginn der Symptome einnahmen. Allerdings liegt die in Deutschland empfohlene Tagesdosis bei maximal 25 Milligramm. Außerdem schlucken die meisten Menschen hierzulande ihre Zinkpräparate, was nachweislich nutzlos ist, weil das Spurenelement über die Schleimhaut aufgenommen werden muss, um seine Wirkung zu entfalten. Doch die Studienlage ist sehr durchwachsen. Viele Nahrungsmittel enthalten Zink: Rind- und Schweinefleisch beispielsweise, auch Milchprodukte und Eier, Nüsse, Sojabohnen oder Weizenkeime. Eine Analyse des Bundesinstituts für Risikobewertung ergab, dass Menschen in Deutschland meist mehr als genug Zink über die Nahrung aufnehmen. Nur alte Menschen zum Beispiel, Schwangere oder Patienten mit chronischen Darmerkrankungen brauchen es manchmal zusätzlich. Ein gesunder Mensch jedoch, der sich ausgewogen ernährt, nimmt genügend Zink auf, um die Funktion seines Immunsystems sicherzustellen.

## 323 | Warum gibt es jetzt mehr **SCHWANGERSCHAFTSABBRÜCHE**?

**Die Zahl der Schwangerschaftsabbrüche steigt jedes Jahr kontinuierlich.** Frauenärztinnen und -ärzte haben diesen Trend befürchtet, denn immer weniger Frauen verhüten hormonell. Sie fürchten zum Beispiel Einflüsse der Medikamente auf ihre Stimmung und ihre Lust. In der Folge hat das Kondom hierzulande die Pille als Verhütungsmittel Nummer eins abgelöst. Dadurch nehmen jedoch die ungeplanten Schwangerschaften zu. An sich sind Kondome sehr sicher, werden aber oft mit fragwürdigen Zyklus-Apps kombiniert, berichtet die Ärztliche Gesellschaft zur Gesundheitsförderung. Sprich: Bei grünem Licht in der App wähnen sich Paare in Sicherheit – und verwenden kein

Kondom. Aber die fruchtbaren Tage einer Frau weichen häufig von rechnerisch ermittelbaren Werten ab. Die Fachgesellschaften warnen deshalb, dass die Zyklus-Apps äußerst unsicher sind und ungewollte Schwangerschaften begünstigen. Aus der Schweiz war der Trend zu mehr Abbrüchen schon bekannt, Portugal, Finnland und Spanien erleben dieselbe Entwicklung.

## 324 | Ist es UNGESUND, seine Gefühle zu UNTERDRÜCKEN?

**Neid, Ekel, Trauer, Wut oder Scham** können sich ausgesprochen mies anfühlen. Was tun wir, wenn sie uns überfallen? Oft unterdrücken wir sie, doch irgendwann kommen sie mit erhöhter Stärke zurück. Langfristig drohen gar körperliche Entzündungen oder Herzkrankheiten. Wieso schlägt uns die Sache auf den Körper? Offenbar, weil unterdrückte Emotionen uns schlechter schlafen lassen und wir insgesamt schlechter mit Stress klarkommen.

Vor wenigen Jahren fragten sich amerikanische Forscher: Könnte das Unterdrücken von Gefühlen nur in westlichen Kulturen schädlich sein? Wie funktioniert es in Kulturen, in denen das Ausleben von Emotionen eher gegen den guten Ton verstößt? Sie rekrutierten mehr als 100 Studenten in den USA zu einer 14-tägigen Tagebuchstudie. Einige waren erst kürzlich aus China, Korea und Vietnam eingewandert, andere waren Nachfahren europäischer Einwanderer. Bei diesen zeigten sich tatsächlich die erwarteten Resultate: Je stärker sie im Alltag ihre Gefühle unterdrückten, desto schlechter war ihr Schlaf und desto angespannter ihre Stimmung. Ganz anders bei den Freiwilligen aus Fernost: Sie konnten ihre Gefühle unterdrücken, wie sie wollten – und schliefen nachts dennoch friedlich. Die Forscher schließen daraus: In einer Gesellschaft, in der emotionale Zurückhaltung eingeübt und die Anpassung an die Gruppe oberstes Gebot ist, schadet die Unterdrückung von Gefühlen offenbar weder Seele noch Leib.

## 325 | Was SCHÜTZT uns vor FALSCHEN ERINNERUNGEN?

**Oft meinen wir uns an Dinge erinnern zu können,** die aber nie passiert sind. Das kann durch Suggestivfragen, Stress und Erschöpfung, Traumata, Depressionen oder Hypnose hervorgerufen werden. Ein Forschungsteam aus Chicago hat vor einiger Zeit berichtet, dass es seltener falsche Erinnerungen gibt, wenn die Informationen aus einer Fremdsprache stammen und nicht aus unserer Muttersprache. Für diese Studie erhielten Studenten zwei Aufgaben. Die Muttersprache der Studenten war Mandarin, Englisch eine Fremdsprache. Die Probanden hörten zwei Listen mit 15 Wörtern, je auf Englisch und auf Mandarin. Die Wörter hatten engen thematischen Zusammenhang – wobei stets ein bestimmtes, aber besonders naheliegendes Wort fehlte. Anschließend erstellten die Probanden zwei Listen: eine mit den gehörten Wörtern und eine mit weiteren Wörtern zum Thema, die sie aber nicht gehört hatten. Dabei zeigte sich: Arbeiteten Probanden mit der Wortliste in der Fremdsprache Englisch, stand das fehlende naheliegende Wort häufiger – ganz korrekt – bei den ungehörten Wörtern.

Ein zweites Experiment führte zu einem ähnlichen Ergebnis. 120 Studenten aus China, mit Englisch als Zweitsprache, sahen zwei Videos. Danach hörten sie zwei Geschichten, die die Vorgänge in den Filmen schilderten – einmal auf Englisch, einmal auf Mandarin. Die Forscher hatten jedoch absichtlich Fehler eingefügt. Es zeigte sich: In der Fremdsprache fielen die Studenten seltener auf falsche Informationen herein. Vermutet wird, dass sich Menschen bei einer Fremdsprache bewusster mit den Erinnerungen befassen und langsamer und rationaler denken, um sprachliche Fehler zu vermeiden.

## 326 | Machen uns FALTEN sympathischer?

**Weltweit lassen sich Menschen im Durchschnitt** etwa alle dreieinhalb Sekunden mit Botox behandeln, glaubt man den Daten des Verbandes für Schönheitschirurgie. Viele Menschen wollen also ihre Falten loswerden, denn die treiben unsere Sympathiewerte offenbar nicht nach oben, was ein Team der Berliner Humboldt-Universität empirisch untersucht. Man erstellte dafür per Computer eine Serie von Porträtfotos, dasselbe Gesicht hatte dabei immer unterschiedlich viele Falten. Dann bat man rund 350 Versuchspersonen um eine Einschätzung: Wie attraktiv ist dieser Mensch? Welchen ersten Eindruck hast du? Die Daten offenbarten: Falten machen einen Menschen weniger attraktiv, faltenreiche Gesichter wirken messbar weniger angenehm, weniger vertrauenswürdig. Diese Ergebnisse legen nahe, dass alte Menschen bei einer ersten Begegnung weniger angenehm wirken – einfach nur, weil sie Falten im Gesicht haben. Interessant: Für diesen Falten-Effekt spielte das Alter der Beurteilenden keine signifikante Rolle. Menschen mit Falten wirken auf uns offenbar einfach weniger sympathisch – auch wenn wir selbst welche haben.

## 327 | Fühlen wir uns WERTVOLLER, wenn wir mehr GELD VERDIENEN?

**Der »Selbstwert« eines Menschen wird meist per Fragebogen ermittelt,** etwa durch Aussagen wie »Ich bin mit mir zufrieden« oder »Ich bin wertvoll«. Je stärker jemand zustimmt, desto höher der Selbstwert. Viele Fachleute glauben: Unser Selbstwert funktioniert gleichsam wie die Tankanzeige eines Autos. Er lässt uns sehr unmittelbar fühlen, wie gut wir in Familie oder Freundeskreis anerkannt sind. Doch wie kommt es eigentlich zu einem niedrigen oder hohen Selbstwert? Eine Quelle dafür ist offenbar unser Einkommen. Tatsächlich haben viele Studien nachgewiesen: Wer viel Geld verdient, hat statistisch gesehen einen höheren Selbstwert. Die Sache funktioniert ebenso umgekehrt: Wer einen hohen Selbstwert hat, verdient im Schnitt auch mehr Geld. Aber – wie beim Henne-Ei-Problem: Was war zuerst da, die Kohle oder der innere Stolz? Ein Forscherteam wertete die Langzeitdaten von rund 20 000 Menschen aus. Die Analyse ergab: Die Sache wirkt tatsächlich in beide Richtungen. Wer sich gut fühlt, wird vermutlich eher eingestellt oder befördert. Und wer eine Gehaltserhöhung bekommt, fühlt sich anschließend wertvoller. Der zweite Effekt war jedoch deutlich mächtiger. Anders gesagt: Zuerst kommt die Gehaltserhöhung, dann der gesteigerte Selbstwert.

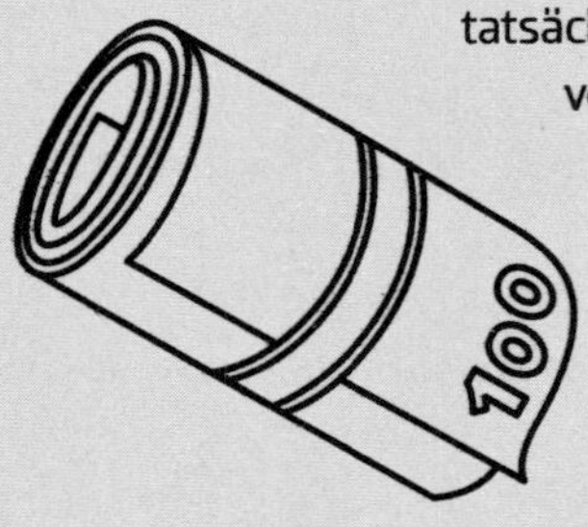

## 328 | Sind wir SCHLAUER, wenn wir GUT DRAUF sind?

**Alltagserfahrung verrät eine Menge über Psychologie.** Man sagt zum Beispiel: »Angst macht dumm.« Das kann jeder bestätigen, der schon einmal in Prüfungen einen Blackout hatte. Umgekehrt besagt eine alte Weisheit, dass wir die großen Fehler häufig gerade dann begehen, wenn wir uns blendend fühlen – und deshalb allzu sorglos durchs Leben stolpern. Was aber sagt die Forschung dazu? Die Sache ist kompliziert, selbst wenn man sich dabei nur auf das Arbeitsgedächtnis beschränkt, also etwa auf die Frage, wie gut wir uns eine Telefonnummer merken können. Bei manchen Studien erwies sich das Arbeitsgedächtnis von Probanden mit guter Laune als besser. Andere jedoch zeigten das glatte Gegenteil. Nun hat eine neue Übersichtsstudie ein Machtwort gesprochen: Positive Emotionen scheinen unser Arbeitsgedächtnis demnach unterm Strich nicht systematisch besser oder schlechter zu machen. Es gibt also keinen allgemeinen Zusammenhang zwischen unserer Laune und unserer Fähigkeit, klug zu handeln.

## 329 | Machen SCHADSTOFFE dement?

**Demenzen kommen häufig mit dem Alter.** Allerdings verdichten sich die Hinweise, dass Menschen in Regionen mit hoher Luftverschmutzung häufiger erkranken. Forscher aus Stockholm hatten zuletzt 3000 Erwachsene mit einem Durchschnittsalter von 74 Jahren begleitet. 364 entwickelten innerhalb von elf Jahren eine Demenz. Und obwohl die Luft der schwedischen Hauptstadt als sauber gilt, fand man heraus, dass das Risiko für eine Demenz mit Feinstaubmenge in der Luft stieg. Ungefähr 800 000 Krankheitsfälle könnten jedes Jahr auf die Luftverschmutzung in Europa zurückgehen. Den Analysen eines kanadischen Gesundheitswissenschaftlers zufolge sinkt in den USA die Inzidenz für Demenzen seit 30 Jahren – auch wenn die Gesamtzahl aufgrund der Überalterung weiter stark steigt. Im selben Zeitraum gingen die Bleibelastungen zurück, weil die USA als erstes Land weltweit bleihaltiges Benzin verboten haben – Blei ist einer der besonders toxischen Bestandteile im

Feinstaub. Hier scheint es offenbar einen direkten Zusammenhang zu geben. Der Bevölkerung sollte möglichst viel an die frische Luft gehen, rät der Wissenschaftler. In Innenräumen reichern sich Feinstaub und andere Schadstoffe an, die aus Konsumgütern entweichen.

## 330 | Was bedeutet »Risky Play« im Kindergarten?

**Ein ungewöhnlicher Begriff erobert die Kita-Pädagogik:** Kinder brauchen demnach »Risky Play«, also »riskantes Spielen«. Die norwegische Kindheitspädagogin Ellen Sandseter ist Initiatorin des Konzepts. Sie definiert es als eine aufregende Form des physischen Spiels, das Ungewissheit und auch das Risiko einer Verletzung beinhaltet. Damit steht das Konzept im Widerspruch zum langjährigen Trend, Spielflächen besonders abzusichern. Kinder sollten stattdessen riskante Dinge ausprobieren dürfen, damit sie lernen, mit Herausforderungen klarzukommen. Natürlich lässt die Aussicht auf Nervenkitzel Kinderherzen höherschlagen. Klettern, zündeln, Käfer essen, raufen: Folgt man der norwegischen Erfolgspädagogin, wachsen so resiliente, psychisch widerstandsfähige Erwachsene heran, die ihre Grenzen kennen und Herausforderungen meistern können. Auch wenn es dabei mal Tränen geben kann: Solche Erfahrungen sind notwendig, damit sich motorische Fähigkeiten und Körperwahrnehmung verbessern. Das sorgt auch für positive Empfindungen wie Stolz und Selbstbewusstsein. Trotzdem braucht es natürlich Erwachsene, die den Unterschied zwischen Risiko und echter Gefahr erkennen. Beispiel: Der dicke Baumstamm im Wald ist super zum Balancieren, die gestapelten Stämme sind dagegen tabu.

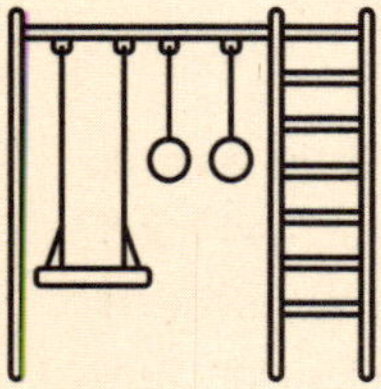

## 331 | SCHRUMPFT bei Rauchern das GEHIRN?

**Auf Zigarettenschachteln warnen drastische Bilder davor,** welche Konsequenzen die Glimmstängel haben können. Nun haben amerikanische Wissenschaftler beobachtet, dass Rauchen auch das Gehirn schrumpfen lässt. Sie griffen dabei auf einen anonymisierten Datensatz von mehr als 32 000 Erwachsenen aus der UK-Biobank zurück, einer der größten medizinischen Datenbanken weltweit. Bei sämtlichen Probanden war die Hirngröße mithilfe bildgebender Verfahren erfasst worden. Das Ergebnis der Messung fiel deutlich geringer aus, wenn die Probanden regelmäßig geraucht hatten. Je mehr Zigarettenpackungen pro Tag, desto kleiner das Gehirn. Was sonst natürlicherweise im Alter auftritt, hatten die Zigaretten beschleunigt. Besonders stark waren der frontale Teil der Hirnrinde und das Kleinhirn geschrumpft, ebenso die Amygdala als Gefühlszentrum und der Thalamus als zentraler Filter und Verteiler einkommender Information. Ob dieser Effekt dauerhaft ist, wollten die Forscher noch wissen. Und tatsächlich: Selbst wenn die untersuchten Menschen mit dem Rauchen aufgehört hatten, blieb das Gehirn lebenslang klein.

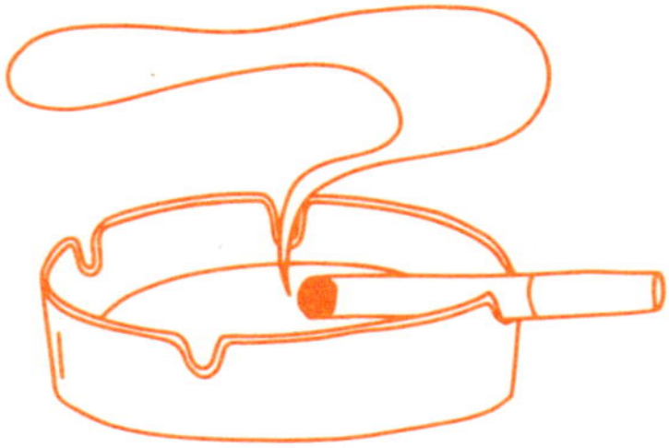

## 332 | Bleibt man **SCHLANK**, wenn man die **ABNEHMSPRITZEN** absetzt?

**Hollywoodstars schwärmen,** wie sie mithilfe von Abnehmspritzen ihr Traumgewicht erreicht haben. Aber was passiert, wenn sie diese Therapie beenden? 670 übergewichtige Probanden nahmen an einer Studie teil. Sie alle erhielten zunächst 36 Wochen lang den Wirkstoff Tirzepatid, einmal wöchentlich als Spritze. Mit Erfolg. Die Pfunde purzelten gewaltig, im Durchschnitt reduzierten die Probanden ihr Körpergewicht um 20 Prozent. Danach setzte eine Hälfte der Studienteilnehmer die Spritzkur fort, die andere bekam Injektionen mit einem Placebo, einem Scheinmedikament. Weder sie noch die behandelnden Mediziner wussten, welche Probanden zu welcher der beiden Gruppen gehörten. In den folgenden 52 Wochen nahmen jene Probanden mit dem Scheinpräparat wieder an Gewicht zu, die anderen dagegen reduzierten ihr Körpergewicht im Durchschnitt um weitere 5,5 Prozent. Offensichtlich müssen die Abnehmspritzen also dauerhaft verschrieben werden, um eine erneute Gewichtszunahme zu verhindern.

## 333 | Ist ROTES FLEISCH ein RISIKOFAKTOR für Diabetes?

**Übergewichtige Menschen erkranken besonders oft an Typ-2-Diabetes.** Ob aber auch der Konsum von rotem Fleisch die Stoffwechselerkrankung begünstigt, darüber streiten die Experten. Das Team eines Epidemiologen aus Harvard in Boston wertete die Daten von fast 217 000 Menschen aus drei verschiedenen Langzeitstudien über einen Zeitraum von 30 Jahren aus. Vier Fünftel waren Frauen. Die Probanden wurden alle zwei bis vier Jahre dazu befragt, wie oft sie rotes Fleisch aßen. Alle zwei Jahre wurden neu aufgetretene Erkrankungen und weitere Gesundheitsinformationen erfasst. Knapp 23 000 der Teilnehmenden erkrankten im Lauf der Studien an Typ-2-Diabetes. Das Team fand heraus: Menschen, die mehr rotes Fleisch aßen, wogen mehr als andere, nahmen insgesamt mehr Kalorien pro Tag auf und rauchten häufiger. Auch waren sie seltener körperlich aktiv. Vor allem aber ergab die Auswertung, dass sich das Risiko für einen Typ-2-Diabetes um 51 Prozent oder 40 Prozent erhöhte, je nachdem, ob die Studienteilnehmer verarbeitetes oder unverarbeitetes Fleisch aßen. Ersetzten die Probanden dagegen langfristig eine Portion rotes Fleisch am Tag durch Nüsse oder Hülsenfrüchte, verringerte sich ihr Risiko für Typ-2-Diabetes im Vergleich zu vorher um 30 Prozent.

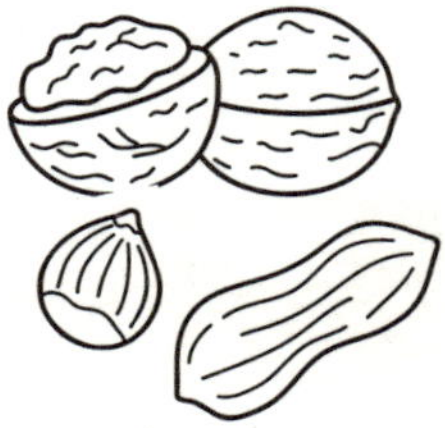

## 334 | Wann NERVT Warten AM MEISTEN?

**Die Psychologie des Wartens ist seit vielen Jahren gut erforscht.** Studien haben etwa gezeigt, dass die Zeit beim Warten subjektiv besonders langsam vergeht. Aber wann nervt die Warterei besonders? Einen Hinweis darauf liefern Studien einer US-Psychologin. Die Teilnehmer bewarben sich um eine Anwaltszulassung in Kalifornien. Die Prüfung ist anspruchsvoll. Aber das Schlimme: Es dauert mehrere Monate, bis man erfährt, ob man es geschafft hat. Daten zeigen, dass die psychische Anspannung in zwei Zeiträumen besonders groß wird: in den Tagen nach der Prüfung – und in den Tagen, bevor man seine Ergebnisse bekommt. In einer Serie neuer Studien untersuchten Forscherinnen weitere Warte-Situationen und fanden immer dasselbe Resultat: Am allermeisten genervt von der Warterei sind wir immer ganz am Ende, kurz bevor das ersehnte Ereignis endlich eintritt. Daraus kann eine simple Empfehlung abgeleitet werden: Als Dienstleister sollte man Verspätungen frühzeitig ankündigen – und dabei möglichst übertreiben. Wenn man sagt: »Du kommst erst 40 Minuten später dran«, und dann endet das Warten schon nach 30 Minuten, hat man seinen Kunden die schlimmste Phase der Ungeduld erspart.

## 335 | Lassen sich JUNGE MENSCHEN besonders LEICHT ABLENKEN?

**Es ist bekannt,** dass unsere Aufmerksamkeitsspanne abgenommen hat. So konnten junge Menschen in den USA vor 20 Jahren im Durchschnitt etwa 150 Sekunden am Stück konzentriert an einer Aufgabe arbeiten, heute sind es etwa 40 bis 47 Sekunden. Das hat natürlich das Interesse von Psychologen geweckt. Unter anderem wollen sie wissen, ob es dabei Generationenunterschiede gibt. Könnte es sein, dass sich junge Leute heute leichter ablenken lassen als Erwachsene im mittleren oder höheren Alter, sei es wegen eines intensiveren Medienkonsums oder mangelnder Reife? Ein kanadisches Forschungsteam hat das an 186 Menschen im Alter von 21 bis 86 Jahren untersucht. Dabei zeigte sich, dass besondere Ablenkbarkeit keine Eigenschaft junger Erwachsener ist. Im Gegenteil: Nach der Pubertät ist unsere Konzentrationsfähigkeit am höchsten und lässt ab einem Alter von 30 Jahren immer mehr nach. Wir lassen uns mit den Jahren also leichter ablenken – und werden eher anfälliger für Informationen, die irrelevant sind für die Aufgabe, an der wir gerade sitzen.

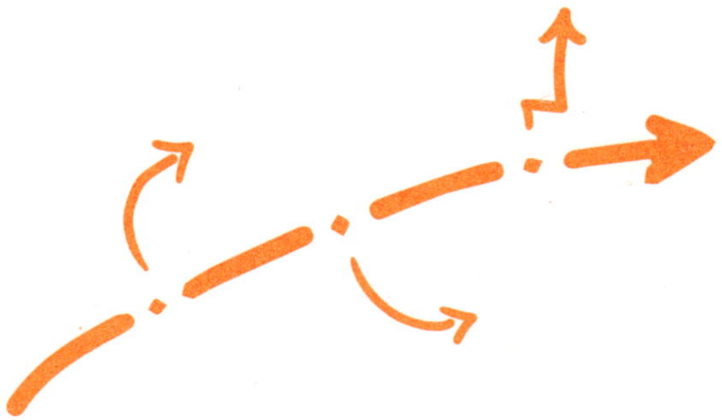

# 336 | Tötet zu viel Nähe das sexuelle Verlangen in einer Beziehung?

Wer frisch verliebt ist, erlebt einen Sturm der Erotik. Doch mit der Zeit schwächt sich der Wind ab, und nach ein paar Jahren herrscht Flaute im Bett. Bei mehr als 20 Prozent aller Langzeitpaare findet überhaupt keine Sexualität mehr statt. Und selbst bei jenen, die noch immer miteinander schlafen, ist die sexuelle Zufriedenheit mit der Zeit deutlich erlahmt. Nur wenige Menschen in langjährigen Beziehungen geben an, noch immer heiß aufeinander zu sein. Was läuft bei ihnen anders? Eine Studie fand heraus, dass es oft an der Kommunikation liegt. Die sexuell Zufriedenen reden vor, während und nach dem Sex mehr miteinander. Sie experimentieren auch mehr und lieben einander weniger stark in festen Routinen.

Fördern emotionale Intimität und Nähe nun die Sexualität – oder wird die allzu große Vertrautheit auf Dauer nicht doch zum Lustkiller? Denn was gibt es zwischen Kissen und Decken überhaupt noch zu entdecken, wenn man einander schon in- und auswendig zu kennen glaubt? Eine systematische Analyse gelangt zu dem Ergebnis, dass emotionale Nähe das sexuelle Verlangen eher fördert als hemmt. Das sei vor allem dann der Fall, wenn die Partner einander nicht allzu ähnlich sind und jeder von beiden immer wieder dazu in der Lage ist, sich überraschen zu lassen.

## 337 | Kann **ALZHEIMER** von Mensch zu Mensch **ÜBERTRAGEN** werden?

**Millionen Menschen weltweit leiden an einer Alzheimer-Demenz.** Da wäre es doch längst aufgefallen, wenn die Erkrankung ansteckend wäre, würde man meinen. Aber genau davon berichteten nun Forschende um eine Neurowissenschaftlerin in London. Allerdings handelt es sich dabei um seltene und lange zurückliegende Ausnahmefälle. Die Wissenschaftler obduzierten die Gehirne von Patienten, die vor mehr als 40 Jahren Wachstumshormone von Verstorbenen erhalten hatten. Wie inzwischen bekannt ist, enthielten einige Chargen dieser Wachstumshormone die typischen Eiweißablagerungen aus dem Gehirn von Alzheimer-Patienten, die sogenannten Amyloid-Plaques. Nun wurden die medizinischen Daten von acht dieser Patienten ausgewertet, um herauszufinden, ob sie tatsächlich an Demenz litten. Das Ergebnis: Fünf von ihnen waren schon im Alter zwischen 38 und 55 Jahren an der Alzheimer-Demenz erkrankt und bauten geistig stetig ab. Ein weiterer Patient zeigte überdies leichte kognitive Einschränkungen.
Daher gehen die Wissenschaftler davon aus, dass die Amyloid-Eiweiße der körperfremden Wachstumshormone über das Blut ins Gehirn vorgedrungen waren – und die Erkrankung ausgelöst hatten. Heute stellen Pharmafirmen die Wachstumshormone längst künstlich her. Es besteht also keine Gefahr, sich damit anzustecken.

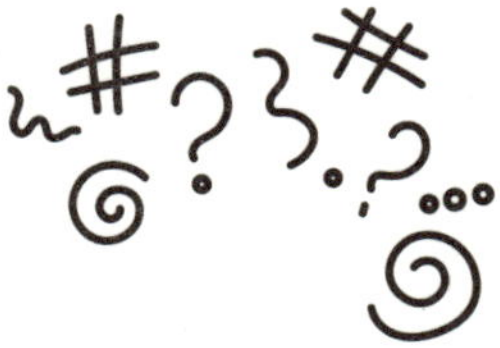

## 338 | Helfen **KALTE KARTOFFELN** beim **ABNEHMEN**?

**Kartoffeln können beim Abnehmen helfen?** Genau das berichten Forscher aus Deutschland und China – zumindest ungefähr. Sie beobachteten, dass resistente Stärke Körpergewicht reduzierte. Genau diese Stärke ist in abgekühlten Kartoffeln enthalten. In der aktuellen Studie wurde untersucht, wie sich eine damit angereicherte Diät auswirkt. 20 Wochen lang erhielten 37 Teilnehmer stets drei ausgewogene, gesunde Mahlzeiten am Tag. Zusätzlich bekamen sie acht Wochen lang 40 Gramm resistente Stärke pro Tag, während weiterer acht Wochen aber keinen solchen Zusatz. Tatsächlich: Die Probanden nahmen in den acht Wochen der Diät mit Stärke im Durchschnitt fast drei Kilogramm ab. Auch verbesserte sich ihre Insulinempfindlichkeit. Und die Darmflora sowie der Stoffwechsel veränderten sich. All diese Effekte verschwanden jedoch wieder, als sie die Mahlzeiten ohne die resistente Stärke erhielten. Sollten Abnehmwillige also künftig viele kalte Kartoffeln essen? Das könnte an der Umsetzung scheitern: Eine kalte Kartoffel enthält nur 3,2 Gramm Stärke. Man müsste also etwa täglich ein Kilo davon essen, um die in der Studie zugesetzten 40 Gramm zu erreichen.

## 339 | Warum leiden Menschen mit DOWNSYNDROM häufig an HERZFEHLERN?

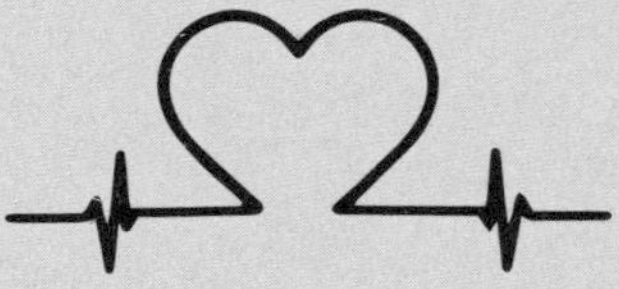

**Rund 40 Prozent aller Babys mit Downsyndrom** leiden an einem angeborenen Herzfehler. Dass bei diesen Kindern das Chromosom 21 statt zweigleich dreifach vorkommt, wissen Mediziner, daher sprechen sie auch von einer Trisomie 21. Nun wollten Forscher herausfinden, welche der 230 Gene auf diesem Chromosom zu den Herzfehlern führen. Sie untersuchten zunächst zehn Herzen von Embryos. Sie waren in der 13. oder 14. Schwangerschaftswoche abgetrieben und für die Forschung freigegeben worden. Fünf Herzen stammten von Embryos mit Downsyndrom, fünf von Embryos mit üblicher Chromosomenanzahl. Sie fanden mehrere Gene auf dem Chromosom 21, die bei den Herzen mit Downsyndrom häufiger aktiv waren als bei den anderen. Nun lösten die Forscher bei Mäusen eine Art Downsyndrom aus und stießen schließlich auf Dyrk1a, ein Gen, das bei der Zellteilung im embryonalen Herz eine Rolle spielt und bei der Funktion der »Kraftwerke« der Zellen, den Mitochondrien. Womöglich lässt sich das Gen zukünftig im Mutterleib hemmen, um die Entstehung von Herzfehlern bei Neugeborenen zu verhindern.

## 340 | Kann beim **NIESEN** die **LUFTRÖHRE REISSEN?**

**Wenn Menschen eine Fischgräte verschlucken,** kann ein Loch in der Luftröhre entstehen. Nun aber berichten Mediziner erstmals von einem Mann, dessen Luftröhre beim Niesen zerrissen ist. Der Patient klagte vor allem über starke Schmerzen im Nacken. Sein Hals war plötzlich stark angeschwollen, nachdem er beim Autofahren mehrfach hatte niesen müssen. Als die Mediziner die geschwollene Haut am Hals vorsichtig eindrückten, hörten sie ein merkwürdiges Knistern: Es befand sich Luft direkt unter der Haut, so zeigten es Röntgenaufnahmen. In einem Computertomogramm war schließlich zu erkennen, dass die Luftröhre des Patienten eingerissen war – zwei Millimeter breit und hoch, fünf Millimeter tief. So war die Luft in das umgebende Gewebe geraten. Wie sich herausstellte, hatte der Patient beim Autofahren sein Niesen unterdrückt, also Nase und Mund geschlossen. Dabei erhöht sich der Druck in den oberen Atemwegen um das 20-Fache. Da der Patient angeschnallt war und sich sein Brustkorb daher nur begrenzt ausdehnen konnte, hatte der enorme Druck zum Riss in der Luftröhre geführt.

## 341 | Warum nehmen **MASERN-ERKRANKUNGEN** zu?

**Die Viren sind hoch ansteckend, schlimmstenfalls tödlich.** Dennoch nimmt die Anzahl der Impfungen gegen Masern in Europa seit Jahren ab. Im Jahr 2024 wurden in der Europäischen Region insgesamt 127350 Masernfälle gemeldet, eine Verdopplung gegenüber dem Vorjahr und die höchste Zahl seit 1997. Mehr als 40 Prozent dieser Fälle betrafen Kinder unter fünf Jahren. In Deutschland wurden im Jahr 2024 etwa 550 Masernfälle registriert, auch das ist ein deutlicher Anstieg im Vergleich zu den Vorjahren. Die Impfquote dagegen ist in allen Ländern stetig gesunken, zuletzt auch bedingt durch die Coronapandemie. Um Masern auszurotten, ist eine Impfquote von mindestens 95 Prozent nötig, pro Land, was einige Länder deutlich, andere – wie Deutschland – leicht unterschreiten. Die Ständige Impfkommission empfiehlt die erste der zwei Masernimpfungen im Alter von elf Lebensmonaten, die zweite vier Monate später.

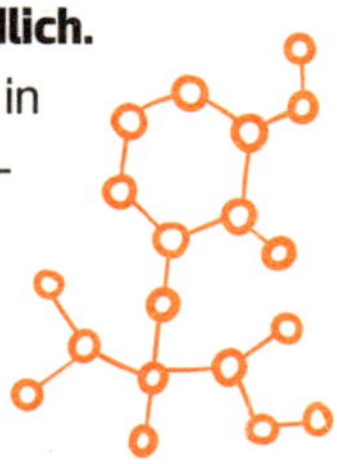

## 342 | Was genau passiert bei der **BEFRUCHTUNG?**

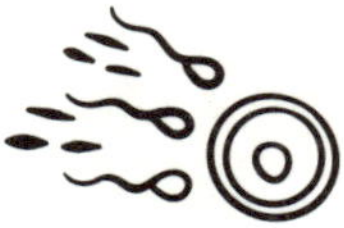

**Klar: Bei der Befruchtung dringt ein Spermium in die Eizelle ein.** Wie genau aber diese Begegnung zwischen den Keimzellen zustande kommt, weiß jedoch noch niemand, denn es finden in kürzester Zeit unzählige Interaktionen zwischen den Eiweißen, den Proteinen, statt, die unter dem Mikroskop nicht zu erfassen sind. Daher wurden die Details am Computer simuliert. Vor allem spielten die Forscher die Interaktionen des Proteins Juno der weiblichen Eizelle mit dem Protein Izumo1 auf dem Spermium durch. Diese bewirken, dass sich die Keimzellen miteinander verbinden. Die Analysen ergaben, dass 35 Kontaktstellen der beiden Eiweiße für die Verbindung von Spermium und Eizelle sorgen, wobei jede von ihnen für nicht einmal 50 Nanosekunden aneinander haftet. Damit die Keimzellen vollständig miteinander verschmelzen können, müssen sich Juno und Izumo1 jedoch wieder voneinander lösen, wobei freigesetzte Zink-Ionen eine wichtige Rolle spielen. Das Eiweiß des Spermiums ändert seine Form und kann sich nicht mehr an jenes der Eizelle binden. Gleichzeitig können so keine weiteren Spermien mehr in die Eizelle eindringen. Diese Analysen könnten bei der Entwicklung neuer Verhütungsmittel helfen.

## 343 | Erhöht **SCHREIBEN** mit der Hand den **LERNERFOLG?**

**Die meisten Menschen schreiben nicht mehr per Hand,** sondern tippen in eine Tastatur. Das gilt auch für Studierende in den Hörsälen. Wenn es aber um Lernerfolge geht, schneiden Probanden in Studien jedoch meist besser ab, wenn sie Inhalte handschriftlich notieren. Forscher aus Norwegen nahmen die Gehirnaktivitäten von 36 Studierenden auf, beim Tippen und beim handschriftlichen Schreiben. Dabei zeigte sich, dass das Schreiben per Hand wesentlich mehr Bereiche aktivierte und auch die Verknüpfungen zwischen den Gehirnbereichen verstärkte. Eine Ursache dafür: Verschieden Buchstaben zu schreiben bedeutet für das Gehirn immer neue motorische oder sensorische Anforderungen, während sich beim Tippen praktisch immer dieselbe Bewegung wiederholt. Die Forscher nehmen daher an, dass die stärker verknüpfte Gehirnaktivität beim handschriftlichen Schreiben dabei hilft, die Informationen auch abzuspeichern.

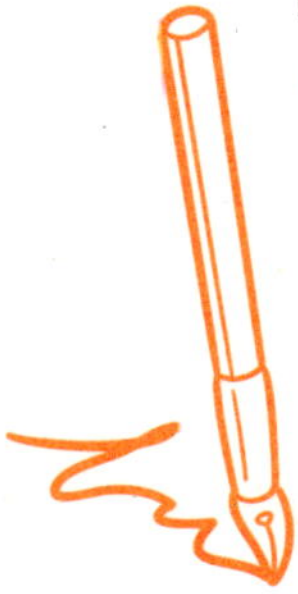

## 344 | Haben **TEENAGER** heute **WENIGER SEX** als früher?

**Wer früh im Leben mit dem Sex anfängt,** führt später im Durchschnitt ein riskanteres Liebesleben, neigt häufiger zu Depressionen, greift mit erhöhter Wahrscheinlichkeit zu Gewalt oder Drogen. Fachleute ermitteln deshalb seit vielen Jahren, in welchem Alter junge Leute ihre ersten sexuellen Erfahrungen machen. Daran lassen sich Trends ablesen. Ein Forschungsteam verglich die Daten aus 33 Ländern und Regionen Europas. In all diesen Ländern hat man das Sexleben der Jugendlichen in drei großen Erhebungen durchleuchtet: in den Jahren 2010, 2014 und 2018. Die Analyse zeigt: Der Anteil der 15-Jährigen mit sexuellen Erfahrungen ist fast überall zurückgegangen, in einigen Ländern sogar drastisch. In Österreich zum Beispiel hat sich der Wert halbiert, auch in Deutschland ist er rückläufig. Bei der jüngsten Befragung gaben mehr als 82 Prozent der 15-Jährigen an, noch ohne sexuelle Erfahrung zu sein. Die Fachleute vermuten dahinter drei größere Trends: Junge Menschen sind generell vorsichtiger geworden. Sie fangen zudem später damit an, sich wie Erwachsene zu verhalten. Und: Nicht nur Jugendliche, sondern auch die Bevölkerung insgesamt hat weniger Sex als noch vor zehn oder zwanzig Jahren.

## 345 | Führen **WETTERUMSCHWÜNGE** zu Schmerzen?

**Wetterfühlige Menschen sprechen oft davon,** dass sie Wetterumschwünge in den Knochen oder Gelenken spüren. Nun haben Forscher aus Australien versucht, dem Phänomen mit statistischen Methoden auf die Spur zu kommen. Sie werteten elf Studien aus sieben Ländern aus mit Daten von rund 15 000 Menschen, die an Muskel- oder Knochenerkrankungen wie Rheuma oder Rückenschmerzen litten. Das Ergebnis: Es ließ sich kein systematisches Muster erkennen, bei dem meteorologische Schwankungen zu stärkeren Schmerzen in Knien, Hüfte oder Rücken führten. Nur eine Ausnahme konnte das Team ausmachen: Hohe Temperaturen und sehr trockene Luft könnten Gichtanfälle begünstigen. Dies führen die Wissenschaftler in erster Linie auf den Verlust von Flüssigkeit und eine erhöhte Konzentration von Harnsäure im Körper an heißen Tagen zurück.

## 346 | Können GERÜCHE das Erinnerungsvermögen VERBESSERN?

**Es ist bekannt, dass ein Geruch dem Gedächtnis nachhelfen kann.** Dieses Wissen kann bei Depressionen hilfreich sein, denn die gehen häufig mit Gedächtnisproblemen einher. Vor allem können die Betroffenen oft nur schwer eigene Erlebnisse abrufen. Meist sind ihre Erinnerungen sehr allgemein: dass sie sich etwa häufig mit den Geschwistern gestritten haben. Einen konkreten Streit können sie aber nicht abrufen. Inwiefern Gerüche darauf Einfluss nehmen können, untersuchten Neurowissenschaftler bei 32 Personen mit Depressionen. Diese erhielten 24 Geruchsproben, zum Beispiel Kaffeepulver oder Hustensaft. Und ihnen wurden die entsprechenden Worte »Kaffee« oder »Medikament« präsentiert. Danach verglichen die Wissenschaftler, auf welchem Weg die Teilnehmenden sich an konkrete Szenen aus ihrer Vergangenheit erinnern konnten. Das Ergebnis: Die Gerüche halfen fast 70 Prozent von ihnen, sich solcher Ereignisse zu entsinnen. Nur 52 Prozent der Teilnehmenden konnten ihre Erinnerungen jedoch mithilfe der Worte abrufen. Bei gesunden Menschen sind es 80 Prozent. Diese Erkenntnisse könnten hilfreich sein für die Entwicklung neuer Therapieansätze, um das Erinnerungsvermögen depressiver Menschen zu verbessern.

## 347 | Warum bekommen wir BEI FIEBER GLASIGE AUGEN?

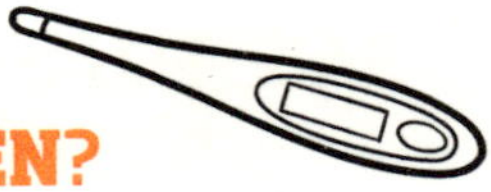

**Oft reicht ein Blick in die Augen,** um zu bemerken, dass jemand Fieber hat. Denn die sind dann meist »glasig«: Der Blick wirkt verschwommen, die Augen scheinen feuchter und dicker als sonst. Das liegt daran, dass sich eine Infektion nicht nur auf die allgemeine Temperatur auswirkt, sondern auch Folgen für verschiedene Körperteile hat – inklusive der Augen. Der Organismus schaltet auf Abwehr: Weiße Blutkörperchen, die die Krankheitserreger bekämpfen sollen, werden mobilisiert und die Äderchen geweitet, damit sie schneller zum Infektionsherd gelangen und andere Signalstoffe durch den Blutkreislauf gesendet werden können. Das betrifft auch die Gefäße in den Bindehäuten am Auge: Wie andere Schleimhäute des Körpers schwellen sie bei Fieber an und röten sich. Zudem führt die erhöhte Temperatur dazu, dass Augenflüssigkeit verdunstet und die Tränendrüsen daher vermehrt Nachschub produzieren. Die Augen werden dabei oft in einem Überschuss von Flüssigkeit getränkt. Heraus kommt dabei dann das typische Erscheinungsbild geröteter, wässriger – also eben glasiger – Augen.

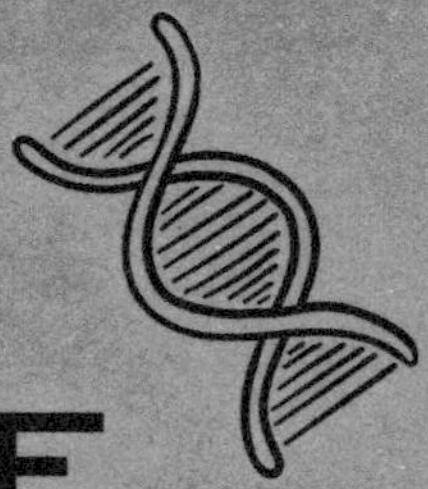

## 348 | Entscheiden

# DIE GENE über unsere INTELLIGENZ IM ALTER?

Unsere Intelligenz wird überwiegend ererbt. In den 1990er-Jahren waren die meisten Fachleute dabei noch sicher, dass der Zusammenhang von Genetik und Intelligenzquotient (IQ) so etwas wie eine Einheitsgröße darstellt, die ein Leben lang konstant bleibt. Es gab jedoch auch Gegenstimmen: Der US-amerikanische Psychologe und Genforscher Ronald Wilson etwa hatte die Entwicklung von eineiigen und zweieiigen Zwillingspaaren untersucht. Diese wuchsen zusammen auf oder waren nach der Geburt zu unterschiedlichen Familien gekommen. Seine Daten stellten Wilson vor ein Rätsel: Denn der Einfluss der Gene auf den IQ der Zwillinge war nicht konstant, sondern veränderte sich mit dem Lebensalter. Heute gilt der »Wilson-Effekt« als gut gesichertes Phänomen und man weiß: Bei Kleinkindern liegt der Einfluss der Gene auf ihre kognitiven Fähigkeiten bei rund 20 Prozent. Danach wird ihr Einfluss mit den Jahren immer größer. Wenn wir in Rente gehen, liegt er schließlich bei rund 80 Prozent. Derzeit gibt es dafür zwei mögliche Erklärungen. Erstens: Je älter wir werden, desto stärker suchen wir uns Situationen, die zu unserer genetischen Veranlagung passen. Deren Wirkung wird deshalb immer stärker, was man »genetische Verstärkung« nennt. Zweitens: Möglicherweise tragen wir genetische Anlagen in uns, die erst später im Leben eine Rolle spielen. Dies bezeichnet man als »genetische Innovation«. Fazit: Ja, die Gene entscheiden ganz wesentlich mit über unseren Alters-IQ.

## 349 | VERLIEBEN wir uns leichter, wenn wir einem Menschen TIEF IN DIE AUGEN schauen?

**Ein romantisches erstes Date am Strand,** zwei Menschen sitzen sich gegenüber und schauen sich in die Augen. Unsere Sehorgane, so weiß es zumindest der Volksmund, sind in solchen Situationen wie »Fenster zur Seele«. Wenn die Liebe also wirklich von Herzen kommt, sollte ein Blick in die Augen die Chancen erhöhen, dass es beim ersten Date auch wirklich funkt. Stimmt das – oder ist das nur Aberglaube? Um die Antwort zu finden, hat ein Team der Universität Innsbruck 60 Testpersonen im Alter von 19 bis 32 Jahren zu fünfminütigen Speeddating-Terminen gebeten und dabei ihre Augenbewegungen aufgezeichnet. Nach dem Gespräch sollten die Teilnehmenden angeben, ob sie die andere Person gern wieder treffen würden. Tatsächlich stieg dabei die Chance auf ein zweites Date, je länger die beiden Menschen einander zuvor in die Augen gesehen hatten. Und: Es scheint wichtiger zu sein, vom anderen angesehen zu werden, als selbst aktiv den Blickkontakt zu suchen.

## 350 | Warum wachsen FINGERNÄGEL SCHNELLER ALS FUSSNÄGEL?

**Die Nägel der Hand legen im Monat rund drei Millimeter zu,** während Fußnägel in derselben Zeit meist um maximal einen Millimeter wachsen. Nägel bestehen hauptsächlich aus dem Protein Keratin, das auch in Haaren und der Haut vorkommt. Sie wachsen kontinuierlich, indem neue Zellen an der Nagelwurzel gebildet werden, verhornen und dann nach vorne geschoben werden. Warum das an den Händen so viel schneller geschieht als an den Füßen, ist nicht völlig klar. Ein Grund könnte darin liegen, dass Hände viel mehr dem Tageslicht – und damit auch UV-Licht – ausgesetzt sind als Füße. Das fördert die Produktion von Vitamin D, welches an der Bildung von Haut und Nägeln beteiligt ist. Als weiteren Grund diskutieren Fachleute die bessere Durchblutung der Hände: Sie werden dadurch besser mit Sauerstoff und Nährstoffen versorgt, was das Nägelwachstum fördern könnte. Eine Auswirkung könnte es außerdem haben,

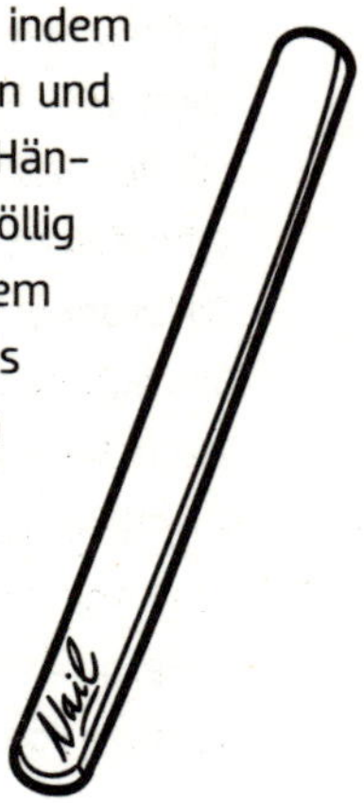

dass wir unsere Fingernägel im Alltag stärker beanspruchen als die Fußnägel. Kleinste Verletzungen dabei könnten das Wachstum der Nägel antreiben. Ein Kuriosum: Nicht nur die Nägel an Händen und Füßen wachsen unterschiedlich schnell, sondern auch jene an einzelnen Fingern. Der Nagel des Mittelfingers wächst oft schneller als jener des kleinen Fingers.

## 351 | Gibt es Menschen mit einem NATÜRLICHEN SUPERGEDÄCHTNIS?

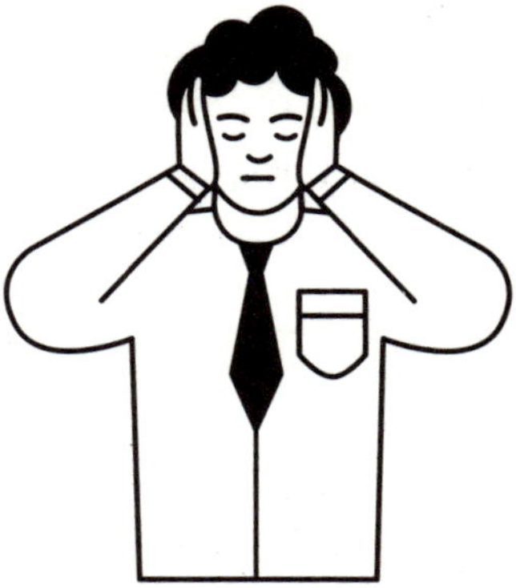

**Um das Jahr 2000 meldete sich eine junge Frau** bei Forschern der University of California: Sie erinnere sich an jeden einzelnen Tag ihres Lebens, was sie als »unkontrollierbar« und »extrem kraftraubend« beschrieb. Bis heute hat die Wissenschaft nur rund 100 Menschen mit einem solchen Supergedächtnis entdeckt. Zur Diagnose »Highly Superior Autobiographical Memory« (HSAM) führt folgender Test: Man nennt Betroffenen ein beliebiges Datum ab deren achten Geburtstag. Im Schnitt brauchen HSAM-Menschen nur 1,8 Sekunden, bis sich die Erinnerung an diesen Tag einstellt. Sie können mühelos sagen, mit wem sie damals gesprochen haben, ob die Sonne schien und was in den Nachrichten zu sehen war. Ebenso verblüffend: Ihr Gedächtnis wird mit dem Alter nicht schlechter, sondern sogar besser. Und das gilt besonders für ihr episodisches Gedächtnis, welches alles abspeichert, was sie persönlich erlebt haben. Möchte man gerne mit HSAM-Menschen tauschen? Eher nicht! Die meisten von ihnen haben psychische Probleme, leiden zum Beispiel an Zwangsstörungen oder Depressionen. Die meisten Fachleute betrachten HSAM nicht als besondere Gabe – sondern als die Unfähigkeit, zu vergessen.

## 352 | GLÜCKSSPIEL: Wer ist besonders GEFÄHRDET?

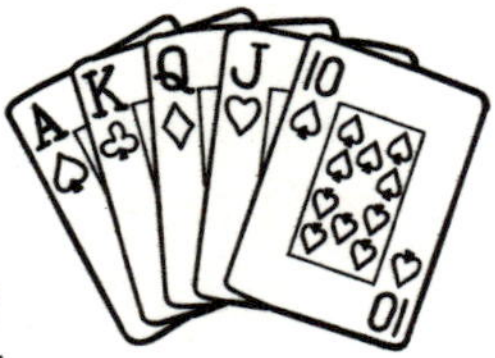


**Zocken um Geld ist leicht in Deutschland.** Lotto, Klassenlotterien, Spielbanken, Sportwetten, Automatenspiele: Es gibt viele Möglichkeiten, seinen Kontostand mit Glücksspielen zu verringern oder auch zu vermehren. Laut Untersuchung des alle zwei Jahre erscheinenden »Glücksspiel-Surveys« hat ein Drittel aller Deutschen in den zwölf Monaten vor der Befragung um Geld gespielt. Gut zwölf Prozent spielten sogar jede Woche. Lotto und Eurojackpot liegen dabei ganz vorne, beinhalten aber wohl kein größeres Suchtpotenzial. Sportwetten, Automaten- und Casinospiele und das Glücksspiel Keno hingegen sollen mit höherer Wahrscheinlichkeit in die Spielsucht führen. Die Studie gibt an, dass 2,4 Prozent der Bevölkerung zwischen 18 und 70 Jahren glücksspielsüchtig sind. Besonders häufig betroffen sind 18- bis 25-jährige Männer, Tendenz steigend. Ständige Verfügbarkeit und ein immer größeres Angebot sind die Gründe dafür, dass so viele Menschen in die Spielsucht geraten. Die Betroffenen leiden häufig unter gesundheitlichen Problemen, riskieren ihr Vermögen oder Teile davon. Auch das soziale Umfeld ist mit oft größeren Belastungen konfrontiert.

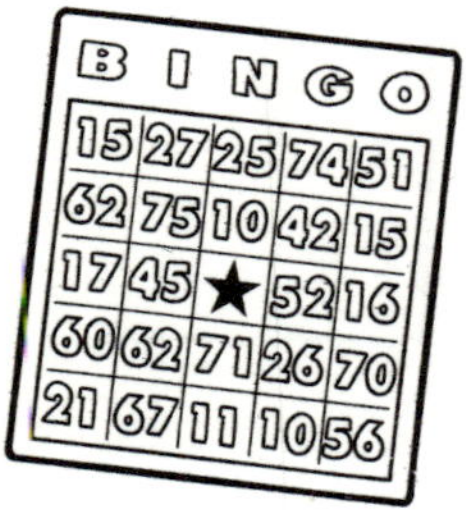


## 353 | FRIEREN Frauen wirklich SCHNELLER als Männer?

**Beim ersten Windhauch frösteln die Frauen,** so das Klischee, Männer hingegen harren auch bei strenger Kälte im T-Shirt aus. Stimmt das denn? In einer kleinen Studie an 12 Männern und 16 Frauen analysierten Biomediziner, wie groß der Anteil an braunem Fettgewebe im Körper war, wie hoch die Haut- und die Körpertemperatur und der Gesamtumsatz an Energie pro Tag. Dann setzten sie die Probanden Temperaturen zwischen 17 und 31 Grad Celsius aus. Sie sollten danach berichten, bei welchen Temperaturen sie sich besonders wohl oder unwohl fühlten. Um auch objektive Daten zu erhalten, maßen die Forscher den Energieverbrauch der Probanden bei unterschiedlichen Temperaturen. Der menschliche Körper verbraucht nämlich unterhalb eines bestimmten Schwellenwerts viel der Energie darauf, die eigene Temperatur trotz kalter Umgebung konstant zu halten. Fazit: Die Frauen froren erst später als die Männer: Bei denen erhöhte sich der Energieumsatz im Durchschnitt bei 22,9 Grad Celsius, bei den Frauen erst bei einem Grad weniger. Was vor allem daran liegt, dass Frauen üblicherweise einen höheren Anteil an Körperfett haben als Männer, ihr Körper daher besser gegen Kälte isoliert ist. Die Körpergestalt spielt also eine wichtigere Rolle als das Geschlecht.

## 354 | Was prägt den EIGENGERUCH von TEENAGERN?

**Männer und Frauen riechen unterschiedlich.** Doch auch der Körpergeruch von Jugendlichen unterscheidet sich von dem von Kleinkindern. Mit Spektrometern analysierten die Wissenschaftler Geruchsproben von 18 Jugendlichen zwischen 14 und 18 Jahren und 18 Kindern zwischen 0 und 3 Jahren. Sie nähten Wattepads in die T-Shirts der Teenager und Strampler der Kleinkinder, um den Schweiß aufzunehmen. Die Probanden trugen die Spezialkleidung jeweils eine Nacht lang. Davor durften sie 48 Stunden hindurch keine stark aromatische Nahrung essen und keine parfümierten Pflegeprodukte benutzen. Das Ergebnis: Größtenteils machen 42 Moleküle den Körpergeruch der beiden Testgruppen aus. Es gibt jedoch Unterschiede in der Konzentration von einigen Substanzen. Der Schweiß der kleinen Kinder enthielt etwa höhere Mengen eines sogenannten Ketons, einer organischen Verbindung, und eine bis dahin unbekannte Seifenduftnote. Im Schweiß der Jugendlichen wiederum erkannte man verschiedene Säureformen. Sie riechen eher säuerlich-streng nach Käse, reifem Obst und getrockneten Pflaumen, aber auch muffig-fettig und nach Koriander, Ziegen, Wachs und Seife sowie Erde, Gras und grüner Paprika. Der Körpergeruch von Kindern gibt insgesamt weniger Duftstoffe frei als der von Teenagern. Vermutlich, weil Haarfollikel, Talg- und Schweißdrüsen in der Pubertät aktiver sind. Zwei eher unangenehm duftende Stoffe kommen sogar erst im Teenageralter auf. Der Geruch dieser sogenannten Steroide erinnert an Schweiß, Urin oder Moschus.

## 355 | Warum **JUCKEN** Wunden?

**Endlich beginnt die Verletzung zu verheilen** – und schon fängt die betroffene Hautstelle an zu kribbeln und zu jucken. Aber welchen biologischen Sinn hat Juckreiz? Wenn der Heilungsprozess beginnt, ist unter der Haut allerhand los: Blutplättchen (Thrombozyten) sorgen dafür, dass das Blut gerinnt, verletzte Blutgefäße werden abgedichtet, ein feines Netz aus Eiweißfasern (Fibrin) verklebt und verschließt die offenen Stellen. Sogenannte Fresszellen reinigen die Wundränder, neues Gewebe entsteht, und neue Blutgefäße liefern den dafür notwendigen Sauerstoff. Damit das alles funktioniert, müssen die Zellen miteinander kommunizieren. Das tun sie, indem sie chemische Botenstoffe freisetzen. Auf diese Substanzen reagieren nicht nur die an der Wundheilung beteiligten Zellen, sondern auch die Nervenzellen der Haut: Sie leiten die empfangenen Reize ans Gehirn weiter – und das interpretiert sie als Juckreiz. Einer dieser Botenstoffe heißt Histamin, und der quält auch Menschen mit Heuschnupfen, anderen Allergien oder Neurodermitis. Bei ihnen sorgt das Histamin auf der Haut für Rötungen, Blasen und Quaddeln. Bei juckenden Wunden empfehlen Ärztinnen und Ärzte übrigens: kühlen und befeuchten.

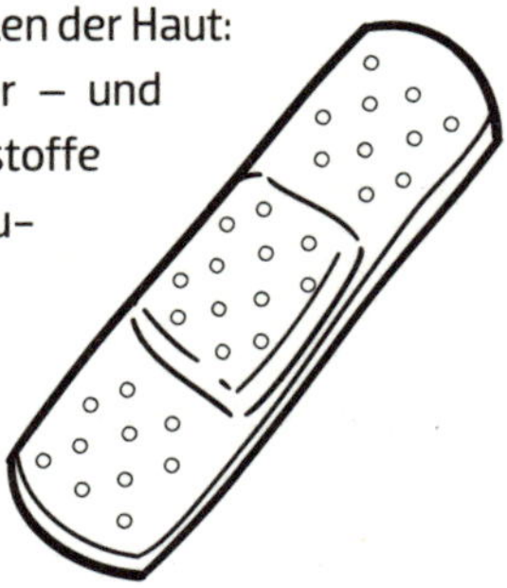

## 356 | Ist die **ALZHEIMER-ERKRANKUNG** erblich?

**Bislang sind drei Genmutationen bekannt,** die eine frühe Form der Alzheimer-Erkrankung auslösen. Forscher in Barcelona haben vor Kurzem eine weitere erbliche Variante der Demenz nachgewiesen. Im Mittelpunkt ihrer Studie stand das Apolipo-Protein, ein Eiweiß, welches bei der Versorgung der Nervenzellen mit Nährstoffen eine wichtige Rolle spielt. Es kommt in den Varianten 2, 3 und 4 beim Menschen vor. Die Variante 4 gilt als Risikofaktor für die Erkrankung, denn bei ihr ist der Transport der Nährstoffe gestört. Wobei jeder Mensch grundsätzlich zwei genetische Anlagen für das Alolipo-Protein hat, die mal identisch sind, mal auch zu verschiedenen Genvarianten gehören können. Manche Menschen haben also die jeweilige Genvariante nur einmal in ihrem Erbgut, andere gleich doppelt. In der aktuellen Studie haben sich die Forscher nun angesehen, wie es jenen Menschen mit der zweifachen Ausführung des Gens für das Apolipo-Protein 4 geht und festgestellt: Die Betroffenen entwickelten fast immer Anzeichen von Alzheimer und erkrankten früher als jene, die nicht an einer erblichen Form der Demenz leiden.

## 357 | Wie gefährlich sind INFEKTIONEN mit RESISTENTEN PILZEN?

**Wenn es um die Ausbreitung neuer Krankheitserreger geht,** sprechen Ärzte meist von bislang unbekannten Viren oder Bakterien, gegen die Antibiotika machtlos sind. Aber Pilze? Aktuell sorgen sich Mediziner vor allem wegen Infektionen mit Pilzen, besonders mit Candida auris. Im Jahr 2023 wurden in Deutschland 77 Fälle resistenter Erkrankungen mit dem Hefepilz gezählt, sechsmal mehr als in den Vorjahren. Für 2024 liegen noch keine Zahlen vor, doch ein weiterer Anstieg wird vermutet. Vor allem Menschen mit geschwächtem Immunsystem infizieren sich mit Candida auris, in Krankenhäusern zum Beispiel, durch Infektion einer Wunde oder des Gewebes, an Kathetern oder Prothesen. Die Patienten können dann an einer Wundinfektion erkranken, im schlimmsten Fall eine Blutvergiftung erleiden. Seit Juli 2023 müssen Ärzte nachgewiesene Hefepilz-Infektionen melden. Da die üblichen Antipilzmittel Candida auris oft nichts anhaben können, sind Experten besorgt. Auch deshalb diskutieren sie derzeit, die Meldepflicht auszuweiten, damit Ausbrüche rechtzeitig verhindert werden können.

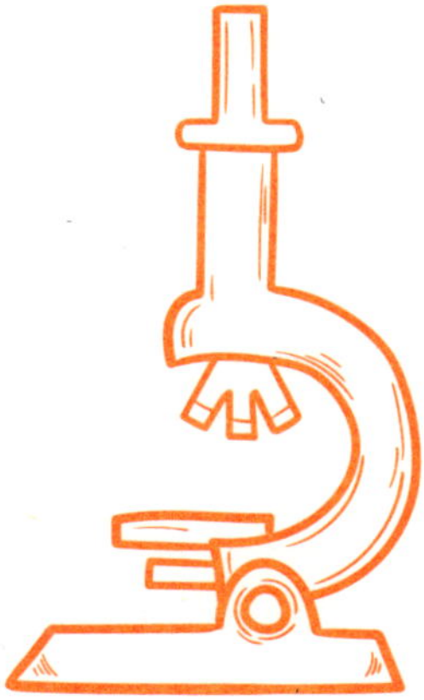

# 358 | Wie oft Lachen wir eigentlich?

Wenn Menschen lachen, dann tun sie das meist, um ihren Mitmenschen etwas mitzuteilen. Nämlich erstens: »Ich habe gute Laune.« Und zweitens: »Ich bin bereit, mit dir zu kooperieren.« Wer seine Ruhe will, lacht selten. Doch wie häufig lachen wir eigentlich? Um das zu messen, gibt es verschiedene Methoden. Die einfachste: Man drückt möglichst vielen Menschen ein Tagebuch und einen Stift in die Hand, damit sie sich für jedes Lachen eine Notiz machen. So kam eine Studie aus den 1990er-Jahren zu einem Durchschnittswert von genau 18 Lachmomenten pro Tag – allerdings mit enormen Unterschieden: Manche Menschen lachten nie, andere bis zu 89-mal am Tag. Besonders häufig lachten die Menschen am Abend und in Gesellschaft. Aufs Seelenleben wirkt sich solche Heiterkeit hilfreich aus: Wer viel lacht, wird etwa leichter fertig mit Stress und Belastung. Ein Forschungsteam aus Österreich setzte bei einer neuen Studie auf eine Art digitale Armbanduhr, bei der man sein Lachen per Knopfdruck dokumentieren konnte. Das Team interessierte sich dabei nicht für ein sanftes Lächeln, sondern nur für laute und herzliche Lacher. Diese ereigneten sich im Durchschnitt immerhin 2,5-mal pro Tag. Alle vier Tage berichteten die Teilnehmenden gar von einem regelrechten Lachanfall. Interessant: Frauen lachen laut dieser Daten etwas häufiger als Männer, jüngere Menschen mehr als ältere. Das Umfeld spielt beim Lachen eine enorme Rolle, doch auch unsere Persönlichkeit: Kreative, neugierige und kunstinteressierte Menschen lachen messbar mehr als der Rest der Bevölkerung.

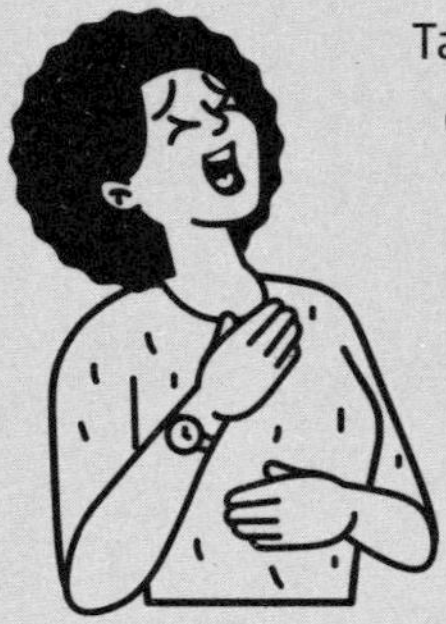

## 359 | Gegenwart, Vergangenheit oder Zukunft: An WELCHE ZEIT denken wir AM HÄUFIGSTEN?

**Ein bisschen Jammern gehört zum Geschäft:** Im Alltag beklagen wir uns gern über all jene Kleinigkeiten, die uns die Gegenwart sauer machen. Nach Sigmund Freud ist unser Bewusstsein dabei aber oft eigentlich von der Vergangenheit bestimmt: Er machte die Kindheit für fast alles verantwortlich, was in des Menschen Seele schiefgeht. Beschäftigt sich unser Geist also vornehmlich mit der Rückschau? Oder liegt sein Fokus meist auf der Zukunft? Schließlich muss immer etwas vorbereitet oder bald erledigt sein, stets sind wir irgendwohin unterwegs und verfolgen ein Ziel. Forschende aus den USA haben die Frage im Jahr 2019 mit einer simplen Methode genauer untersucht: Sie riefen die Teilnehmer ihrer Studie zu einer zufälligen Zeit an und fragten, woran sie gerade dachten. Das Ergebnis: In 68 Prozent der Fälle dachten die Probanden an die Gegenwart, in 19 Prozent an die Zukunft und in nur 13 Prozent an die Vergangenheit. Fazit: Unser Geist mag wandern – meist aber lebt er im Hier und Jetzt.

## 360 | Haben BABYS MEHR KNOCHEN als Erwachsene?

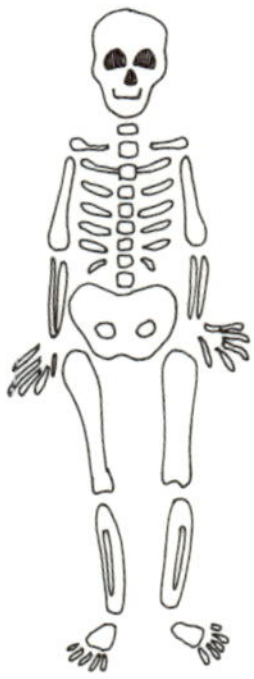

**Männer und Frauen besitzen je 206 Knochen.** Meistens jedenfalls. Denn es können auch ein paar mehr sein. So schwankt zum Beispiel die Zahl von Sesambeinen – das sind Knochen, die in der Nähe von Gelenken in Sehnen eingebettet oder eingewachsen sind. Es gibt auch Menschen mit zusätzlichen Hand- oder Fußknochen, manche haben sogar eine Rippe mehr. Allerdings kommt selbst ein Erwachsener mit 214 Knochen nicht an Babys heran: Sie besitzen rund 300 Knochen. Verloren geht diese Überzahl nicht: Die Knochen wachsen im Laufe der Zeit einfach zusammen. Warum verschmelzen die 90 »überzähligen« Babyknochen nicht von Anfang an miteinander? Schwangerschaft und Geburt erfordern ein flexibles, verformbares Baby. Deutlich wird das am Schädel: Beim Neugeborenen sind die einzelnen Teile der Schädeldecke noch nicht miteinander verwachsen. Zwischen ihnen gibt es sechs große Lücken (die Fontanellen), die mit weichem Gewebe gefüllt sind. So können sich die fünf Knochenplatten des Schädels gegeneinander verschieben, wenn der Kopf bei der Geburt im mütterlichen Becken unter Druck gerät. Und während der folgenden Monate hat das Gehirn unter der noch nicht erstarrten Schädeldecke ausreichend Platz zum Wachsen. Seine endgültige Struktur erreicht das menschliche Skelett erst nach der Pubertät.

## 361 | Lässt sich die **WIRKUNG VON ALKOHOL** im Körper **VERHINDERN?**

**Forscher aus Zürich haben ein essbares Gel entwickelt,** das Alkohol unschädlich macht – zumindest in Mäusen. Sie verwendeten dafür ein Molkeprotein, das als Nebenprodukt bei der Käseherstellung entsteht. Das Gel baut den Alkohol bereits im Magen-Darm-Trakt ab, bevor er in die Blutbahn gelangt. Normalerweise erreicht der Alkohol über das Blut die Leber, wo er abgebaut wird. Allerdings entsteht dabei als Zwischenprodukt Acetaldehyd, eine Substanz, die auf Dauer die Leber schädigt. Mit dem neuen Gel soll der Alkohol gar nicht erst in die Leber gelangen, sondern bereits im Magen oder Darm in unschädliche Essigsäure verwandelt werden. Noch stehen klinische Tests aus, um zu prüfen, ob dies auch für Menschen geeignet ist. Sollte es sich bewähren, könnte es für diejenigen interessant sein, die ihren Körper schonen oder auf den Rauscheffekt des Alkohols verzichten wollen. Sie könnten dann auch nach ein paar Gläsern Bier oder Wein mit dem eigenen Auto sicher nach Hause fahren. Vor allem nämlich geht es den Forschern darum, die Todesfälle durch Alkohol zu reduzieren. Jedes Jahr kommen weltweit etwa drei Millionen Menschen als Folge des Alkoholkonsums ums Leben, mehr als durch Aids, Gewalt und Verkehrsunfälle zusammen.

## 362 | Sind **ANTIDEPRESSIVA** schlecht für die Liebe?

**Wer an einer Depression erkrankt,** wird in Deutschland häufig mit einer Kombination von Psychotherapie und Tabletten behandelt. Am häufigsten unter den verschriebenen Antidepressiva ist die Medikamentengruppe der »Selektiven Serotonin-Wiederaufnahmehemmer« (SSRI). Fachleute befürchten: Die Medikamente könnten dazu führen, dass wir Gefühle weniger intensiv wahrnehmen – und unsere Liebesfähigkeit schmälern. Vor Kurzem hat ein internationales Forschungsteam die Frage genauer untersucht. Es befragte rund 800 junge, frisch verliebte Erwachsene aus 33 Ländern. Per Fragebogen ermittelte man die Intensität ihrer Verliebtheit, wie ernst es ihnen mit der Beziehung war und wie häufig sie Sex hatten. 76 der befragten Personen nahmen zum Zeitpunkt der Studie SSRI-Tabletten. Würden sich deren Angaben vom Rest der Stichprobe unterscheiden? Unterm Strich fanden die Forscher lediglich Unterschiede, die »extrem klein« waren. Ihr Fazit: Bei den allermeisten Menschen dämpfen Antidepressiva nicht die Verliebtheit. Sie fühlen genauso intensiv, denken genauso häufig an die geliebte Person, nehmen die Liebe genauso ernst und haben genauso viel Sex wie der Rest der Befragten.

## 363 | Können **HOHE SCHUHE** gegen Rückenschmerzen **HELFEN?**

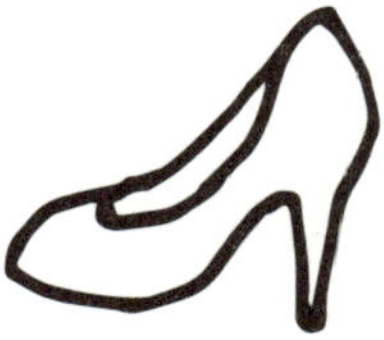

**Knirschende Knie, Schmerzen bis zur Halswirbelsäule** und verkürzte Wadenmuskeln wie bei einer Barbie-Puppe: Aus orthopädischer Sicht gehören High Heels in den Giftschrank. Viele Trägerinnen klagen zudem über Schmerzen im Bereich der Lendenwirbelsäule. Die gängige Erklärung: Von den Absätzen kriegt man ein Hohlkreuz. In Zürich wurden 40 Frauen für einen Versuch zusammengetrommelt, teils überzeugte High-Heels-Trägerinnen, teils Damen, für die höhere Absätze ungewohnt waren. Sie alle liefen eine bestimmte Strecke zweimal ab: barfuß und auf bis zu zehn Zentimeter hohen Absätzen. Eine Spezialkamera erfasste die Bewegungsmuster, und siehe da: Die ungesunde Hohlkreuzhaltung war eher auf der Barfußstrecke zu beobachten. Auf hohen

Hacken gingen die Probandinnen dagegen messbar gestreckter, was eigentlich gut für den Rücken ist. Aber woher kommen dann die Rückenschmerzen? Nicht die Schuhe sind das Problem, sondern die Muskulatur. Wenn sie zu schwach ist, bekommt man Rückenschmerzen, die mit jeder Stiletto-Stunde schlimmer werden. Die Lösung ist demnach ein Trainingsprogramm, das die Muskulatur kräftigt. Wer hohe Schuhe liebt, sollte also regelmäßig seine Übungen absolvieren. Das macht aus High Heels zwar noch lange keine Gesundheitsschuhe, doch der Rücken freut sich.

## 364 | Verändert sich das **GEHIRN** in den **WECHSELJAHREN?**

**Hitzewallungen, Gewichtszunahme und Schlafstörungen:** Die typischen Beschwerden der Wechseljahre sind bekannt. Doch klagen viele Frauen auch darüber, dass ihr Gedächtnis nachlässt und sie sich nur schlecht konzentrieren können. In den Wechseljahren nimmt vor allem das Hormon Östrogen ab. Bislang ließ sich allerdings kaum nachvollziehen, wie sich das auf das Gehirn auswirkt. Daher entwickelten Forscher eine Technik, mit der sich die Andockstellen auf der Oberfläche der Hirnzellen untersuchen lassen, die Östrogenrezeptoren. Sie machten mithilfe der sogenannten Positronen-Emissions-Tomografie (PET) Aufnahmen der Gehirne von drei Gruppen mit je 18 Frauen: Probandinnen, die noch nicht in den Wechseljahren waren, sie gerade durchlebten oder sie schon hinter sich hatten. Um die Östrogenrezeptoren im Gehirn sichtbar zu machen, spritzte das Team den Probandinnen eine Art Marker, der in der PET-Aufnahme aufleuchtete. Zusätzlich legten die Probandinnen Tests ab und füllten Fragebögen zu Wechseljahressymptomen aus. Die Forscher stellten fest, dass die Dichte der Östrogenrezeptoren im Lauf der Wechseljahre deutlich zunimmt und auch noch zehn Jahre nach deren Ende erhöht ist – vielleicht, um das noch verbleibende Östrogen optimal auszunutzen. Künftig soll die Methode dabei helfen, die Auswirkungen einer Östrogentherapie auf das Gehirn besser einschätzen zu können – und womöglich neue Therapieansätze zu entwickeln.

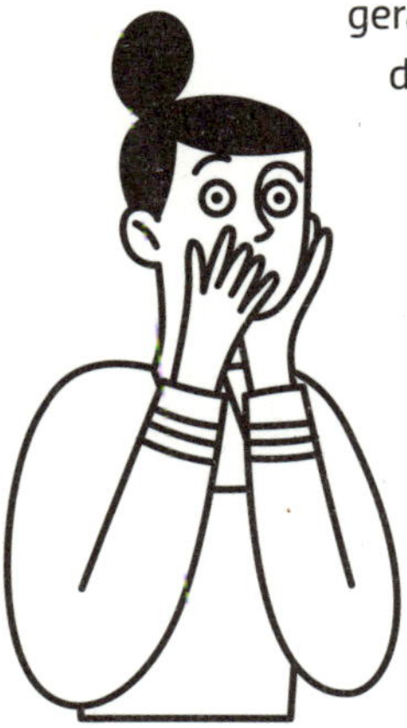

# 365 | Bestimmt die PERSÖNLICHKEIT, wie glücklich wir in einer BEZIEHUNG sind?

**Das Leben ist ungerecht.** Menschen mit guten Beinmuskeln können schneller laufen als Menschen mit schwachen Schenkeln. Intelligente Kinder gewinnen in der Schule beim Wettrechnen. Doch könnte es sein, dass unsere Persönlichkeit sogar beeinflusst, ob wir in unserer Beziehung eher glücklich oder unglücklich sind? Eine Metastudie ergab, dass emotional stabile Menschen tatsächlich signifikant bessere Beziehungen führen als der Rest der Bevölkerung. Die »emotionale Stabilität« gehört zu den sogenannten Big Five, den fünf wichtigsten Dimensionen unseres Charakters. Wer darin einen hohen Wert erzielt, bleibt tendenziell ruhig, wenn das Leben stressig wird, und neigt weder zu Angst noch zu anderen negativen Emotionen. Auch das ist ein unfaires Ergebnis. Denn für ihre Stabilität haben die meisten Menschen so gut wie nichts getan, sie ist gewissermaßen ein Geschenk der Natur. Vorteile bringt sie nicht nur in der Liebe: Emotional stabile Menschen leben zum Beispiel länger und erholen sich schneller von Krankheiten. Doch verlieben sich umgekehrt auch die Menschen immer unglücklich, die emotional wenig stabil sind oder zu Angst und Sorgen neigen? Natürlich nicht. Es läuft wie bei einer Tombola: Jede Nummer kann gewinnen – aber die emotional Stabilen haben mehr Lose in der Trommel. Übrigens: Die eigene emotionale Stabilität und andere Persönlichkeitswerte kann man per Fragebogen ermitteln, etwa auf einer Seite der Universität Leipzig. Man googelt einfach »Big Five Test Uni Leipzig« – und lässt sich überraschen.

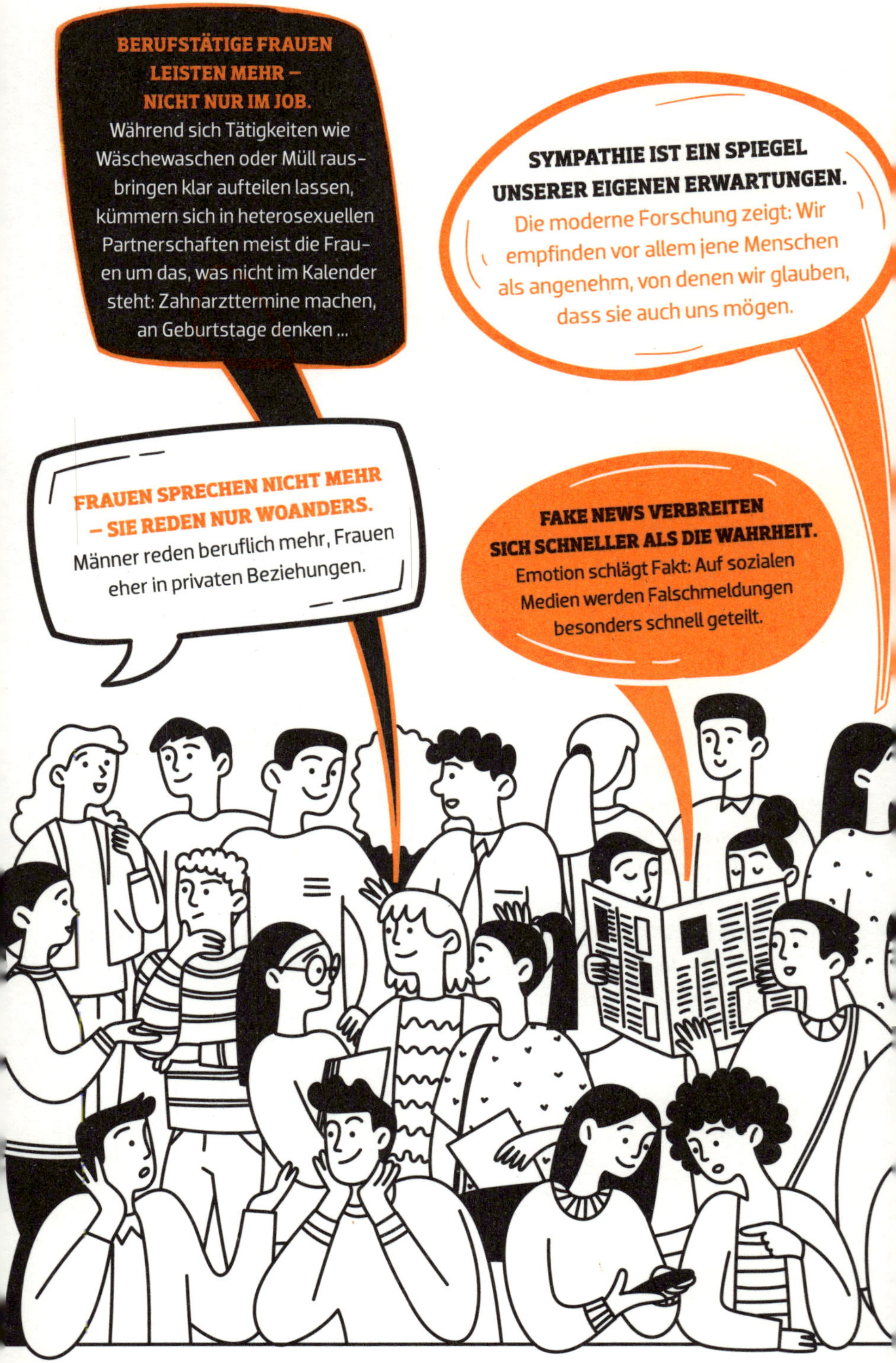
BERUFSTÄTIGE FRAUEN LEISTEN MEHR – NICHT NUR IM JOB.
Während sich Tätigkeiten wie Wäschewaschen oder Müll rausbringen klar aufteilen lassen, kümmern sich in heterosexuellen Partnerschaften meist die Frauen um das, was nicht im Kalender steht: Zahnarzttermine machen, an Geburtstage denken ...
SYMPATHIE IST EIN SPIEGEL UNSERER EIGENEN ERWARTUNGEN.
Die moderne Forschung zeigt: Wir empfinden vor allem jene Menschen als angenehm, von denen wir glauben, dass sie auch uns mögen.
FRAUEN SPRECHEN NICHT MEHR – SIE REDEN NUR WOANDERS.
Männer reden beruflich mehr, Frauen eher in privaten Beziehungen.
FAKE NEWS VERBREITEN SICH SCHNELLER ALS DIE WAHRHEIT.
Emotion schlägt Fakt: Auf sozialen Medien werden Falschmeldungen besonders schnell geteilt.

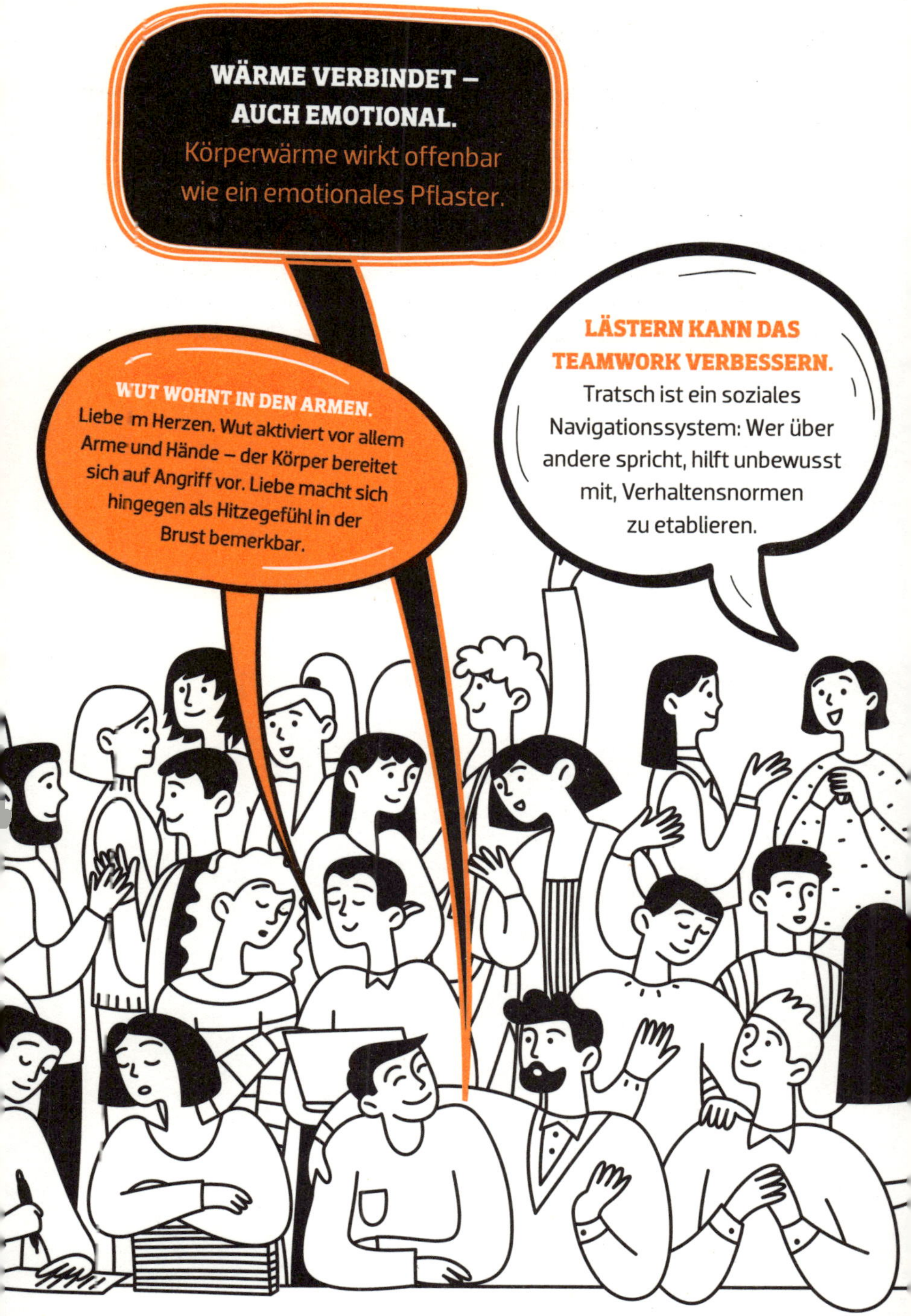
WÄRME VERBINDET – AUCH EMOTIONAL.
Körperwärme wirkt offenbar wie ein emotionales Pflaster.
WUT WOHNT IN DEN ARMEN.
Liebe m Herzen. Wut aktiviert vor allem Arme und Hände – der Körper bereitet sich auf Angriff vor. Liebe macht sich hingegen als Hitzegefühl in der Brust bemerkbar.
LÄSTERN KANN DAS TEAMWORK VERBESSERN.
Tratsch ist ein soziales Navigationssystem: Wer über andere spricht, hilft unbewusst mit, Verhaltensnormen zu etablieren.

# BILDNACHWEIS

Umschlag: KI-generiert mit Midjourney, 2025.

Alle im Innenteil verwendeten Illustrationen wurden über shutterstock bezogen. Sie stammen von 35lab, AbbasyKautsar Creative, Ahm1275, AnyaLis, ApoevArt, Artspace, BackWood, barkarola, Barreto, D., BorderlineArtistic, BuchandBee, clelia-clelia, DariaKat, Drawlab19, Ermak, O., Foxyliam, Gorbatko, M., Gwens-GraphicStudio, Hevko, A., insemar.vector.art, jesadaphorn, JosepPerianes, Kaidash, Kharlamova, L., kichikimi, Kirichenko, A., LemonadePixel, Look-Studio, Mari_Bryk, Matyushina, N., mhatzapa, Miura, mspoint, nickfz, OliveKitt, Pimucova, E., Pramodaya, D., primiaou, Pronne, L., QualitDesign, redgreystock, Reuta, V., RinGreen, Rothsild, samui, Saramix, Shalygina, A., Skylines, Stepanov, A., Vasilinka, VectorPixelStar, WinWin artlab, Yogic.

# TEXTNACHWEIS

Die in diesem Buch enthaltenen Beiträge sind ursprünglich in der Zeitschrift »P.M. Schneller Schlau« erschienen und wurden für diese Ausgabe überarbeitet und aktualisiert.

Bannert, Andrea: 83; Berndorff, Jan: 1, 2, 56, 57, 108, 215, 230, 298, 301, 347; Donner, Susanne: 62, 125, 164, 220, 221, 232, 245, 323, 329; Dräger, Juliane: 34, 41; El Mourabi, Xenia: 148; Engeln, Henning: 71; Falke, Tino: 107, 248; Flohr, Christian: 49, 55, 127; Fois, Minerva: 66, 67, 117, 188, 200, 321, 330, 364; Franz, Angelika: 198; Frey, Carina: 72, 88, 139, 183, 305; Harf, Rainer: 234, 240, 244; Jakob, Katharina: 98, 157, 163, 171, 207, 236; Kirady, Maria: 48; Knoke, Mareile: 78; Kollert, Joana: 256, 266; Kurlemann, Rainer: 5, 25, 26; Leitschuh, Vanessa: 289, 345; Lich, Barbara: 119; Löll, Christiane: 58, 64, 65; Löwer, Chris: 104; Maiwald, Stefan: 11, 17, 37, 43, 59, 79, 105, 110, 135; Manuela Rassaus: 3; Martin Tzschachel: 355; Metzger, Jochen: 6, 8, 9, 10, 19, 20, 21, 22, 23, 31, 32, 33, 35, 36, 42, 44, 45, 52, 53, 54, 73, 80, 81, 82, 87, 93, 94, 102, 103, 111, 116, 120, 121, 122, 123, 129, 130, 131, 132, 143, 144, 147, 149, 150, 151, 153, 154, 156, 158, 159, 160, 165, 166, 167, 169, 170, 173, 174, 184, 185, 187, 190, 193, 194, 195, 196, 201, 202, 203, 209, 210, 212, 217, 218, 224, 225, 226, 227, 231, 235, 237, 241, 246, 247, 249, 250, 252, 253, 255, 257, 258, 263, 265, 268, 269, 274, 278, 279, 283, 285, 287, 288, 292, 299, 300, 304, 309, 310, 313, 314, 315, 318, 319, 324, 326, 327, 328, 334, 335, 336, 344, 348, 349, 351, 358, 359, 360, 363; Möller, Dieter: 40, 61, 63, 115, 133, 136, 152, 316, 325, 352, 354; Müller, Thorben: 137; Nele Langosch: 109; Nico Schäffauer: 294; Niederstadt, Jenny: 112, 128, 134, 155; Redaktion P.M.: 27, 51, 60, 140, 145, 216, 306, 317, 343, 350; Ring, Caroline: 7, 13, 92; Röbke, Thomas: 16, 47, 86, 113, 126; Rudolph, Elena: 50, 91; Schuch, Anna: 46, 74, 95; Schulz-Reiss, Christine: 24, 75, 114, 168, 204; Schönert, Ulf: 219, 259, 275, 284; Stillich, Sven: 12, 124, 179, 223; Viciano, Astrid: 4, 14, 15, 18, 28, 29, 30, 38, 39, 68, 69, 70, 76, 77, 84, 85, 89, 90, 96, 97, 99, 100, 101, 106, 118, 138, 141, 142, 146, 161, 162, 172, 175, 176, 177, 178, 180, 181, 182, 186, 189, 191, 192, 197, 199, 205, 206, 208, 211, 213, 214, 222, 228, 229, 233, 238, 239, 242, 243, 251, 254, 260, 261, 262, 264, 267, 270, 271, 272, 273, 276, 277, 280, 281, 282, 286, 290, 291, 293, 295, 296, 297, 302, 303, 307, 308, 311, 312, 320, 322, 331, 332, 333, 337, 338, 339, 340, 341, 342, 346, 353, 356, 357, 361, 362, 365;

# IMPRESSUM

Verantwortlich: Dorothea Sipilä
Lektorat: Dr. Juliane Braun
Korrektorat: Sonja Woyzechowski
Layout und Satz: Sarah Montag, Roman Bold & Black, Köln
Umschlaggestaltung: Nina Andritzky
Repro: LUDWIG:media
Herstellung: Bettina Schippel
Printed in Poland by CGS Printing sp.O.o.

★★★★★

**Sind Sie mit diesem Titel zufrieden? Dann würden wir uns über Ihre Weiterempfehlung freuen.** Erzählen Sie es im Freundeskreis, berichten Sie Ihrem Buchhändler, oder bewerten Sie bei Onlinekauf. Und wenn Sie Kritik, Korrekturen, Aktualisierungen haben, freuen wir uns über Ihre Nachricht an Bruckmann Verlag, Postfach 40 02 09, D-80702 München oder per E-Mail an lektorat@verlagshaus.de

Unser komplettes Programm finden Sie unter www.bruckmann.de

Alle Angaben dieses Werkes wurden vom Autor/von den Autoren sorgfältig recherchiert und auf den neuesten Stand gebracht sowie vom Verlag geprüft. Für die Richtigkeit der Angaben kann jedoch keine Haftung übernommen werden, weshalb die Nutzung auf eigene Gefahr erfolgt. Insbesondere bei GPS-Daten können Abweichungen nicht ausgeschlossen werden. Sollte dieses Werk Links auf Webseiten Dritter enthalten, so machen wir uns die Inhalte nicht zu eigen und übernehmen für die Inhalte keine Haftung.



In diesem Buch wird aus Gründen der besseren Lesbarkeit das generische Maskulinum verwendet. Weibliche und anderweitige Geschlechteridentitäten werden dabei ausdrücklich mitgemeint, soweit es für die Aussage erforderlich ist.

Die Deutsche Nationalbibliothek verzeichnet diese Publikation in der Deutschen Nationalbibliografie; detaillierte bibliografische Daten sind im Internet über http://dnb.d-nb.de abrufbar. 

ISBN 978-3-95416-460-8